Gynécologie, Obstétrique et soins infirmiers

ÉTUDIANTS IFSI

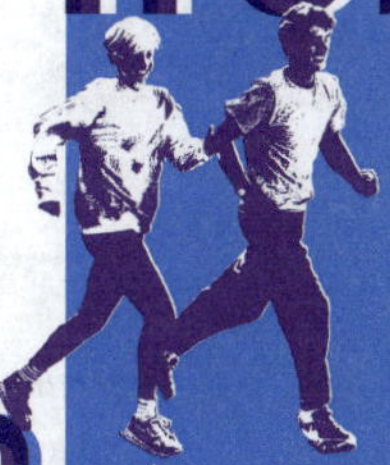

DIRIGÉE PAR

Nicole Loraux

Gynécologie, Obstétrique et soins infirmiers

Marylène Blondel

Véronique Lejeune

2e édition

PILON

module n°15

Éditions Lamarre

1, avenue Édouard-Belin

92500 Rueil-Malmaison

Collection dirigée par Nicole Loraux

Remerciements de Marylène Blondel à Brigitte Carpentier, cadre infirmier formateur à l'IFSI Salpêtrière, pour l'avoir autorisée à reproduire dans cet ouvrage un référentiel des compétences élaborées en commun.

ISBN 2-85030-986-9

table des matières

Notes

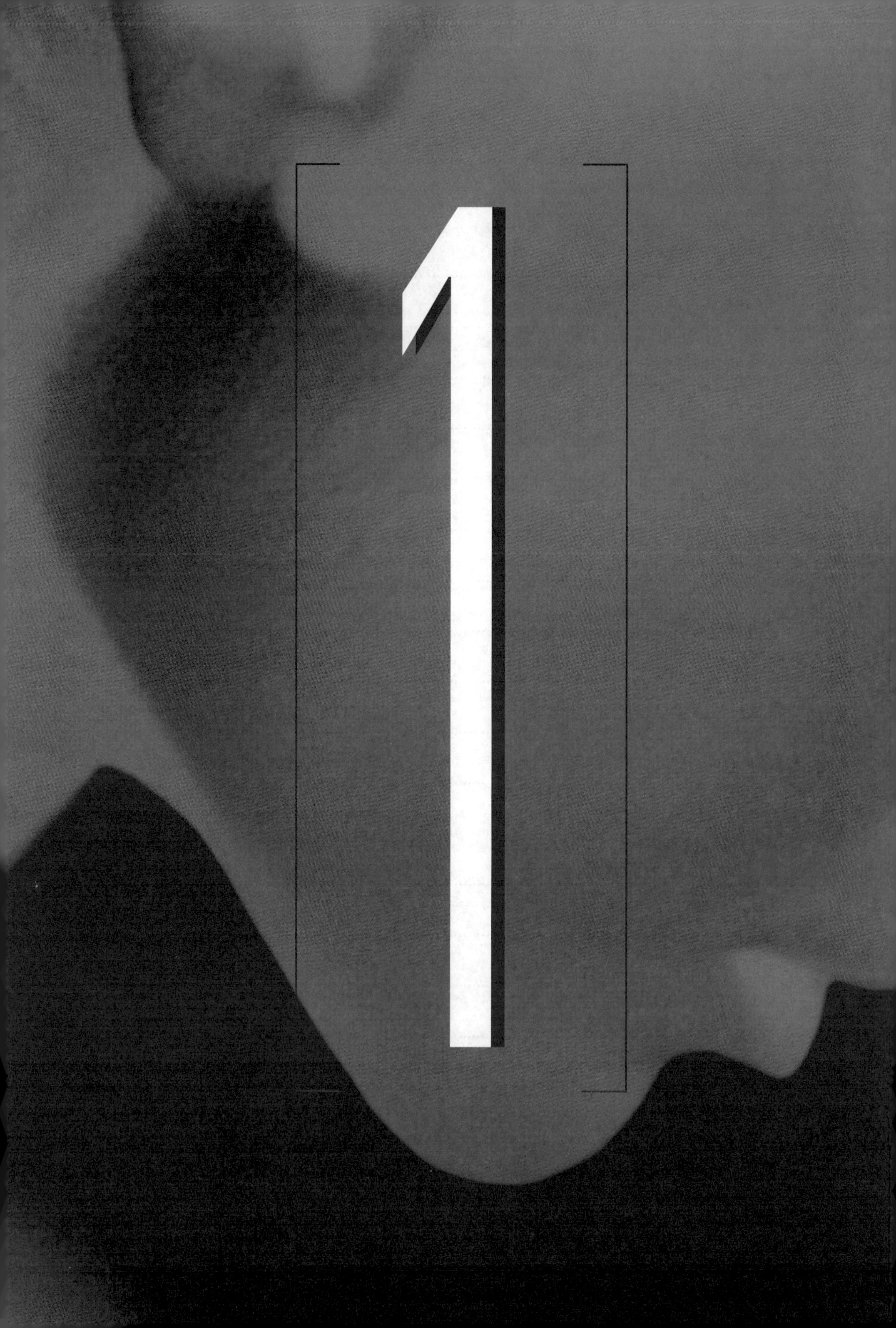

1

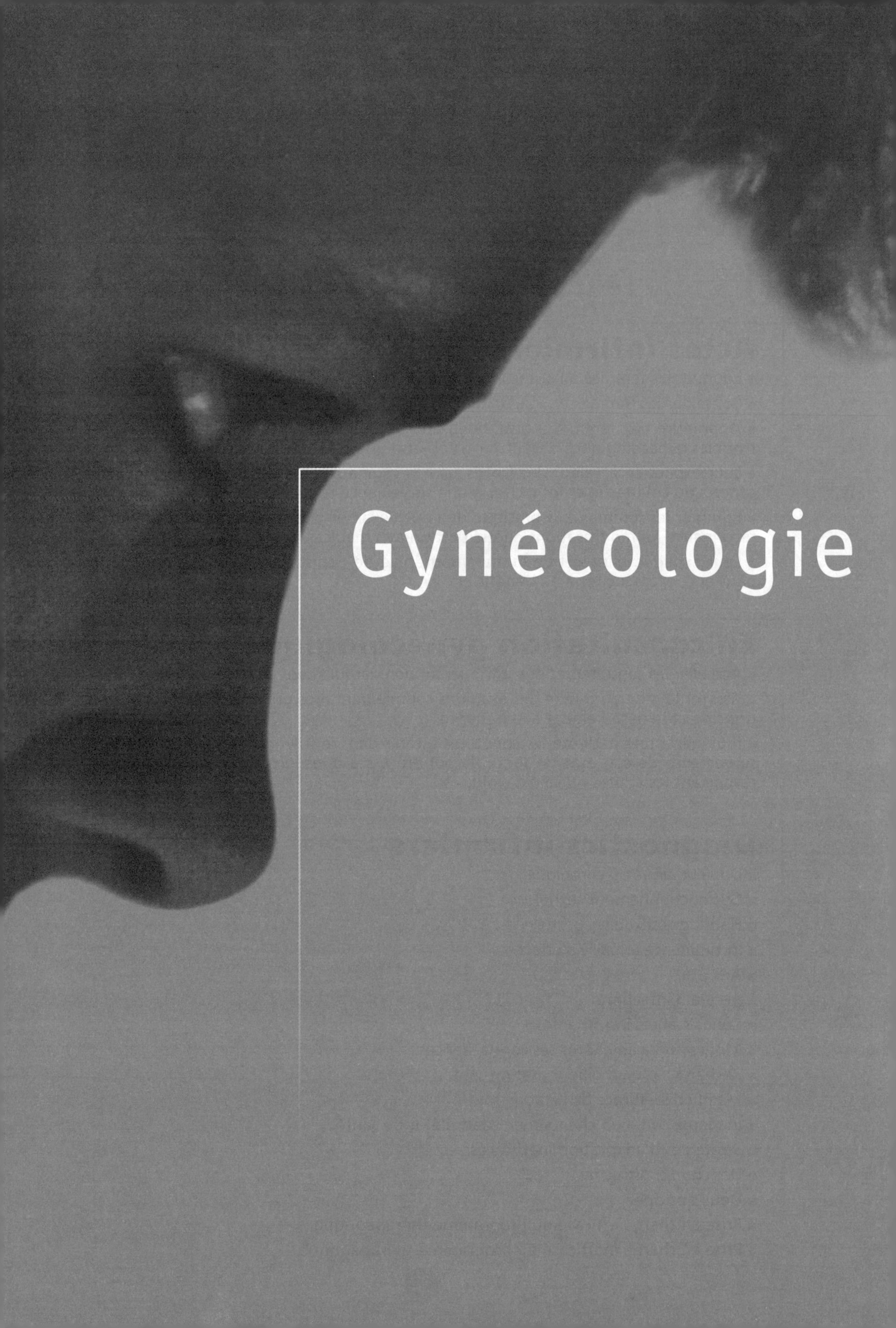

Gynécologie

1 participer à la prévention et au dépistage des pathologies gynécologiques

vous devez savoir faire ...

Actes infirmiers

- Éduquer les femmes à l'autosurveillance de leur cycle menstruel.
- Conseiller les femmes en vue de limiter le risque d'infection génitale.
- Apprendre aux femmes à distinguer, aux différentes étapes de la vie génitale, les troubles gynécologiques devant faire l'objet d'une consultation médicale.
- Leur expliquer la valeur des frottis cervico-vaginaux dans le dépistage précoce des cancers du col utérin, et les inciter à une surveillance régulière.
- Éduquer les femmes à la pratique de l'auto-examen des seins, et leur apprendre à reconnaître les modifications nécessitant un avis médical.
- Leur expliquer l'intérêt de la mammographie de dépistage en période péri-ménopausique, et les inciter à en bénéficier.

En consultation gynécologique

- Accueillir les consultantes et contribuer au bon déroulement de la consultation.
- Assurer la mise en œuvre des examens complémentaires prescrits et en expliquer le principe et le déroulement à la patiente.
- Indiquer à une patiente les conduites à tenir dans le suivi de son traitement et la surveillance de son état de santé. Répondre à ses questions de façon adaptée, en respectant les limites du rôle dévolu.

Diagnostics infirmiers

- Douleur aiguë ou chronique.
- Dysfonctionnement sexuel.
- Habitudes sexuelles perturbées.
- Incontinence urinaire d'effort.
- Anxiété.
- Risque d'infection.
- Connaissances insuffisantes.
- Motivation à améliorer ses connaissances.
- Recherche d'un meilleur état de santé.
- Maintien inefficace de l'état de santé.
- Inadaptation à un changement dans l'état de santé.
- Stratégies d'adaptation inefficaces.
- Déni non constructif.
- Deuil anticipé.
- Prise en charge efficace du programme thérapeutique.
- Prise en charge inefficace du programme thérapeutique.

→ et collaborer à la prise en charge des femmes en consultation

donc vous devez savoir :

Connaissances requises

- Réaliser un schéma anatomique des organes génitaux féminins, externes et internes.
- Citer les différentes étapes de la vie génitale de la femme, leurs caractéristiques et les risques qui s'y rattachent.
- Décrire les phases du cycle menstruel en les reliant aux régulations hormonales, et en expliquer les principaux troubles.
- Définir l'auto-examen des seins et en expliquer chaque étape.
- Énumérer au moins cinq modifications du sein devant amener la femme à consulter.
- Énoncer les règles d'une bonne hygiène intime et la conduite à tenir dans la prévention des infections génitales.
- Citer et définir les pathologies gynécologiques d'origine infectieuse, en énoncer les signes cliniques, les principes thérapeutiques et les conduites à tenir à l'égard des partenaires.
- Définir les pathologies suivantes : cancer du col utérin, fibromyome utérin, cancer de l'endomètre, endométriose, grossesse extra-utérine, kystes et cancer de l'ovaire, prolapsus, tumeurs bénignes et cancer du sein.
- Pour chacune de ces pathologies, citer les signes cliniques, les facteurs favorisants, les examens d'exploration complémentaire et les conduites thérapeutiques.
- Énoncer le principe des frottis cervico-vaginaux et justifier leur pratique systématique dans le dépistage des cancers du col utérin.
- Énoncer le principe de la mammographie et justifier son intérêt dans le dépistage systématique des cancers du sein.
- Énoncer le principe de chacun des examens complémentaires en gynécologie.

Rappels anatomo-physiologiques

L'appareil génital féminin comprend des organes génitaux externes (vulve, vagin, grandes et petites lèvres, clitoris) et des organes génitaux internes (utérus, trompes et ovaires). La description anatomique de ces différents organes est détaillée dans chaque chapitre de pathologies. Ces différents organes sont tous la cible des hormones sécrétées pas les ovaires (principalement œstrogènes et progestérone) pendant la période d'activité génitale (entre la puberté et la ménopause). Ces sécrétions ovariennes cycliques, qui réalisent le cycle menstruel* décrit dans la pathologie ovarienne, sont sous l'influence d'hormones hypophysaires et hypothalamiques. Une perturbation de la sécrétion de ces hormones, quelle qu'en soit la cause, causera des manifestations multiples (stérilité, troubles des règles, saignements, kystes, fibromes) qui représentent les pathologies fonctionnelles génitales.

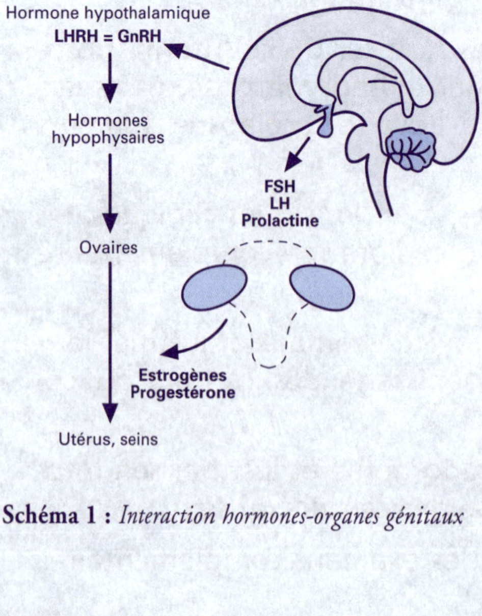

Schéma 1 : *Interaction hormones-organes génitaux*

Le sein est rattaché à l'appareil génital car il est également une cible des hormones ovariennes. Le cancer du sein est le cancer le plus fréquent de la femme, et une femme sur cinq en France sera un jour opérée du sein.

Les facteurs de risque des différents cancers gynécologiques seront détaillés dans les chapitres correspondants.

La consultation en gynécologie

En dehors de consultations orientées, où la femme consulte pour un motif précis (douleur, saignement, stérilité, boule dans un sein…), la consultation systématique en gynécologie est recommandée une fois par an chez les femmes en période d'activité génitale et tous les 6 mois chez les femmes ménopausées ayant un traitement hormonal. Cette consultation systématique a pour but de dépister les principales pathologies gynécologiques.

Interrogatoire

Il recherche :

- des antécédents familiaux de cancers gynécologiques ;
- l'existence de douleurs ou de saignements dont il faudra préciser s'ils surviennent à un moment précis du cycle menstruel ;
- des anomalies du cycle menstruel chez les femmes réglées ;
- des pertes vaginales anormales ;
- une incontinence urinaire qui est rarement mentionnée spontanément par les patientes ;
- une modification récente du poids corporel (amaigrissement évoquant un cancer, prise de poids évoquant un dérèglement hormonal) ;
- la prise de traitement hormonal.

Examen clinique

Il comprend dans tous les cas :

- l'examen des seins sur une patiente couchée ou assise, avec la recherche de ganglions axillaires ;
- la palpation abdominale à la recherche d'une masse ou d'une douleur provoquée ;
- l'examen de la vulve puis la pose d'un spéculum* (sauf chez les femmes vierges) pour examiner le vagin et le col de l'utérus ;
- un toucher vaginal, qui est réalisé avec 2 doigts recouverts d'un doigtier stérile, alors que l'autre main est placée sur la partie inférieure de l'abdomen. On peut ainsi palper entre les deux mains l'utérus et les ovaires (chez les femmes minces), et mettre en évidence une masse anormale (gros ovaire, trompe remplie de liquide ou de pus, fibrome).

Examens complémentaires

Ils sont détaillés dans le *chapitre 2*.

Pathologie de l'utérus

Introduction

L'utérus est un organe unique et médian dont la fonction est de contenir le fœtus au cours de la grossesse. Il ne sécrète aucune hormone, mais il subit des modifications liées aux sécrétions hormonales, notamment ovariennes. Il participe à la statique pelvienne par ses accolements physiologiques aux organes de voisinage (vessie, rectum, péritoine). Il est le siège de nombreuses pathologies dont la plus fréquente et la plus grave est le cancer du col, qui peut être prévenu ou dépisté précocement par la réalisation systématique de frottis cervico-vaginaux.

Anatomie

L'utérus est un organe creux constitué de deux parties : le col et le corps.

Col

Situé à la partie inférieure, c'est un cylindre creux mesurant en moyenne 4 cm de long et 3 cm de diamètre. Il est constitué de tissu conjonctif, et sa

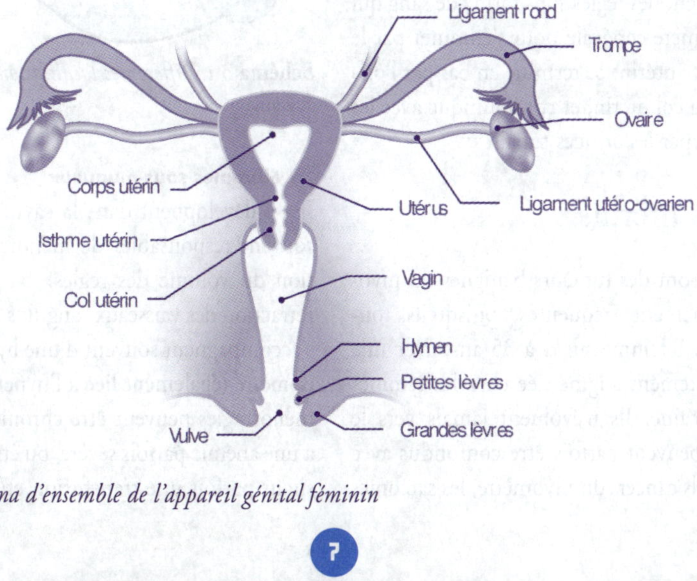

Schéma 2 : *Schéma d'ensemble de l'appareil génital féminin*

lumière est recouverte d'un épithélium cylindrique, qui se continue au niveau de l'orifice externe (ou inférieur) du col par un épithélium pavimenteux, en continuité avec celui du vagin. L'épithélium glandulaire du col sécrète la glaire cervicale, transparente, plus ou moins abondante et filante (aspect de blanc d'œuf cru) selon la période du cycle, qui joue un rôle majeur de défense contre l'infection endo-utérine et de milieu de survie pour les spermatozoïdes. Le col s'ouvre par son orifice externe dans le vagin et par son orifice interne dans la cavité utérine.

Corps

Le corps utérin mesure en moyenne, chez une femme pubère n'ayant jamais eu d'enfant, 5 cm de long, 4 cm de large et 2 cm d'épaisseur. Il est situé entre la vessie en avant et le rectum en arrière. Il est rétroversé chez 1 femme sur 4, ce qui n'est pas une pathologie mais une variante anatomique. Il est constitué d'une paroi musculaire, épaisse (myomètre*), faite de muscle lisse. Ce muscle est recouvert à l'extérieur de péritoine appelé séreuse*, et limite à l'intérieur une cavité virtuelle en dehors de la grossesse, tapissée d'une muqueuse appelée endomètre*. L'endomètre est très sensible aux sécrétions d'hormones ovariennes, s'épaissit progressivement au cours du cycle menstruel puis s'élimine au moment des règles sous forme de sang qui traverse la lumière cervicale pour s'éliminer par le vagin. La cavité utérine se termine en bas par l'orifice interne du col utérin, et communique avec les deux trompes par les orifices tubaires.

Fibromes utérins

Les fibromes sont des tumeurs bénignes du myomètre extrêmement fréquentes, puisqu'ils touchent plus de 1 femme sur 4 à 35 ans, avec une fréquence nettement augmentée chez les femmes d'origine africaine. Ils n'évoluent jamais vers le cancer, mais peuvent parfois être confondus avec d'exceptionnels cancers du myomètre, les sarcomes utérins. La règle reste de réaliser l'exérèse de tout fibrome ayant une croissance brutale, dans la crainte de négliger un sarcome.

Physiopathologie

Les fibromes sont des tumeurs musculaires, réalisées par la croissance anormale de fibres musculaires qui s'organisent de façon concentrique, en boule. Cette croissance est stimulée par les œstrogènes, et freinée par les progestatifs. Les fibromes auront donc tendance à grossir et à se manifester en période d'hyperœstrogénie, à savoir principalement en périménopause, vers 40-45 ans, et pendant les grossesses. Les fibromes guérissent naturellement à la ménopause.

Signes cliniques

La plupart des fibromes sont asymptomatiques, découverts par hasard par une échographie. Leur symptomatologie est fonction de leur localisation dans l'utérus.

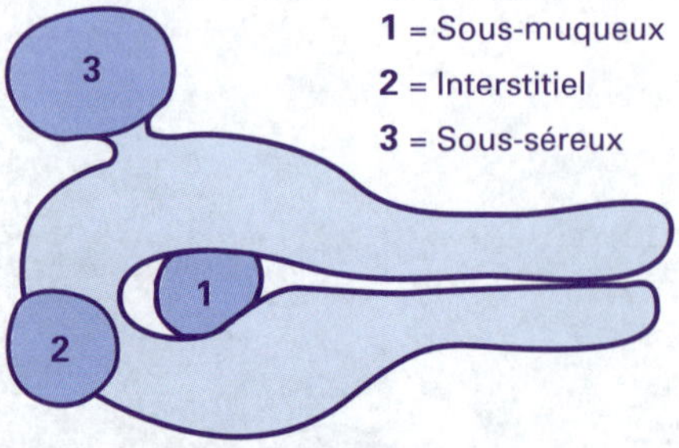

Schéma 3 : *Différentes localisations des fibromes utérins*

➡ Fibromes sous-muqueux

Ils se développent dans la cavité utérine. Ils sont souvent responsables de ménorragies (augmentation du volume des règles) car ils empêchent la rétraction des vaisseaux sanguins après les règles, et s'accompagnent souvent d'une hyperplasie de l'endomètre (également liée à l'hyperœstrogénie). Ces ménorragies peuvent être chroniques, aboutissant à une anémie parfois sévère, ou être brutales, nécessitant parfois une transfusion et/ou une intervention chirurgicale en urgence. Les autres complications, plus rares, des fibromes sous-muqueux sont les fausses-couches et la stérilité.

➡ Fibromes interstitiels

Ils se développent à l'intérieur du myomètre. Ils n'ont le plus souvent aucune symptomatologie, mais lorsque leur taille augmente, ils deviennent partiellement sous-muqueux ou sous-séreux.

➡ Fibromes sous-séreux

Ils se développent à l'extérieur de l'utérus, sous la séreuse. Ils peuvent être sessiles (rattachés à l'utérus pas une base large, ce sont des fibromes interstitiels qui ont fini par soulever la séreuse), ou pédiculés (véritables tumeurs circulaires rattachées à l'utérus par un pédicule vasculaire, ils sont souvent confondus avec une tumeur ovarienne). Ils peuvent être asymptomatiques, ou réaliser une compression des organes de voisinage (vessie, rectum) et provoquer des douleurs abdominales, une pollakiurie, de faux besoins ou une constipation. Ils peuvent également se compliquer de nécrobiose (nécrose de la partie centrale du fibrome qui se manifeste par des douleurs, de la fièvre et un syndrome inflammatoire). Enfin, la torsion est une complication spécifique mais rare des fibromes sous-séreux pédiculés qui se manifeste par une douleur abdominale intense et brutale, conduisant généralement à une intervention chirurgicale diagnostique.

Diagnostic

L'examen de référence pour le diagnostic de fibrome, qui peut parfois être suspecté cliniquement par la palpation d'une tumeur abdominale ou par une augmentation du volume de l'utérus au toucher vaginal, est l'**échographie**. La meilleure technique d'échographie gynécologique est actuellement l'utilisation d'une sonde vaginale, indolore, placée directement au contact de l'utérus. Lorsqu'elle ne peut être réalisée (femme vierge ou ménopausée avec atrophie vaginale), on utilise la voie sus-pubienne, après remplissage de la vessie pour faire remonter les anses intestinales dont l'air arrête le passage des ultrasons.

Les fibromes sont bien visibles à l'échographie, sous forme d'images arrondies plus ou moins échogènes, et leur localisation peut être précisée. L'échographie permet également le diagnostic de nécrobiose, lorsque la partie centrale du fibrome devient liquidienne.

Les diagnostics différentiels sont l'adénomyose* (*voir « Endométriose »*) et les exceptionnels sarcomes utérins.

L'hystérosalpingographie (radiographie réalisée après remplissage de la cavité utérine par un produit de contraste iodé) ne permet de visualiser que les fibromes sous-muqueux.

Le scanner ou l'IRM n'apportent rien au diagnostic de fibrome, mais sont parfois réalisés lorsque l'on a un doute avec un sarcome utérin.

Traitement

Seuls les fibromes symptomatiques doivent être traités.

➡ Traitement médical

Il repose sur les progestatifs, qui peuvent être prescrits soit 3 semaines sur 4 (ils ont alors une action contraceptive), soit uniquement du 15e au 25e jour du cycle chez les femmes qui souhaitent une grossesse. Ce traitement médical devra toujours être utilisé en première intention, sauf en cas d'urgence (hémorragie aiguë, torsion). On peut également utiliser pendant une courte durée, par exemple pour préparer la chirurgie, les analogues de la LH-RH* qui créent une ménopause artificielle et stoppent la croissance des fibromes.

➡ Traitement chirurgical

- **Résection endoscopique**

La résection endoscopique, en hystéroscopie opératoire *(voir chapitre 4)*, est réservée au traitement des fibromes sous-muqueux. Après dilatation du col de l'utérus, l'opérateur repère le fibrome qui bombe dans la cavité et le retire grâce à l'anse électrique qui enlève un copeau à chaque passage. Les copeaux sont ensuite récupérés à l'aide d'une curette pour être adressés au laboratoire d'anatomo-pathologie.

• Myomectomie

La myomectomie (polymyomectomie s'il y a plusieurs fibromes) est réalisée le plus souvent par laparotomie. La myomectomie consiste en une incision de la séreuse en regard du fibrome, qui est ensuite retiré avec un plan de clivage souvent net entre myomètre sain et fibrome. On réalise ensuite une suture du muscle et de la séreuse, puis on ferme la paroi abdominale.

La principale complication de cette intervention est l'**hémorragie**, qui peut survenir pendant ou après l'intervention, car le myomètre est un tissu musculaire très vascularisé dont l'hémostase est difficile. Cette hémorragie est le plus souvent interne, se manifestant par des douleurs abdominales, une soif, une pâleur, une chute tensionnelle et une tachycardie. Elle peut nécessiter une réintervention en urgence, et/ou une transfusion sanguine. Pour cette raison, on propose parfois aux femmes qui doivent subir une myomectomie de prélever leur sang avant l'intervention pour une éventuelle auto-transfusion, ce qui diminue les risques de transmission virale.

Comme toute intervention chirurgicale, elle peut également se compliquer d'infection, soit au niveau de l'utérus lui-même (formation d'un hématome et surinfection secondaire), soit au niveau de la paroi abdominale.

Chez les femmes qui auront des grossesses après une myomectomie, cette intervention représente un facteur de risque de rupture utérine lors de l'accouchement. Le chirurgien doit donc indiquer sur son compte-rendu opératoire la taille et la situation de sa ou ses incisions sur l'utérus, pour que l'équipe obstétricale puisse décider soit une césarienne systématique, soit un accouchement par voie basse avec les précautions liées à l'existence d'un utérus cicatriciel.

Enfin, comme dans toute chirurgie pelvienne, il existe un risque thromboembolique qui nécessite la prescription d'une anticoagulation préventive.

Dans certaines équipes, la myomectomie peut être réalisée par voie cœlioscopique, avec un matériel adapté *(voir « Pathologies de l'ovaire » pour la technique et les complications propres de la cœlioscopie)*, ou par voie basse selon la localisation du fibrome.

• Hystérectomie

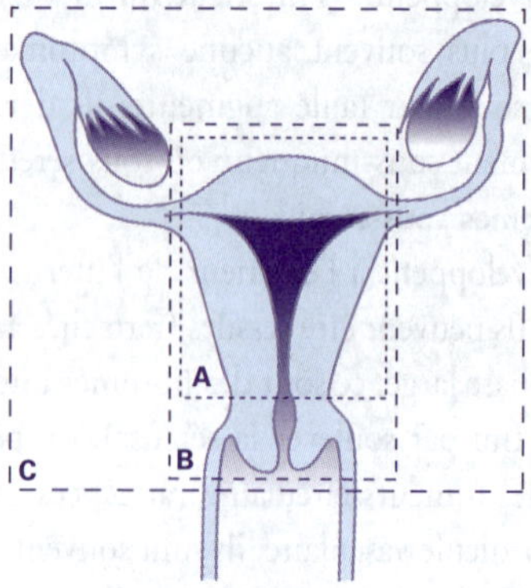

A. Hystérectomie subtotale interannexielle
B. Hystérectomie totale interannexielle
C. Hystérectomie totale avec annexectomie

Schéma 4 : *Description des hystérectomies*

L'hystérectomie* peut être proposée d'emblée aux femmes qui ne souhaitent plus d'enfant, car elle présente beaucoup moins de risque hémorragique et est parfois la seule solution lorsque les myomes sont multiples et résistent au traitement médical. Elle peut être réalisée de trois façons :

– **par laparotomie** par incision de Pfannenstiel le plus souvent sauf lorsque l'utérus est trop volumineux (on réalisera alors soit une médiane sous-ombilicale, soit une incision horizontale avec section horizontale des muscles grands droits dite incision trans-recta ou incision de Mouchel). L'hystérectomie totale interannexielle (ablation du corps et du col de l'utérus en laissant en place les ovaires) consiste à ligaturer puis sectionner successivement toutes les attaches latérales de l'utérus (ligaments ronds, trompes et ligaments utéro-ovariens, ligaments larges et utéro-sacrés), puis à décoller l'utérus de la vessie, à lier les artères utérines et à séparer le col du vagin en coupant celui-ci autour du col. On réalise ensuite l'hémostase de la tranche vaginale, puis la fermeture de la paroi. Chez les femmes ménopausées, on réalise souvent dans le même temps une ablation prophylactique des deux ovaires. On ligature et on sectionne alors les deux ligaments lombo-ovariens, au lieu des utéro-ovariens et des trompes ;

– **par voie basse**, lorsque l'utérus n'est pas trop volumineux et que l'ampleur du vagin et la mobilité de l'utérus permettent la réalisation de cette technique (souvent réalisée chez les femmes ayant accouché plusieurs fois). Les temps opératoires sont les mêmes mais sont réalisés de bas en haut, sur une femme en position gynécologique, vessie vide. On réalise d'abord une incision du vagin autour du col utérin (colpotomie circulaire), puis on décolle la vessie en avant, et on sépare progressivement l'utérus de ses attaches latérales jusqu'au départ des trompes qui sont liées ainsi que les ligaments utéro-ovariens. L'ablation des ovaires est souvent difficile par voie basse car ils ne sont pas toujours accessibles et la traction rend l'hémostase des lombo-ovariens difficile. L'ablation de l'utérus par le vagin nécessite, lorsqu'il est volumineux, de le fragmenter en plusieurs morceaux. On referme ensuite le péritoine puis le vagin et on place généralement dans le vagin une mèche en tissu compressive pour compléter l'hémostase ;

– **par cœlioscopie**, dans certaines équipes, pour éviter une cicatrice abdominale lorsque la chirurgie par voie basse seule paraît difficile ou dangereuse (antécédents chirurgicaux faisant craindre la présence d'adhérences digestives, pathologie ovarienne nécessitant leur ablation), ou par choix de service. L'abord cœlioscopique *(voir chapitre 4)* permet de réaliser facilement la section des ligaments lombo-ovariens, des ligaments larges, de lever d'éventuelles adhérences et de descendre plus ou moins bas dans la dissection de l'utérus. L'intervention se termine par voie basse où on réalise la fin de la dissection et l'ablation de l'utérus. La suture péritonéale et de la tranche vaginale peuvent être réalisées par voie basse ou par cœlioscopie.

Les **complications** de l'hystérectomie sont :

- avant tout l'**hémorragie** liée à un lâchage de ligature vasculaire (hémorragie interne) ou à une hémostase insuffisante de la tranche vaginale (hémorragie qui peut s'extérioriser par le vagin). Elle se manifeste par les signes classiques *(voir « Myomectomie »)* ;
- celles liées à la technique : infection de paroi pour la laparotomie, plaies vasculaires ou digestives pour la cœlioscopie, plaie rectale ou vésicale pour la voie basse ;
- les complications urologiques, également classiques :
  – ligature accidentelle d'un uretère, se manifestant par un tableau de colique néphrétique ;
  – plaie vésicale ou urétérale qui, lorsqu'elle n'est pas repérée et suturée en peropératoire, aboutit à la constitution d'un uropéritoine (douleurs pelviennes et fièvre qui doivent faire évoquer le diagnostic) ;
  – infection urinaire, fréquente, souvent en rapport avec le sondage vésical : elle doit être recherchée systématiquement ;
- le risque de plaie digestive, surtout lors des voies basses et cœlioscopiques, où elle peut passer inaperçue pendant l'intervention, et se manifester secondairement par une fièvre, des troubles du transit, un syndrome occlusif ou une collection pelvienne ;
- enfin, comme dans toute chirurgie pelvienne, le risque thromboembolique, qui nécessite la prescription d'une anticoagulation préventive.

➡ Radiologie interventionnelle

Pour éviter l'intervention chirurgicale, surtout chez les femmes désirant des grossesses, on peut utiliser une nouvelle technique : l'embolisation artérielle.

Le principe est d'obturer par des microbilles les vaisseaux qui nourrissent le ou les fibromes pour obtenir leur nécrose par ischémie. Les fibromes diminuent ensuite généralement de taille. Cette période de nécrose peut être très douloureuse pour la patiente et nécessiter un traitement antalgique pendant plusieurs semaines.

Pratiquement, l'intervention a lieu dans le service de radiologie. Le médecin ponctionne une artère fémorale et réalise une artériographie des artères

utérines en injectant du produit de contraste. Il repère les artères qui vascularisent le ou les fibromes et injecte à l'intérieur des microbilles qui bouchent le vaisseau.
Dans les suites, la patiente est surveillée quelques jours à l'hôpital avec un traitement anti-douleur et antibiotique. Il faut vérifier le point de ponction fémoral sur lequel est généralement posé un pansement compressif, retiré au bout de 24 heures. Il faut également vérifier la chaleur et la sensibilité du membre inférieur du côté de la ponction car il peut exister des signes d'ischémie du membre.

Métrorragies fonctionnelles et polypes utérins

Définitions

On appelle métrorragies* tous les saignements d'origine endo-utérine qui surviennent en dehors de la période des règles. C'est une pathologie très fréquente qui peut être d'origine fonctionnelle (dérèglement hormonal) ou organique (polype, cancer).

Diagnostic

Devant tout saignement extériorisé par le vagin en dehors des règles, il faut mettre en place un spéculum pour vérifier qu'il est bien d'origine endo-utérine et qu'il ne provient pas d'une lésion sur le col de l'utérus.
Chez une femme en période d'activité génitale, il faudra systématiquement réaliser un test de grossesse pour éliminer une **grossesse extra-utérine** *(voir partie « Obstétrique »)*.
L'examen de débrouillage est l'**échographie**, qui permet de visualiser la cavité utérine, de rechercher un épaississement de l'endomètre ou un polype, qui est un développement pédiculé d'un morceau d'endomètre.
Le diagnostic final est apporté par l'**hystéroscopie diagnostique** *(voir chapitre 4)*, qui permet de visualiser la cavité et d'effectuer si nécessaire des prélèvements pour examen histologique. Elle doit être systématique chez les femmes ménopausées pour rechercher un cancer de l'endomètre.

Traitement

Le traitement des polypes de l'endomètre est la résection endoscopique (même technique que pour les myomes sous-muqueux) qui permet un examen histologique pour éliminer un cancer de l'endomètre débutant.
Le traitement des métrorragies fonctionnelles repose sur un traitement hormonal adapté. Schématiquement, les hyperplasies de l'endomètre se traitent avec des progestatifs, les atrophies de l'endomètre avec des œstrogènes.

Cancer du col de l'utérus

Fréquence, facteurs de risque

Chez la femme, le cancer du col vient au deuxième rang de fréquence, après le cancer du sein. Les facteurs de risques sont :
- l'infection du col à *Human Papilloma Virus* (HPV) ;
- l'immunodépression, et notamment l'infection au VIH ;
- les facteurs de risque de maladies sexuellement transmissibles (partenaires multiples, premiers rapports précoces, bas niveau socio-économique).

Histoire naturelle

Le cancer du col de l'utérus fait toujours suite à des lésions de dysplasie du col, c'est-à-dire à une altération cellulaire qui débute toujours au niveau de la jonction pavimento-cylindrique de l'épithélium du col *(voir « Anatomie »)*. Cette dysplasie est favorisée par la présence d'un virus HPV, qui se transmet par voie sexuelle. La pratique régulière (tous les 18 mois en moyenne) de frottis cervico-vaginaux *(voir chapitre 2)* permet de rechercher des signes de la présence du virus, ou des signes de dysplasie cellulaire (CIN 1, 2 ou 3, *pour Cervical Intraepithelial*

Neoplasia de gravité croissante) qui sont d'authentiques lésions pré-cancéreuses. Si ces lésions ne sont pas dépistées et pas traitées, elles évolueront plus ou moins rapidement vers un cancer du col.

Au stade de cancer, la diffusion se fait essentiellement par voie lymphatique vers les ganglions du ligament large puis vers les chaînes iliaques internes, puis lombo-aortiques. L'extension locale peut être rapide quand la tumeur est volumineuse, avec un envahissement du vagin, du rectum et de la vessie.

Diagnostic

Les signes cliniques sont tardifs, traduisant des lésions avancées. Il s'agit de **métrorragies provoquées**, beaucoup plus rarement de signes d'envahissement rectal (saignements par l'anus, douleurs anales) ou vésical (hématurie). L'examen sous spéculum peut montrer une tumeur bourgeonnante et hémorragique du col ou une simple augmentation de diamètre de celui-ci.

Dans la pratique, le dépistage du cancer du col repose sur la pratique de frottis cervico-vaginaux *(voir chapitre 2)* qui, s'ils sont anormaux (présence de virus HPV ou d'1 CIN), nécessitent un examen du col sous microscope (colposcopie*), avec des biopsies dirigées sur les zones suspectes.

Bilan d'extension

Il comprend un examen sous anesthésie générale (toucher vaginal, toucher rectal) pour rechercher un envahissement des paramètres et du rectum, et/ou une IRM pelvienne. La cystoscopie est parfois réalisée pour rechercher un envahissement vésical.

Traitement

Le traitement des dysplasies cervicales peu sévères repose sur la coagulation au laser. Celui du cancer du col est le plus souvent radio-chirurgical, plus rarement chimiothérapique.

➡ Vaporisation au laser

C'est le traitement des lésions de CIN 1. Il consiste à coaguler par une vaporisation laser les zones dysplasiques repérées en colposcopie. Le col n'étant pas innervé, cet examen ne nécessite pas d'anesthésie, et peut se pratiquer en ambulatoire. Son seul risque est l'hémorragie, qui nécessite parfois la mise en place d'une mèche vaginale compressive pendant quelques heures.

➡ Conisation du col

Elle est indiquée d'emblée devant un CIN 2 ou 3, pour différencier une lésion intra-épithéliale d'un cancer invasif. Elle consiste en l'ablation plus ou moins large de la portion inférieure du col de l'utérus, et elle doit toujours emporter la zone de jonction pavimento-cylindrique. Elle se fait au bloc opératoire, sous anesthésie générale ou locorégionale, soit avec un bistouri, soit avec une anse diathermique. Elle remonte plus ou moins haut dans l'endocol selon l'étendue des lésions. L'hémostase du col restant est faite par des ligatures ou par coagulation. Le risque est hémorragique, soit immédiat (nécessité d'une compression postopératoire), soit au bout de quelques jours, lors de la chute d'escarre. S'il s'agit d'une dysplasie intra-épithéliale pure ou d'un cancer micro-invasif, la conisation* peut être le seul traitement à proposer chez une femme désireuse d'enfants, sous réserve d'une surveillance colposcopique très régulière.

➡ Intervention de Wertheim (colpo-hystérectomie élargie avec lymphadénectomie)

C'est l'intervention de référence en cas de cancer du col invasif. Elle se fait classiquement par laparotomie, exceptionnellement par cœlioscopie. L'incision est le plus souvent horizontale, Pfannenstiel ou Mouchel *(voir « Fibromes utérins »)*. L'intervention commence par une exploration abdominale complète à la recherche de signes de carcinose péritonéale ou hépatique, et d'un envahissement du tube digestif. On réalise ensuite l'ablation des chaînes ganglionnaires iliaques internes, puis une hystérectomie avec ablation de la totalité des paramètres, c'est-à-dire du tissu cellulo-graisseux situé entre l'utérus et les parois pelviennes latérales. Ceci nécessite une dissection complète des uretères, et la ligature des artères utérines à leur origine. Le décollement vésico-vaginal

est poussé beaucoup plus bas que dans une hystérectomie pour fibromes, afin de retirer la totalité du fascia entourant la zone tumorale, ainsi qu'une large collerette à la partie supérieure du vagin.
Certaines équipes réalisent, selon les indications, l'ablation des ganglions iliaques primitifs et lombo-aortiques.
L'ablation des ovaires n'est pas systématique car ce n'est pas un cancer hormonodépendant, et ils peuvent même être transposés dans la partie haute de l'abdomen, hors de portée de la radiothérapie pelvienne.
Les complications classiques de cette intervention sont les lésions des uretères (coliques néphrétiques, uropéritoine nécessitant la réalisation d'une urographie intraveineuse ou d'un scanner avec injection), les lymphocèles (collection de lymphe dans le pelvis nécessitant parfois une ponction sous échographie ou scanner), les lésions digestives, les complications hémorragiques (surtout en cas d'ablation des ganglions lombo-aortiques), et les complications thromboemboliques, qui nécessitent une anticoagulation systématique en postopératoire.

➡ **Curiethérapie vaginale**

Elle a pour but de « stériliser » la partie inférieure de la tumeur et de diminuer le risque de récidive vaginale. Elle nécessite la réalisation d'un moule vaginal dans lequel sont fichées des aiguilles d'iridium. Le moule est mis en place sous anesthésie générale et laissé quelques semaines. Ce traitement est souvent réalisé en préopératoire, 4 à 6 semaines avant la chirurgie.

➡ **Radiothérapie pelvienne**

Elle est indiquée en postopératoire en cas d'envahissement ganglionnaire, ou comme traitement exclusif en cas de contre-indications à la chirurgie (tumeurs volumineuses envahissant les organes de voisinage, mauvais état général de la patiente). La dose délivrée est généralement de 60 grays, étalée sur plusieurs semaines. Les risques ultérieurs sont les complications digestives et urinaires classiques (occlusion intestinale, diarrhée chronique, fibrose vésicale).

➡ **Chimiothérapie**

Elle est de plus en plus fréquemment utilisée chez les femmes jeunes, en cas d'envahissement ganglionnaire avec risque métastatique important.

Pronostic

Il est directement fonction du stade auquel le diagnostic est fait. La survie à 5 ans avoisine 100 % pour les cancers micro-invasifs, et est inférieure à 10 % en cas d'envahissement pelvien, avec parfois nécessité d'interventions palliatives lourdes (dérivations urinaires, colostomie). C'est dire l'intérêt d'un diagnostic au stade de dysplasie cervicale, par la pratique systématique de frottis cervico-vaginaux.

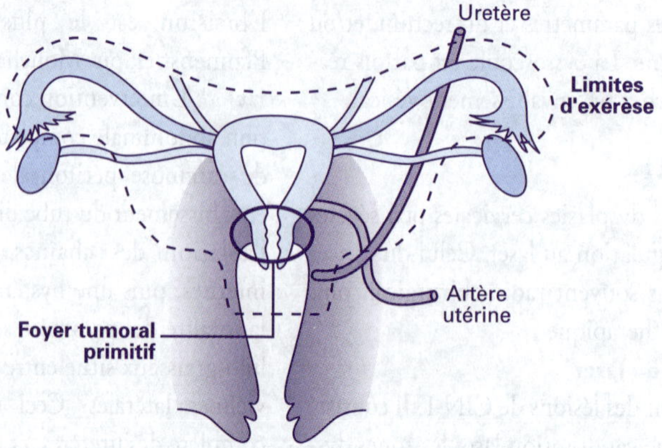

Schéma 5 : *Description de l'intervention de Wertheim (lympho-colpo-hystérectomie élargie)*

Cancer de l'endomètre

Fréquence, facteurs de risque

Il survient le plus souvent après la ménopause, sur un terrain d'hyperœstrogénie (femmes obèses, hormonothérapie pour cancer du sein), ou sur un terrain familial.

Histoire naturelle

Le cancer de l'endomètre peut faire suite à une hyperplasie atypique de l'endomètre.
Au stade de cancer, l'extension est souvent lente, d'abord locale par pénétration dans le myomètre, puis par atteinte des organes de voisinage. Les métastases à distance sont rares. L'extension lymphatique, tardive, se fait vers les ganglions iliaques externes. Lorsque le cancer atteint le col, il a le même pronostic et le même traitement qu'un cancer du col.

Diagnostic

Le principal signe clinique est la survenue de métrorragies, chez une femme ménopausée ou non. Ces saignements peuvent être peu abondants, noirâtres. Le plus souvent, l'examen clinique est strictement normal. Il existe parfois un polype à l'orifice externe du col, appelé « polype sentinelle » qui doit toujours conduire à l'exploration de la cavité utérine.
L'échographie peut montrer une lame d'épanchement sanglant dans la cavité utérine (hématométrie*), ou un aspect hétérogène et hyperéchogène de l'endomètre qui paraît épaissi. Cet aspect est souvent retrouvé lors d'une échographie systématique, réalisée dans le cadre de la surveillance d'une hormonothérapie.
Le diagnostic du cancer de l'endomètre est histologique, réalisé lors d'un curetage utérin qui doit être systématique devant toute métrorragie inexpliquée ou aspect échographique anormal de l'endomètre. Ce curetage est précédé d'une hystéroscopie diagnostique *(voir chapitre 4)* qui retrouve souvent une zone irrégulière et hémorragique de l'endomètre.

Bilan d'extension

Il comprend une hystéroscopie qui recherche un envahissement de l'isthme et du col utérin, un toucher vaginal et rectal qui recherche un envahissement des paramètres et une échographie du foie. Le scanner ou l'IRM pelviens seront réalisés à la recherche d'une extension extra-utérine.

Traitement

Le traitement de référence est l'hystérectomie totale avec annexectomie bilatérale (ablation des deux ovaires), avec une ablation des ganglions iliaques internes. Une radiothérapie complémentaire est réalisée lorsque les ganglions sont envahis, et sera parfois utilisée seule en cas de très mauvais état général de la patiente ou de tumeur très étendue.

Pronostic

Le cancer de l'endomètre a toujours une évolution lente, et la guérison est souvent obtenue par la chirurgie seule lorsque la tumeur est limitée à l'utérus. La difficulté du traitement est surtout liée à l'état général de la patiente (femmes souvent âgées et obèses).

Prolapsus génitaux

Le prolapsus génital se définit comme la saillie, au repos ou à l'effort de poussée, de tout ou partie du vagin à la vulve. Cette saillie des parois vaginales, à l'orifice vulvaire ou à l'extérieur de la vulve, est due à la « descente » des organes de voisinage (vessie, rectum, cul-de-sac de Douglas). Les prolapsus génitaux sont fréquents mais souvent masqués par « honte ». Leur traitement est difficile car ils sont dus à une défaillance des tissus de soutien périnéaux, qui rendent les montages chirurgicaux fragiles dans certains cas.

Diagnostic

Les signes fonctionnels ressentis par la patiente sont fréquents, mais rarement exprimés spontanément car considérés à tort comme une fatalité. Il s'agit le plus souvent d'une incontinence urinaire, d'une « boule » sortant par le vagin lors des efforts de poussée pour aller à la selle. Parfois, la patiente est obligée de « rentrer » elle-même le prolapsus pour pouvoir vider son rectum. Plus rarement, le prolapsus est extériorisé en permanence entre les cuisses, avec souvent un aspect ulcéré et infecté des parois vaginales.

À l'examen, le diagnostic est évident à condition de faire pousser les patientes pour visualiser la descente des organes pelviens. Il faut distinguer les colpocèles antérieures ou cystocèles* (descente à la vulve ou en dehors de celle-ci de la paroi vaginale antérieure, accompagnée de la vessie) des colpocèles postérieures (descente à la vulve ou en dehors de celle-ci de la paroi vaginale postérieure, accompagnée du rectum (rectocèle*) et/ou du cul-de-sac de Douglas (élytrocèle*) et des hystérocèles* (descente de l'utérus). Enfin, les trachélocèles* correspondent au prolapsus d'un col restant après hystérectomie subtotale. Cette distinction est faite en masquant une paroi (antérieure ou postérieure) du vagin à l'aide d'une valve de spéculum, pour visualiser l'autre.

Bilan

➜ Épreuves urodynamiques

L'urodynamiques est systématique pour rechercher une incontinence urinaire associée et essayer d'en évaluer la cause (insuffisance sphinctérienne, descente de vessie, anomalie neurologique, etc.).

➜ Échographie pelvienne

Elle permet de visualiser la taille de l'utérus, l'aspect des ovaires qui guideront les indications opératoires.

➜ Bilan préopératoire

Il est plus ou moins étendu selon l'état général de la patiente et permet de juger de son opérabilité.

Traitement

Il est avant tout chirurgical, mais il s'agit souvent de patientes âgées et obèses à fort risque de complications opératoires. Le choix de la technique sera un compromis entre l'efficacité escomptée et la durée d'intervention et la voie d'abord que pourra supporter la patiente.

➜ Traitement médical

Le traitement hormonal substitutif de la ménopause est toujours recommandé, sauf en cas de contre-indications *(voir « Ménopause »)*. Les œstrogènes par voie locale ou générale améliorent la trophicité des tissus et permettent d'opérer dans de meilleurs conditions.

Cystocèle + colpocèle antérieure

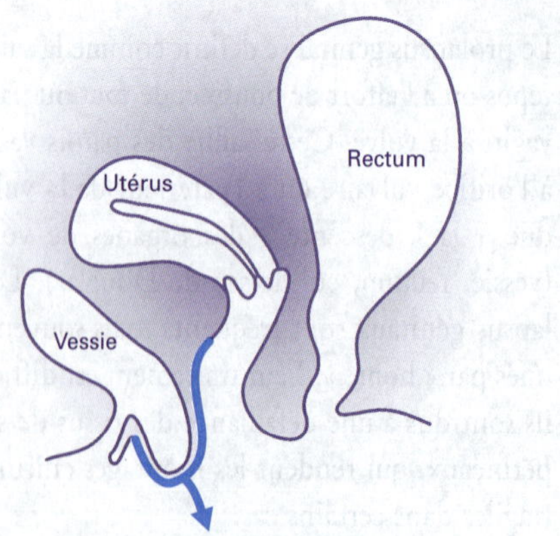

Rectocèle + colpocèle postérieure

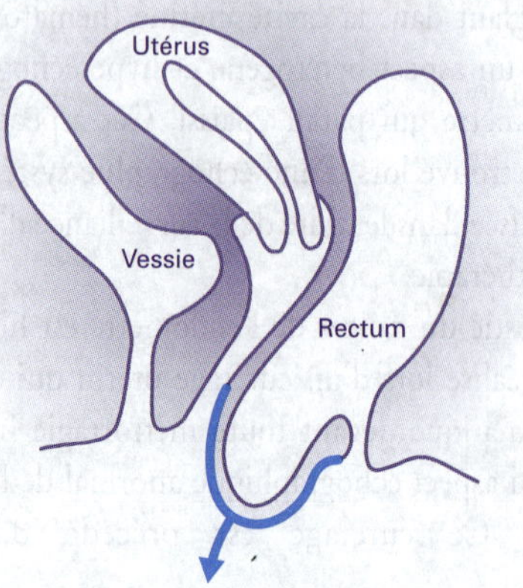

Schéma 6 : *Prolapsus génitaux*

Le traitement de la constipation est absolument nécessaire car les efforts de poussée favorisent la récidive des prolapsus. Il comprend essentiellement des mesures hygiénodiététiques.

➡ **Traitement chirurgical**

Il existe de multiples interventions pour traiter les prolapsus, ce qui prouve qu'aucune n'est parfaite. Ces interventions combinent en général une fixation antérieure (de la paroi vaginale antérieure et de la vessie), une hystérectomie (le plus souvent avec fixation du fond vaginal à des ligaments solides) et une fixation postérieure (de la paroi vaginale postérieure, du rectum et du cul-de-sac de Douglas) :

• **les techniques par laparotomie** sont généralement proposées aux femmes jeunes, actives, pouvant supporter une intervention par voie abdominale. Les montages effectués sont plus solides, mais les interventions plus longues. Certaines équipes les réalisent par cœlioscopie. Les plus classiques sont la *promontofixation* (hystérectomie puis fixation du fond vaginal au promontoire par une prothèse) et l'*intervention de Burch* (fixation du col de la vessie contre la paroi pelvienne antérieure). La fixation postérieure se fait toujours par voie basse, par rapprochement des muscles releveurs de l'anus et parfois colpectomie postérieure (ablation de la muqueuse vaginale excédentaire) ;

• **les techniques par voie basse** sont généralement proposées aux femmes âgées, qui fournissent peu d'efforts abdominaux. Les plus classiques sont les *plicatures sous-uréthrales* (ablation et resserrage de la paroi vaginale antérieure excédentaire), toutes les interventions de *fronde sous-uréthrale* (soutènement du col de la vessie par une bandelette de vagin ou une prothèse, qui est fixée à la paroi abdominale antérieure), et l'*intervention de Richter* (fixation du fond vaginal après hystérectomie sur le ligament sacro-sciatique). Le temps postérieur est le même que celui de la voie haute ;

En cas d'incontinence urinaire pure, notamment chez la femme jeune, on met en place sous anesthésie locale une petite bandelette sous le col de la vessie, qui permet de le remonter (TVT). Cette intervention très simple (et ses variantes) permet de corriger efficacement les fuites d'urines à l'effort (toux, rire, port de charges lourdes) qui sont fréquentes, surtout après les accouchements.

• **les complications de cette chirurgie** sont essentiellement la rétention d'urine et la constipation (excès de correction), les infections sur prothèse, les hémorragies, les complications thromboemboliques, mais surtout les récidives, qui sont fréquentes et parfois tardives.

➡ **Pose d'un pessaire**

Le pessaire* est un anneau de caoutchouc semi-rigide, placé par le médecin ou la patiente elle-même au fond du vagin, au-dessus du détroit supérieur du bassin, et qui maintient le fond vaginal en place. Cette technique est utilisée chez les patientes non opérables. Les complications sont les infections et les ulcérations vaginales, qui peuvent évoluer vers le cancer. Les patientes doivent donc retirer, nettoyer au savon et remettre en place le pessaire au minimum une fois par semaine. Une surveillance médicale régulière est indispensable.

Malformations utérines

Les malformations utérines sont relativement fréquentes, sources de complications obstétricales pour certaines. Embryologiquement, l'utérus se forme par accolement de deux hémi-cavités qui fusionnent de haut en bas sur la ligne médiane. Selon le stade où s'effectue l'anomalie de développement, les malformations sont variables.

Diagnostic

Il peut être fait devant une complication (fausses-couches répétées, accouchements prématurés, présentation du siège) ou lors d'un examen de l'utérus fait pour une autre raison.

➡ **Échographie**

Elle peut visualiser deux cavités utérines, mais elle ne permet pas toujours de distinguer utérus bicorne ou cloisonné. Elle recherchera une anomalie rénale souvent associée (absence de rein du côté de la corne atrophique dans les utérus pseudo-unicornes).

➡ **Hystérosalpingographie**

Elle confirme la présence de deux cavités utérines plus ou moins divergentes *(voir chapitre 2)*.

➡ **Cœlioscopie**

Elle permet de visualiser « par l'extérieur » l'utérus et permet la distinction entre utérus bicorne et cloison utérine (dans ce dernier cas l'utérus a un aspect extérieur normal) *(voir chapitre 4)*.

Traitement

Il n'y a pas de traitement chirurgical pour les utérus bicornes ou unicornes.

Concernant les utérus cloisonnés, l'intérêt d'un traitement chirurgical est discuté. Il n'est le plus souvent réalisé que lorsqu'il existe des complications obstétricales.

Le traitement consiste en une résection de la cloison en hystéroscopie opératoire, avec des ciseaux ou une anse électrique. Les principales complications sont la perforation utérine (si la section de la cloison est poussée trop loin) et la survenue de synéchies (accolement des deux parois utérines) qui peut être prévenue par la pose d'un stérilet en post-opératoire.

Pathologie de l'ovaire

Tumeurs

Introduction

Les tumeurs bénignes de l'ovaire (kystes) sont extrêmement fréquentes, mais leur banalité ne doit pas faire négliger leur prise en charge systématique pour ne pas passer au diagnostic de cancer, dont le diagnostic est difficile et souvent tardif.

Le cancer de l'ovaire n'a pas de facteurs de risque particuliers, et survient le plus souvent entre 45 et 50 ans. La prise d'une contraception orale pourrait diminuer le risque.

Anatomie

Les ovaires sont des organes de forme ovoïde, mesurant en moyenne 30 mm de long, 20 de large et 15 d'épaisseur, situés le plus souvent sur la paroi pelvienne, juste en dedans des vaisseaux iliaques internes. Ce sont des organes très mobiles qui peuvent venir adhérer à la face postérieure de l'utérus ou au tube digestif, et qui peuvent, lorsqu'ils sont le siège d'une tumeur, « tomber », lorsque la patiente est debout, dans le cul-de-sac de Douglas

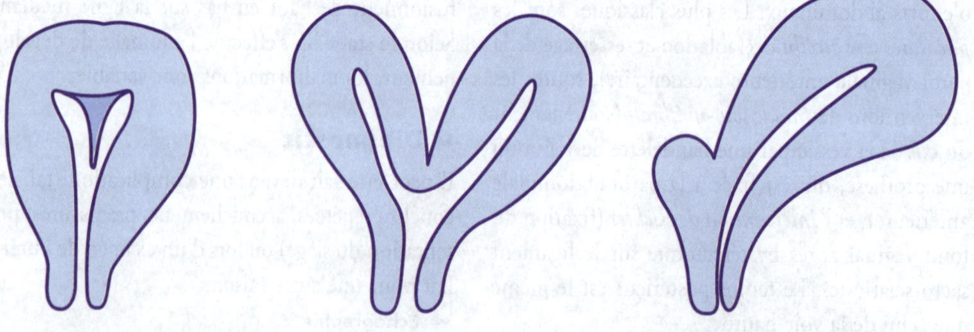

Schéma 7 : *Malformations utérines*

ou se développer vers le haut de la cavité abdominale, parfois jusqu'au foie.
Ils sont constitués schématiquement d'une zone centrale ou « germinale », qui est le siège de la folliculogenèse, et d'une enveloppe corticale. L'ovaire a une double fonction exocrine (libération d'un ovocyte dans la trompe à chaque ovulation) et endocrine (synthèse de nombreuses hormones, notamment d'œstrogènes et de progestérone, qui agissent, entre autres cibles, sur l'endomètre et dont la sécrétion cyclique est responsable du cycle menstruel).

Classification des tumeurs de l'ovaire

➡ Tumeurs bénignes

On distingue :

- les tumeurs corticales qui sont les plus fréquentes, soit séreuses à contenu clair (**cystadénome séreux**), soit mucineuses (développées à partir de cellules sécrétant du mucus) à contenu plus épais (**cystadénome muqueux**), soit endométriales (**endométriomes***, *voir « Endométriose »*) ;
- les tumeurs germinales qui représentent environ 10 % des tumeurs ovariennes. Les plus fréquentes sont les **kystes dermoïdes**, qui peuvent contenir, en plus d'un liquide graisseux, des cheveux, des poils, du cartilage ou des dents ;
- beaucoup plus rarement, on peut rencontrer des tumeurs endocriniennes (sécrétant des hormones mâles ou féminines) ou des **fibromes ovariens**.

➡ Tumeurs malignes

Elles peuvent être corticales ou mucineuses (**cystadénocarcinome séreux ou mucineux**), beaucoup plus rarement germinales ou sécrétant des hormones.
Il peut s'agir de métastases d'un autre cancer (estomac, côlon).
La seule tumeur maligne de bon pronostic est le **séminome**, qui survient chez des femmes en période d'activité génitale.

➡ Tumeurs *border-line*

Ce sont des kystes dont l'examen histologique ne permet pas de trancher avec précision entre bénignité et malignité. Elles ne sont pas rares, nécessitent un traitement moins radical que les cancers au prix d'une surveillance rigoureuse.

Diagnostic

➡ Clinique

Une tumeur de l'ovaire non compliquée reste très longtemps asymptomatique, ce qui fait que le diagnostic de cancer est souvent tardif :

- la perception d'une masse pelvienne est possible à la palpation abdominale ou au toucher vaginal chez une femme mince ;

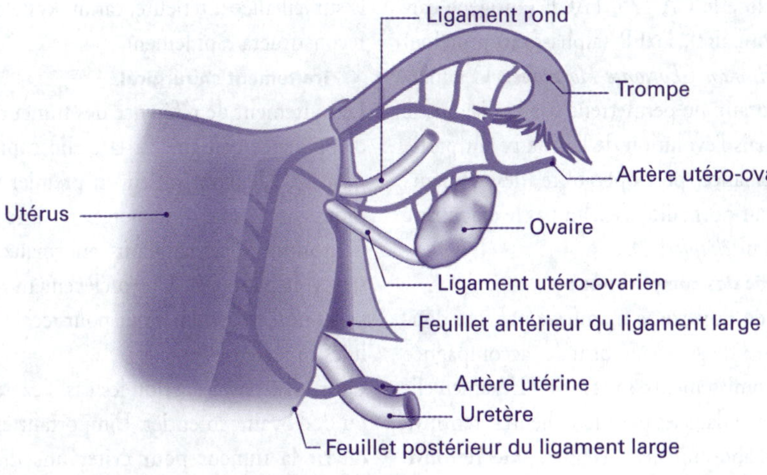

Schéma 8 : *Localisation des ovaires*

• la douleur n'apparaît le plus souvent qu'en cas de complication (hémorragie intrakystique ou torsion) ;
• les métrorragies chez une femme ménopausée doivent faire évoquer le diagnostic ;
• l'ascite, l'amaigrissement ou l'altération de l'état général sont tardifs ;
• des signes de virilisation (hirsutisme, acné marquée, aménorrhée) peuvent se voir en cas de tumeur sécrétant des hormones mâles.

➡ Échographie

C'est l'examen clé pour le diagnostic de tumeur ovarienne. L'examen se fait à l'aide d'une sonde endovaginale, qui permet de se placer au contact des ovaires, combiné à un examen abdominal en cas de tumeur à développement extrapelvien.
Seuls les kystes à paroi fine, à contenu purement liquidien, sans irrégularité de la paroi ni interne ni externe peuvent être considérés comme *a priori* bénins.

➡ Scanner, imagerie par résonance magnétique (IRM)

Ils apportent peu d'éléments au diagnostic, et sont utilisés dans le bilan d'extension des cancers pour rechercher un envahissement des organes de voisinage ou des ganglions.

➡ Dosages hormonaux

Lorsque l'on suspecte une tumeur maligne de l'ovaire on dose le CA 125, l'ACE (antigène carcino-embryonnaire), l'αFP (alpha-fœto-protéine) et l'hCG (*Human Chorionic Hormone*). Ces marqueurs tumoraux ne permettent pas le diagnostic de cancer, mais l'évolution de leur taux fait partie de la surveillance post-opératoire des tumeurs malignes. Leur normalité n'exclut pas le diagnostic de cancer *(voir chapitre 2)*.

➡ Diagnostic des complications

La torsion de l'ovaire se manifeste par une douleur latéralisée de survenue brutale, accompagnée souvent de vomissements, sans fièvre. L'examen clinique, s'il a lieu dans les premières heures, retrouve une défense abdominale. L'échographie retrouve souvent un kyste assez volumineux. L'intervention chirurgicale doit être réalisée en urgence pour éviter une nécrose de l'ovaire et de la trompe.
La rupture de kyste est un événement assez fréquent. Elle se manifeste par une douleur pelvienne brutale, survenue parfois lors d'un rapport sexuel. La douleur abdominale est ensuite généralisée, irradiant parfois dans les épaules, ce qui traduit un hémopéritoine. L'échographie retrouve un épanchement intra-abdominal. L'intervention n'est pas nécessaire, sauf en cas de signe de choc ou d'anémie aiguë.
L'infection est rare, survenant parfois sur des kystes dermoïdes négligés.

Traitement

➡ Surveillance de la disparition spontanée des kystes

Le traitement des kystes de l'ovaire est chirurgical. Seuls les kystes ayant des critères échographiques de bénignité (paroi fine et régulière, contenu liquidien pur) peuvent faire surseoir à la chirurgie, car il s'agit souvent de kystes fonctionnels, c'est-à-dire de follicules qui ne se sont pas rompus à l'ovulation. On propose alors à la patiente un contrôle échographique 2 mois plus tard. En cas de persistance du kyste, l'exérèse avec examen histologique est indiquée. En cas de kyste d'allure fonctionnelle douloureux et volumineux, une ponction peut être réalisée sous échographie, mais ne dispense pas de la surveillance ultérieure, car un kyste organique se reconstituera rapidement.

➡ Traitement chirurgical

Le traitement de référence des tumeurs de l'ovaire d'apparence bénigne est la cœlioscopie *(voir chapitre 4)*. Elle consiste en un premier temps d'exploration pour rechercher une carcinose péritonéale, des ganglions anormaux, des métastases hépatiques. Un prélèvement cytologique péritonéal est systématique pour rechercher des cellules cancéreuses.

On réalise ensuite, selon les cas, l'exérèse du kyste ou de l'ovaire en entier. L'important est de ne pas ouvrir la tumeur pour éviter une dissémination dans l'abdomen de cellules potentiellement

malignes. La pièce opératoire est sortie à travers la paroi dans un sac étanche.
En cas de tumeur fortement suspecte de malignité ou trop volumineuse, la chirurgie a lieu par laparotomie.
En cas de tumeur cancéreuse, le traitement complet comprend l'exérèse des deux ovaires, de l'utérus, des ganglions iliaques et de l'épiploon (tablier graisseux qui tombe de la face inférieure de l'estomac jusqu'au pelvis). Dans certains cas, on réalise également l'exérèse des ganglions lombo-aortiques, jusqu'à la veine rénale.
Malheureusement, les cancers de l'ovaire sont souvent découverts à un stade tardif, lorsque la tumeur a déjà envahi le péritoine et les organes abdominaux. On réalise alors par laparotomie l'exérèse du plus grand volume tumoral possible, avant la chimiothérapie.

➡ Traitement complémentaire des cancers de l'ovaire

La chimiothérapie est quasiment systématique, sauf en cas de tumeur strictement limitée à l'ovaire. Une deuxième intervention chirurgicale (dite « 2e look ») est réalisée ensuite lorsque la première n'a pas permis l'exérèse de toutes les lésions cancéreuses.
La radiothérapie est souvent utilisée lorsque les ganglions sont envahis.

Suivi et pronostic

Après kystectomie sur un kyste bénin, on conseille aux patientes un blocage de l'ovulation pour faciliter la cicatrisation ovarienne et éviter la récidive.
Le traitement de l'endométriose fait appel aux analogues de la LH-RH *(voir « Endométriose »)*.
La surveillance des femmes opérées d'un cancer de l'ovaire se fait sur la clinique mais aussi sur l'interprétation du scanner, de l'IRM, de la radio pulmonaire et des marqueurs tumoraux.
Malheureusement, les récidives sont fréquentes, et la survie à 5 ans n'excède pas 30 %, toutes formes confondues.

Pathologies endocriniennes de l'ovaire

Rappels physiologiques

Les ovaires ont une double fonction exocrine et endocrine. La fonction exocrine conduit à l'expulsion à chaque cycle menstruel* d'un ovocyte qui est capté par la trompe, c'est **l'ovulation**. La fonction endocrine correspond à la sécrétion de diverses hormones dont les **œstrogènes** et la **progestérone**. Ces hormones agissent sur la muqueuse de l'utérus, les seins, la peau, les glandes sébacées, l'os et les cellules des vaisseaux sanguins. La fonction ovarienne est sous le contrôle d'hormones hypophysaires (principalement **FSH**, hormone folliculostimulante, et **LH**, hormone lutéotrophique). Ces deux hormones hypophysaires sont elles-mêmes sous le contrôle d'une hormone hypothalamique, la GnRH ou LH-RH (hormone libérant les gonadotrophines). Entre la puberté et la ménopause, la GnRH est sécrétée de façon pulsatile par l'hypophyse, entraînant une sécrétion de FSH et LH selon le profil classique du cycle menstruel. Schématiquement, FSH est sécrétée dans la première partie du cycle et induit la croissance et la maturation du follicule ovarien, qui sécrète lui-même œstrogènes et progestérone. Le pic de LH vers le 12e jour du cycle déclenche l'ovulation, et la « cicatrice » de cette ovulation sur l'ovaire devient le corps jaune, visible à l'échographie, qui sécrète essentiellement de la progestérone. Cette progestérone est responsable de l'élévation de la température du corps en 2e moitié de cycle. Œstrogènes et progestérone induisent une prolifération de l'endomètre, alors que la chute brutale en fin de cycle des taux hormonaux induit une desquamation de cette muqueuse, et donc les règles.

Pathologies de la période pré-pubertaire

La puberté correspond à la mise en place de la fonction de reproduction chez la femme. Elle se traduit par l'apparition des caractères sexuels secondaires (croissance des seins, pilosité pubienne) et des règles. Elle s'accompagne d'une forte poussée de croissance staturale. Elle s'étend sur une période de 2 à 3 ans (entre le début du développement des bourgeons mammaires et les règles régulières).

Puberté précoce

C'est l'apparition de caractères sexuels secondaires avant 8 ans. Elle entraîne une accélération de la croissance avec des enfants grands pour leur âge, mais qui seront des adultes de petite taille car la croissance s'arrête à la fin de la puberté, donc plus tôt que chez des enfants normaux. Il s'agit très rarement de causes tumorales (cérébrales ou ovariennes). Le plus souvent, c'est un phénomène familial avec des adultes de petite taille. Dans les cas très invalidants, un traitement par analogues de la GnRH peut être proposé.

Retard pubertaire

Le retard pubertaire est l'absence de signes pubertaires à 15 ans. Il faut impérativement réaliser une radiographie du poignet pour déterminer l'âge osseux. On distingue :

- retard pubertaire simple : l'âge osseux est inférieur à 11 ans. Il faut en premier lieu éliminer une tumeur cérébrale, une pathologie endocrinienne (insuffisance thyroïdienne, déficit en hormone de croissance) ou générale (cardiopathie, néphropathie), des problèmes de malnutrition ou de malabsorption intestinale, une corticothérapie prolongée. En l'absence de cause, il faut savoir être patient et ne pas instaurer de traitement œstrogénique trop tôt, pour permettre d'atteindre une taille normale à l'âge adulte ;
- impubérisme : l'âge osseux est supérieur à 13 ans. Il faut doser les hormones hypophysaires (FSH et LH) pour en connaître la cause :
  – si les taux sont bas, les causes sont hypothalamo-hypophysaires, parfois tumorales. Le traitement, simple en l'absence de tumeur, consiste en l'ad-

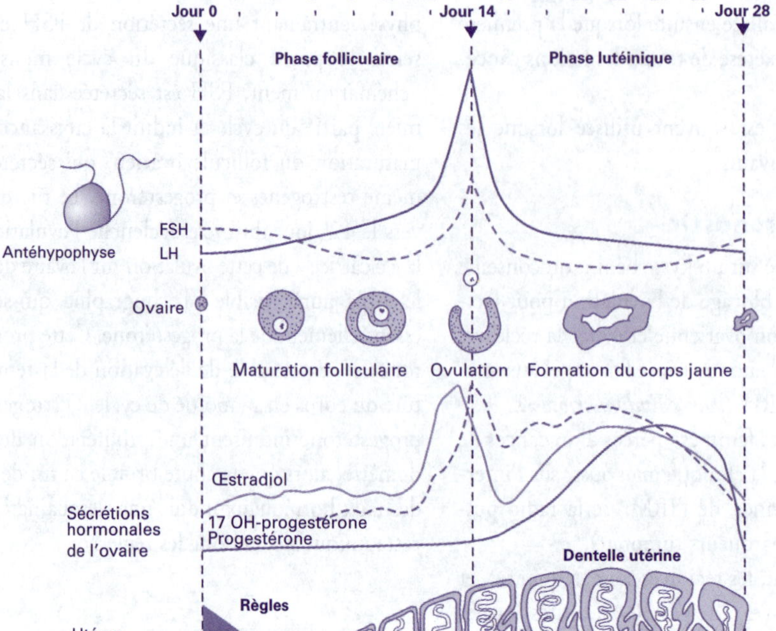

Schéma 9 : *Le cycle menstruel*

ministration pulsatile d'analogues de la GnRH ou l'administration séquentielle de FSH et de LH, qui restaurent des cycles menstruels normaux ;
- lorsque FSH et LH sont élevées, la cause est ovarienne. Il faut réaliser un caryotype pour rechercher un syndrome de Turner (anomalie génétique chez les filles auxquelles il manque un chromosome X ; elles sont généralement de petite taille) ou la présence d'un chromosome Y inactivé. Dans ce dernier cas, il existe un risque majeur de tumeur maligne ovarienne, et l'ablation chirurgicale des ovaires doit être réalisée. Le traitement consiste en l'administration séquentielle d'œstrogènes et de progestérone, et ne doit pas être instauré avant un âge osseux de 12-13 ans pour ne pas réduire la taille définitive.

Pathologies de la période d'activité génitale

➡ Aménorrhée primaire

L'aménorrhée* est une absence de règles pendant au moins 3 mois. On parle d'aménorrhée primaire lorsqu'il n'y a jamais eu de règles, d'aménorrhée secondaire lorsque la femme a été normalement réglée, puis que les règles n'arrivent plus.

L'aménorrhée primaire est l'absence de règles chez une fille en âge d'être réglée ; en principe, on ne pose ce diagnostic qu'à partir de 18 ans. La consultation est souvent tardive chez des jeunes filles très complexées, souvent accompagnées de leur mère. Il faut savoir les rassurer, et leur demander si elles souhaitent que l'examen clinique ait lieu en présence du seul médecin. Pour avoir des règles il faut avoir un vagin ouvert, un utérus non malformé, des ovaires sécrétoires, une hypophyse et un hypothalamus intacts et un cortex cérébral non perturbé. Il faut donc dans un premier temps **rechercher la présence de caractères sexuels secondaires :**

- si les caractères sexuels secondaires sont présents et normaux, il s'agit d'une cause malformative :
- **imperforation de l'hymen**, qui est bombé et bleuté, avec à l'échographie un utérus et un vagin remplis de sang. Le traitement chirurgical est simple, il consiste en l'incision de l'hymen ;
- **syndrome de Rokitansky-Kuster** (aplasie congénitale du vagin et de l'utérus) : la vulve est normale, mais il n'y a pas d'orifice vaginal et pas d'utérus. Les ovaires sont normaux, ainsi que le caryotype. Le traitement chirurgical consiste en la réalisation d'un néo-vagin, le plus souvent à partir de tissu intestinal. Ce traitement est long et difficile, nécessitant des dilatations itératives avec des bougies de calibre croissant. Le soutien psychologique joue un rôle majeur dans le succès fonctionnel de ces traitements. Ces filles sont bien entendu stériles ;
- **testicule féminisant** (pseudo-hermaphrodisme mâle par insensibilité complète aux androgènes) : il s'agit d'adolescentes ayant des caractères sexuels

Aménorrhées primaires		Aménorrhées secondaires
Tumeurs cérébrales	HYPOTHALAMUS	Adénome à prolactine-médicaments
Retard pubertaire	HYPOPHYSE	Anorexie mentale Ménopause précoce Grossesse
Testicule feminisant Tumeur ovarienne Dysgénésie gonadique	OVAIRES	Ovaires polykystiques
Sd Rokitansky Kuster	UTERUS	Synéchies Tuberculose Sténose du col
Imperforation hyménéale	VAGIN	

Schéma 10 : *Étiologies des aménorrhées*

secondaires féminins, mais avec une pilosité faible et avec 2 petites masses à la base des grandes lèvres qui correspondent aux « testicules ». Le caryotype est 46 XY. Il s'agit donc de sujets mâles, avec des taux de testostérone élevés, mais dont les tissus ne possèdent pas de récepteurs aux androgènes. Il n'y a bien entendu ni utérus, ni ovaires, le vagin est borgne, c'est-à-dire se terminant en cul-de-sac. Il faut réaliser l'ablation des testicules, qui ont un fort risque de transformation cancéreuse à la puberté. Le traumatisme psychologique est souvent majeur à l'annonce du diagnostic ;

- si les caractères sexuels secondaires sont absents, il s'agit d'un retard pubertaire, précédemment décrit ;
- si les caractères sexuels secondaires sont virilisés, il s'agit d'une cause endocrinienne :
  - **tumeur virilisante de l'ovaire ou de la surrénale** sécrétant de la testostérone : le diagnostic est fait sur les dosages hormonaux et sur l'imagerie (échographie, scanner ou IRM). Le traitement est chirurgical ;
  - **hyperplasie congénitale des surrénales** avec déficit en sécrétion du cortisol et augmentation de la synthèse des androgènes surrénaliens. Le traitement repose sur la dexaméthasone, qui freine la sécrétion d'ACTH hypophysaire, et donc la sécrétion surrénalienne d'androgènes.

➡ Aménorrhée secondaire

C'est l'absence de règles depuis 3 mois. Il faut rechercher des circonstances particulières :

- **la grossesse** doit être systématiquement éliminée par un dosage des ß-hCG plasmatiques *(voir chapitre 2)* ;
- **certains médicaments, notamment les neuroleptiques**, peuvent induire une aménorrhée par le biais d'une hyperprolactinémie. La prolactine, hormone hypophysaire, induit, quand elle est produite en excès, un blocage de la sécrétion de FSH et LH et donc une aménorrhée. Lorsque le traitement ne peut être interrompu, il faut prescrire un agoniste de la dopamine (type bromocriptine) ;
- **l'adénome à prolactine**, relativement fréquent, associe une aménorrhée et parfois une galactorrhée, c'est-à-dire un écoulement de lait par les mamelons. Il faut le rechercher par une IRM hypophysaire. À partir d'un certain volume, son traitement est chirurgical. Lorsqu'il est petit ou invisible, le traitement est médical, faisant appel à la bromocriptine, qui fait revenir les règles et permet la survenue d'une grossesse ;
- **l'anorexie mentale et toutes les variations importantes et rapides de poids** peuvent induire une aménorrhée. Le traitement de l'anorexie mentale vraie est souvent long et difficile, marqué par des rechutes répétées ;

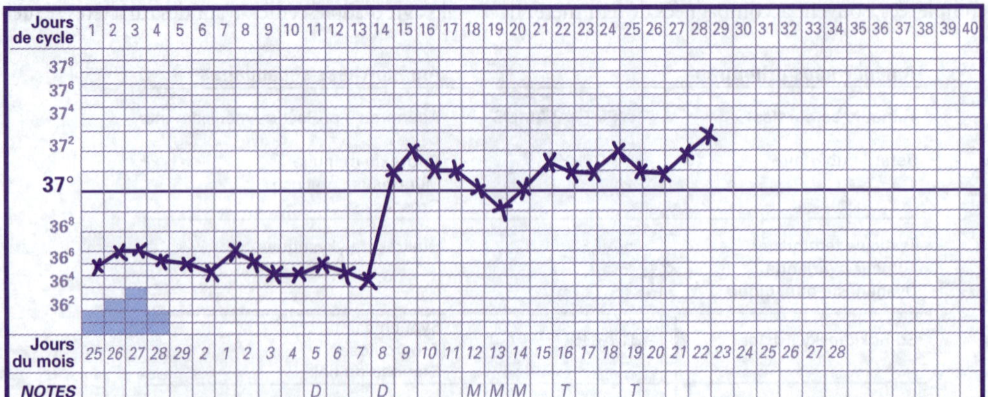

Schéma 11 : *Courbe thermique*

• **l'aménorrhée après arrêt de la pilule est fréquente et souvent transitoire.** Si elle persiste, on peut donner pendant quelques cycles un traitement inducteur de l'ovulation.

Ces diagnostics étant éliminés, il faut rechercher la cause de l'aménorrhée par la réalisation d'une courbe thermique, d'un dosage de la FSH, de la LH et de la prolactine ;

• **si la courbe thermique et les dosages hormonaux sont normaux**, il faut rechercher une cause utérine :

– **la synéchie* isthmique** est l'accolement anormal des deux faces de l'utérus dans la région isthmique. Elle peut être secondaire à un accouchement ou à un curetage. Le diagnostic se fait à l'échographie, devant une hématométrie importante. Le traitement est chirurgical, par voie hystéroscopique ;

– **la sténose du col** peut être secondaire à un geste endo-utérin. Elle est diagnostiquée à l'examen clinique par un orifice cervical externe punctiforme, non cathétérisable. L'échographie retrouve une rétention hématique dans l'utérus et la partie haute du col. Le traitement est chirurgical ;

– **la tuberculose génitale**, rare de nos jours, peut conduire à une destruction de l'endomètre et à une synéchie complète de l'utérus, conduisant à une aménorrhée définitive ;

• **si la courbe thermique est plate et le taux de prolactine élevé,** il faut rechercher la prise de neuroleptiques et rechercher un adénome à prolactine ;

• **si la courbe thermique est plate et le taux de FSH et LH bas,** il s'agit d'une cause haute. Lorsque l'administration de citrate de clomifène (test au Clomid®) fait revenir les règles, il démontre que l'hypophyse et les ovaires fonctionnent normalement, et qu'il s'agit d'une cause hypothalamique ou corticale. Il faut réaliser une IRM cérébrale pour éliminer une tumeur, puis traiter une probable cause psychique ;

• **si la courbe thermique est plate et les taux de FSH et LH élevés,** il s'agit d'une cause ovarienne.

– **les dysgénésies gonadiques** sont caractérisées par la présence d'ovaires fibreux en bandelettes, visibles en cœlioscopie. Il faut réaliser un caryotype pour rechercher un syndrome de Turner complet (45X0) ou en mosaïque (46XX, 45X0). Le traitement séquentiel œstroprogestatif évite les complications de l'absence d'œstrogènes (notamment l'ostéoporose) et permet le retour des règles. Une grossesse pourra parfois être obtenue par injections de FSH et de LH ;

– **la ménopause précoce** est souvent familiale, survenant entre 35 et 45 ans. Elle peut être d'origine iatrogène (radiothérapie, chimiothérapie). Le traitement hormonal substitutif est nécessaire. En revanche, la stérilité est définitive, sauf si l'on a recours à un don d'ovocyte ;

• **si la courbe thermique est plate et le dosage de LH élevé alors que la FSH est normale,** il faut rechercher une dystrophie ovarienne. **Le syndrome de Stein-Leventhal ou syndrome des ovaires polykystiques** est fréquent, associant une obésité, une peau épaisse et une aménorrhée qui fait souvent suite à un espacement progressif des règles (spanioménorrhée). L'échographie et la cœlioscopie retrouvent des ovaires lisses, blancs nacrés, sans cicatrice d'ovulation. Le traitement hormonal lutte contre l'hyperandrogénie par des progestatifs spécifiques type Androcur® associés à des œstrogènes, et une grossesse pourra souvent être obtenue par des techniques particulières d'induction de l'ovulation.

➡ Métrorragies

Les métrorragies* sont des saignements en dehors de la période des règles. Elles sont un motif de consultation très fréquent :

• **la grossesse extra-utérine** ou la fausse-couche doivent être en premier lieu éliminées par un dosage systématique des ß-hCG plasmatiques, même si la femme est sous contraception. Cette pathologie est décrite dans la partie « Obstétrique » ;

• **le cancer du col de l'utérus** ou une lésion de dysplasie cervicale doivent être recherchés par un examen clinique et un frottis, surtout si les métrorragies sont provoquées par les rapports sexuels ;

• **un polype ou un fibrome sous-muqueux** peuvent se révéler par des métrorragies, même si classiquement ils provoquent plutôt des ménorragies. Le diagnostic se fait à l'échographie et à l'hystéroscopie, qui doit être systématiquement réalisée en cas de métrorragies itératives inexpliquées ;

• **le cancer de l'endomètre**, rare avant la ménopause doit être systématiquement recherché, ce qui justifie la pratique de l'hystéroscopie ;

• **les infections génitales hautes (salpingite, endométrite)** peuvent provoquer des métrorragies *(voir « Infections génitales »)* ;

• **l'atrophie de l'endomètre** est une cause fréquente de métrorragies, surtout chez la femme sous pilule. Elle est liée à une carence en œstrogènes, et entraîne des saignements en fin de cycle, avant la fin de la plaquette. Le traitement consiste à augmenter la dose d'œstrogènes, après avoir éliminé une cause organique ;

• **l'ovulation** peut entraîner des saignements occasionnels en milieu de cycle, qui sont alors très peu abondants et très brefs, durant moins d'une journée. Ils ne nécessitent aucun traitement particulier. Un dosage des ß-hCG doit cependant être systématiquement réalisé.

➡ Ménorragies

Les ménorragies* sont une augmentation de la durée et du volume des règles. Elles peuvent être favorisées par la prise d'un traitement anticoagulant ou antiagrégant plaquettaire, type aspirine. Chez la jeune fille, en l'absence de traitement médicamenteux, il faut rechercher un trouble de la coagulation type maladie de Willebrand par des tests de coagulation (temps de saignement, TP, TCK, numération des plaquettes).

Les causes des ménorragies sont presque toujours liées à une hyperœstrogénie, plus fréquente en période de préménopause, qui favorise la survenue d'anomalies utérines qui ont été décrites dans le chapitre consacré à cet organe :

• **hyperplasie de l'endomètre**, caractérisée à l'échographie par un endomètre épaissi (>15 mm en fin de cycle) ;

• **polypes** endo-utérins ;

• **myomes sous-muqueux**.

Le traitement comprendra toujours un premier temps hystéroscopique pour vérifier la nature de la lésion et réaliser son exérèse à l'anse diathermique *(voir chapitre 4)*. Pour éviter la récidive et traiter l'hyperœstrogénie, un traitement par progestatifs sera instauré.

Ménopause

La ménopause correspond à l'arrêt de l'activité ovarienne chez la femme, et donc à l'arrêt de la possibilité de reproduction. Elle survient en moyenne autour de 50 ans, avec de grandes variations selon les familles. C'est souvent une épreuve psychologiquement difficile pour les femmes, et leurs plaintes fonctionnelles sont souvent multiples.

Diagnostic de la ménopause

La perte de la sécrétion pulsatile hypothalamique de GnRH entraîne des taux de FSH et LH élevés et stables, et la suppression de la sécrétion d'œstrogènes et de progestérone par les ovaires. Les conséquences en sont :

• **la disparition des règles** (aménorrhée secondaire), souvent précédée pendant plusieurs mois d'irrégularité menstruelle. Lorsque l'aménorrhée survient brutalement, il faut se méfier d'une éventuelle grossesse et doser les ß-hCG plasmatiques. Si la ménopause est définie *a posteriori* par la disparition des règles depuis un an, toute la période d'irrégularité menstruelle qui la précède est appelée *préménopause*. Cette période est caractérisée par un climat d'hyperœstrogénie, souvent responsable de ménorragies ou de métrorragies *(voir « Métrorragies » et « Ménorragies »)*. Un traitement progestatif est souvent proposé aux femmes dans cette période pour régulariser les cycles et lutter contre l'hyperplasie de l'endomètre ou la croissance des fibromes ;

• **les bouffées de chaleur** surviennent préférentiellement la nuit. Elles se caractérisent par des épisodes de sueurs nocturnes avec un visage rouge, chaud et des sueurs profuses. Elles peuvent également survenir dans la journée et être très invalidantes. Elles sont liées à la carence œstrogénique et sont le seul signe clinique de ménopause chez les femmes hystérectomisées ;

- **l'élévation des taux plasmatiques de FSH et LH** et l'effondrement des taux d'œstrogènes sont tardifs et peu fiables, car pendant les mois qui entourent la ménopause, ces taux sont extrêmement fluctuants. Ces dosages ne doivent donc pas être utilisés pour poser le diagnostic de ménopause, qui est clinique.

Conséquences physiologiques de la ménopause

Les œstrogènes agissent sur l'endomètre, mais aussi sur un grand nombre de tissus (os, peau, vaisseaux, cerveau). Les conséquences de la chute des taux circulants d'œstrogènes sont donc multiples :

- **l'ostéoporose** correspond à une diminution de la teneur en calcium des os, responsable de fractures (col du fémur, tassements vertébraux). Elle est constante chez les femmes ménopausées non traitées, mais son importance varie également selon des facteurs génétiques. Elle se traduit par une augmentation de la transparence osseuse à la radio, et peut être quantifiée par l'ostéodensitométrie (examen radiologique spécialisé permettant la quantification de la fixation du calcium sur l'os). Son traitement repose sur le traitement hormonal substitutif (THS). Lorsqu'il est contre-indiqué, il fait appel au calcium et aux dérivés du phosphore et de la vitamine D. L'exercice physique favorise également la fixation osseuse du calcium ;
- **les bouffées de chaleur** ont été précédemment décrites. Leur traitement repose sur le THS. Lorsqu'il est contre-indiqué, on peut utiliser des neuroleptiques, en attendant leur disparition spontanée au bout de quelques semaines à quelques mois ;
- **les infarctus du myocarde et autres accidents d'occlusion artérielle** (accident ischémique cérébral, artérite des membres inférieurs) deviennent aussi fréquents chez les femmes ménopausées non traitées que chez les hommes. En effet, pendant la période d'activité ovarienne, les femmes sont protégées de l'athérome par les œstrogènes. La prévention des accidents cardiovasculaires repose sur la prescription d'un THS lorsque cela est possible, et sur la lutte contre les autres facteurs de risque d'athérosclérose (tabac, diabète, hypercholestérolémie) ;
- **la sécheresse cutanéo-muqueuse** apparaît rapidement chez la femme ménopausée non traitée. Elle entraîne une atrophie vulvo-vaginale qui rend difficiles les rapports sexuels et favorise la survenue d'une incontinence urinaire par perte de trophicité de la muqueuse péri-uréthrale. Son traitement repose sur le THS et sur l'utilisation d'œstrogènes sous forme de crème locale ou d'ovules en cas de sécheresse vaginale marquée ;
- **la prise de poids** est très fréquente à cette période. Elle est souvent attribuée aux traitements hormonaux mais survient également lorsqu'ils ne sont pas prescrits (regardez des photos de vos grands-mères à 30 et à 60 ans !). Cette prise de poids est favorisée par des modifications métaboliques, mais aussi par la diminution de l'activité physique, fréquente à cet âge, et aux troubles alimentaires qui accompagnent souvent cette période psychologiquement difficile à vivre. Sa prévention repose sur l'hygiène alimentaire et surtout le maintien d'une activité physique (30 minutes de marche rapide par jour diminuent significativement la prise de poids chez les femmes ménopausées) ;
- **les troubles de l'humeur** sont fréquents, avec une tendance dépressive plus ou moins marquée. La femme se sent souvent dévalorisée par la perte de sa capacité à avoir des enfants, et par les modifications corporelles. Elle doit être dans cette période écoutée et soutenue ;
- **la maladie d'Alzeihmer**, caractérisée par des troubles majeurs de la mémoire et une démence progressive, semble survenir plus fréquemment chez les femmes ménopausées non traitées que chez celles qui prennent un traitement substitutif.

Traitement hormonal substitutif de la ménopause (THS)

Le traitement hormonal substitutif de la ménopause (THS) a pour but de lutter contre la carence œstrogénique de la ménopause. Il a fait la preuve de son efficacité pour diminuer le taux d'ostéoporose, d'incontinence urinaire et de maladie d'Alzeihmer. Il peut être prescrit dès les premiers signes de carence œstrogénique pour une durée qui ne doit pas excéder 5 ans. Il est contre-indiqué chez les femmes ayant des antécédents personnels ou familiaux de cancer du sein. Sa responsabilité dans la survenue de cancers du sein chez les femmes sans traitement est en cours d'évaluation.

➡ Œstrogènes

Les œstrogènes sont des dérivés de l'œstradiol naturel, ils sont donc différents de ceux contenus dans les pilules contraceptives. Ils sont généralement administrés par voie cutanée (gels ou patchs), mais des formes par voie orale sont récemment apparues sur le marché. Ils sont prescrits en continu ou pendant 3 semaines, avec un arrêt d'une semaine.

La dose est fonction de l'âge et du poids de la patiente, et doit être ajustée en fonction de la surveillance clinique (une dose excessive entraîne une tension et des douleurs mammaires, une dose insuffisante des métrorragies et des bouffées de chaleur).

Ils sont contre-indiqués en cas de cancer du sein chez la patiente ou dans sa famille proche. En effet, les œstrogènes augmentent légèrement le risque de cancer du sein, et augmentent surtout la vitesse de son développement. Il faut donc réaliser systématiquement un examen clinique des seins et une **mammographie** avant de prescrire un THS, et répéter régulièrement ces examens (tous les 2 ans au minimum pour la mammographie, tous les ans pour l'examen clinique). En 2005, la prudence s'impose pour la prescription de ce traitement car il pourrait augmenter l'incidence du cancer du sein. Il doit être proposé uniquement aux femmes qui acceptent la surveillance et qui nécessitent réellement un traitement (bouffées de chaleur invalidantes, ostéoporose sévère).

Ils sont contre-indiqués en cas d'antécédents thrombo-emboliques sévères et récents, d'anomalies hépatiques, d'antécédent de cancer de l'endomètre.

➡ Progestatifs

Les progestatifs sont prescrits systématiquement en association avec les œstrogènes, pour éviter une hyperplasie de l'endomètre qui risquerait d'évoluer vers un cancer de l'endomètre. Chez les femmes hystérectomisées, ce traitement est donc inutile et le THS fait alors appel aux seuls œstrogènes.

Ils sont prescrits par voie orale sous forme de progestérone naturelle. Ils sont généralement administrés au début sous forme séquentielle (10 à 15 jours par mois), entraînant une hémorragie de privation pendant la période d'arrêt. Si la femme ne désire pas avoir de règles, ils peuvent être prescrits en continu.

Ils peuvent entraîner une intolérance au glucose, et favoriser la prise de poids et l'insuffisance veineuse.

Ils sont contre-indiqués en cas d'antécédents thromboemboliques, de pathologies hépatiques, de diabète déséquilibré.

➡ Soutien psychologique

Il est indispensable pour éviter la non-observance du traitement qui, en l'absence d'explications, surviendra chez 2 femmes sur 3 en raison de doses mal adaptées, d'effets secondaires et surtout de la prise de poids qui est presque toujours attribuée au traitement.

Il faut insister sur la nécessité d'une bonne hygiène alimentaire et d'une activité physique régulière.

➡ Autres traitements

Les phyto-œstrogènes sous forme de dérivés du soja sont récemment apparus sur le marché. Leur efficacité a été supposée devant la rareté des complications de la ménopause chez les femmes dont la consommation alimentaire de soja est majoritaire. Ils ont été proposés comme alternative chez les femmes ayant une contre-indication au THS classique, ou chez celles qui sont réticentes à ce traitement en raison du risque de cancer du sein.

Toutefois, il s'agit également de dérivés œstrogéniques, et leur innocuité complète sur le sein n'a pas été démontrée.

Le sulfate de déhydroépiandrostérone (DHEA) est disponible aux États-Unis, et en France sur prescription. C'est une molécule prometteuse qui semble ne pas avoir le risque mammaire des œstrogènes. Toutefois, son efficacité et sa tolérance sont encore peu étudiées.

Pathologies de la ménopause

La période postménopausique est celle où surviennent le plus fréquemment les cancers gynécologiques et mammaires. Une surveillance clinique est donc indispensable dans cette période, et c'est un des grands avantages du traitement hormonal substitutif (THS) d'avoir « obligé » les femmes à consulter régulièrement leur gynécologue ou leur généraliste après la ménopause.

➡ Cancer du sein

Il doit être dépisté par un examen au minimum annuel des seins, une mammographie tous les 2 ans avec analyse comparative des clichés et biopsie au moindre doute. Il faut apprendre aux femmes les signes qui doivent conduire à une consultation en urgence (rétraction d'un mamelon, écoulement sanglant, tuméfaction perçue ou modification de la peau).

➡ Cancer de l'endomètre

Il doit être recherché par une hystéroscopie avec des biopsies devant tout saignement postménopausique sans THS, et devant tout saignement survenant sous THS à distance des premiers mois de traitement. Certains proposent une surveillance échographique régulière de l'épaisseur de l'endomètre chez les femmes sous THS, mais en pratique sa réalisation en l'absence de saignements est peu rentable. Le plus souvent, l'hystéroscopie réalisée pour métrorragies postménopausiques retrouve une atrophie de l'endomètre qui sera traitée par augmentation des doses d'œstrogènes.

➡ Cancer de l'ovaire

Il est de diagnostic difficile et souvent tardif. Il faut le rechercher systématiquement par l'examen clinique, l'échographie et le dosage des marqueurs tumoraux sériques devant une augmentation du volume de l'abdomen (lié à l'ascite), des saignements ou une altération de l'état général.

➡ Fractures osseuses

Elles devront conduire à la réalisation d'un examen radiologique systématique en cas de chute, de boiterie ou de douleurs vertébrales.

Infections génitales

L'infection peut atteindre tous les étages de l'appareil génital féminin, de la vulve aux trompes et aux ovaires. C'est une pathologie très fréquente, cause de complications à long terme et de récidives fréquentes.

Infections vulvaires

Facteurs de risque

Les infections vulvaires sont relativement rares :

- l'herpès génital est une maladie sexuellement transmissible ;
- les chancres sont devenus rarissimes, et sont également transmis par voie sexuelle ;
- la bartholinite* peut être favorisée par le diabète.

Germes en cause

➡ Herpès génital

L'herpès génital est le plus souvent dû au virus HSV2 (*Herpes Simplex Virus* de type 2), qui appartient à la famille du virus de la varicelle. Le virus HSV 1 peut également donner des infections génitales.

➡ Chancre génital

Les chancres vaginaux sont le plus souvent dus à la syphilis *(Treponema pallidum)* et au bacille de Ducreyi.

➡ Bartholinite

Les abcès des bartholinites contiennent le plus souvent des staphylocoques et des streptocoques.

Signes cliniques

➡ Herpès génital

Il se manifeste par une primo-infection, souvent spectaculaire, associant un œdème vulvo-vaginal, des adénopathies inguinales et des douleurs périnéales intenses. Les poussées secondaires se manifestent par des éruptions de vésicules douloureuses en bouquet, presque toujours au même endroit. Lorsque les vésicules se rompent, il reste une érosion pendant quelques jours.

➡ Chancre génital

C'est une lésion unique, souvent indolore, située dans la région vulvaire. Il mesure de quelques millimètres à quelques centimètres et contient un liquide épais. La guérison est spontanée en quelques jours.

➡ Bartholinite*

Elle se traduit par une tuméfaction douloureuse de la partie postérieure d'une grande lèvre. Avec l'évolution, la douleur devient pulsatile, gênant la marche et la position assise. Il s'y associe parfois de la fièvre.

Diagnostic

➡ Herpès génital

Le diagnostic d'infection herpétique repose sur le prélèvement avec un écouvillon de la base des lésions, qui doit être immédiatement ensemencé sur un milieu spécial et adressé en urgence au laboratoire de virologie car le virus est très fragile. La sérologie n'a aucun intérêt.

➡ Chancre génital

Le diagnostic de syphilis primaire repose sur le prélèvement du contenu du chancre, examiné au microscope à fond noir, et sur la sérologie.

➡ Bartholinite

Le diagnostic de bartholinite est clinique, et ne nécessite aucun prélèvement.

Traitement

➡ Herpès génital

Le traitement de l'herpès génital repose sur un HA par voie orale, associé éventuellement à une crème locale. En cas de primo-infection sévère, il est nécessaire d'administrer des antalgiques puissants, parfois par voie parentérale. Un sondage vésical à demeure est parfois nécessaire si l'œdème périnéal est trop important. Il faut impérativement avoir des rapports sexuels protégés pendant les poussées.

➡ Syphilis

Le traitement de la syphilis repose sur la pénicilline.

➡ Bartholinite

Le traitement d'une bartholinite est chirurgical. Il faut inciser l'abcès sous anesthésie générale, et laisser en place un drainage pour éviter la recollection. Les soins locaux postopératoires ont une importance capitale. Il faut faire pendant plusieurs jours des irrigations au sérum bétadiné. Malgré cela, les récidives sont fréquentes et peuvent aboutir à l'exérèse de la glande à distance d'un épisode infectieux.

Infections vaginales

Facteurs de risque

Les infections vaginales sont très fréquentes. Normalement, le vagin contient un certain nombre de bactéries, avec une prédominance de lactobacilles, appelés également bacilles de Doderlein, mais également d'autres bactéries en quantité modeste. Il s'agit donc d'un milieu naturellement septique, comme l'intestin. Un certain nombre de circonstances peuvent déséquilibrer cette flore vaginale et favoriser la multiplication d'un germe qui produit alors une infection vaginale. Il s'agit essentiellement de la prise d'antibiotiques, mais aussi de certains traitements hormonaux ou immunosuppresseurs, comme les corticoïdes.

Germes en cause

Ce sont essentiellement des champignons (*Candida albicans* est le plus fréquent). On trouve également des parasites comme le Trichomonas, et des anaérobies comme Gardnerella. L'association de germes anaérobies et de mycoplasmes définit la vaginose bactérienne. Certaines entérobactéries comme *Escherichia coli* peuvent également donner des infections vaginales. Le streptocoque B est présent de façon normale, c'est-à-dire avec conservation des autres bactéries et des lactobacilles chez 15 à 20 % des femmes. Un traitement antibiotique n'est indiqué que lorsqu'il prolifère en grande quantité avec disparition de la flore vaginale normale.

Signes cliniques

Ce sont essentiellement des pertes anormales (leucorrhées abondantes, souvent colorées, parfois malodorantes). Il existe souvent un prurit vulvaire, surtout dans les mycoses, qui peut s'étendre à la région de l'anus et à la face interne des cuisses.
À l'examen, la vulve et le vagin sont rouges, recouverts de dépôts blanchâtres. Au spéculum, on peut visualiser des pertes en « lait caillé », caractéristiques des mycoses vaginales. Il n'y a pas de fièvre ni de douleurs abdominales.

Diagnostic

Il repose sur le prélèvement vaginal avec examen bactériologique *(voir chapitre 2)*, qui doit être réalisé avant tout traitement, sauf lorsque le diagnostic de mycose est cliniquement évident. Lorsqu'il s'agit d'une infection à Trichomonas, l'adjonction d'une goutte de potasse aux leucorrhées* prélevées avec un écouvillon dégage une odeur caractéristique de « poisson ».

Traitement

Il doit être adapté au germe retrouvé :

- **ovules de fongicide pour les mycoses** (en général trois jours de traitement), associé à un lait fongicide à appliquer sur la vulve pendant quelques jours. Il est préférable de traiter le partenaire par le lait fongicide pendant 2-3 jours pour éviter la recontamination de la femme ;
- **comprimés de parasiticide pour Trichomonas et Gardnerella**, le plus souvent en une prise unique. Il faut impérativement traiter le partenaire de la même manière ;
- **antibiotique adapté pour les infections bactériennes.**

Dans tous les cas, il faut adopter une hygiène rigoureuse, n'utiliser pendant la période d'infection que des sous-vêtements en coton lavés à 90 °C et utiliser un savon au pH neutre.

Complications

Les infections vaginales sont bénignes et ne s'étendent pas à l'utérus, qui est protégé par la glaire cervicale, sauf à l'occasion de gestes endo-utérins (curetage, pose de stérilet). Elles peuvent poser des problèmes pendant la grossesse, favorisant la survenue d'une rupture des membranes et d'un accouchement prématuré.
Leur principale complication est la récidive, surtout pour les mycoses, qui peut nécessiter dans certains cas un traitement mensuel avec des antifongiques par voie orale.

Endométrites

Facteurs de risque

Les endométrites* sont souvent liées à la contamination de la cavité utérine par un germe vaginal, à l'occasion d'un geste transcervical (pose de stérilet, curetage, etc.). Les suites immédiates d'un accouchement sont également une période à risque.

Germes en cause

Il s'agit principalement de germes intracellulaires (Chlamydiae et/ou mycoplasmes) qui sont des germes sexuellement transmissibles. De façon plus exceptionnelle, il peut s'agir de bactéries vaginales. Les mycoses ne se compliquent jamais d'endométrite.

Enfin, la tuberculose génitale et les infections à gonocoques sont devenues rarissimes, mais doivent être recherchées chez les patientes à risque (immunodéprimées, immigrées).

Signes cliniques

On retrouve classiquement quatre signes cliniques :
- de la fièvre, souvent entre 38 et 39 °C ;
- des douleurs pelviennes, majorées par la mobilisation de l'utérus au toucher vaginal ;
- des leucorrhées malodorantes ou anormales ;
- des saignements (ménorragies).

C'est surtout le contexte (geste endo-utérin ou accouchement récent) qui fait évoquer le diagnostic.

Diagnostic

Il est très difficile et souvent uniquement suspecté. Les prélèvements vaginaux et endocervicaux avec recherche de germes intracellulaires sur milieux spéciaux *(voir chapitre 2)* ne sont pas toujours positifs.
Il existe souvent un syndrome inflammatoire avec hyperleucocytose, augmentation de la VS et de la CRP.

Traitement

Il repose sur une antibiothérapie couvrant à la fois les entérobactéries et les germes anaérobies. En pratique, elle fait le plus souvent appel à l'association acide clavulanique-amoxicilline. Un traitement anticoagulant à dose préventive est souvent prescrit, surtout dans le *post-partum*, en raison du risque de thrombophlébite pelvienne.
Le traitement préventif de l'endométrite repose sur l'antibioprophylaxie pendant les gestes endo-utérins, et le dépistage puis le traitement des infections vaginales et du portage de Chlamydiae et mycoplasmes dans l'endocol avant tout geste endo-utérin, surtout chez les femmes à risque de MST.

Complications

Le principal risque est la survenue d'une thrombophlébite pelvienne, de diagnostic difficile, qui peut provoquer une embolie pulmonaire. Elle est diagnostiquée par l'échographie doppler dans des mains entraînées, ou par IRM. Son traitement repose sur un traitement anticoagulant à fortes doses et prolongé.
La seconde complication est l'évolution vers une salpingite, qui a ses complications propres.

Salpingites

Facteurs de risque et germes en cause

La grande majorité des salpingites sont liées aux Chlamydiae et/ou aux mycoplasmes, qui sont des maladies sexuellement transmissibles. Les facteurs de risque sont donc le jeune âge, la multiplicité des partenaires, l'absence d'utilisation de préservatifs.
Les salpingites secondaires à des endométrites iatrogènes ou du *post-partum* sont plus rares.

Signes cliniques

Les **douleurs pelviennes** sont le principal signe d'appel. Elles sont le plus souvent sus-pubiennes, médianes, augmentées par la mobilisation utérine au toucher vaginal ou lors des rapports sexuels. Elles peuvent prédominer d'un côté.
La **fièvre** est très inconstante, dépassant rarement 38,5 °C en l'absence de complications.
Les **leucorrhées anormales** ne sont également que rarement retrouvées.
Une **stérilité** peut être un mode de révélation d'une salpingite ancienne.

Diagnostic

Le diagnostic est difficile, et ne peut être affirmé que par la cœlioscopie, qui permet la visualisation directe des trompes et la réalisation de prélèvements bactériologiques intrapéritonéaux. La cœlioscopie sera réalisée d'emblée chez une femme jeune désireuse d'enfants ou en cas de doute diagnostique (avec une appendicite, notamment), ce qui est fréquent. Elle n'est pas indispensable lorsque le diagnostic est suspecté chez une femme ne désirant plus d'enfant, et le traitement antibiotique peut alors être prescrit à titre d'épreuve.

Les prélèvements bactériologiques vaginaux et endocervicaux seront réalisés pour tenter d'isoler le germe en cause.

Les sérologies Chlamydiae et mycoplasmes seront réalisées 2 fois à 15 jours d'intervalle pour suivre l'évolution des anticorps. Une sérologie HIV sera systématiquement proposée chez ces femmes à risque de MST.

Un syndrome inflammatoire biologique existe de façon inconstante : hyperleucocytose, augmentation de la VS et de la CRP.

L'échographie retrouve souvent un épanchement péritonéal, et cherche des complications : collection de liquide (hydrosalpinx) ou de pus dans une trompe (pyosalpinx*).

Traitement

Il repose sur l'antibiothérapie par voie parentérale pendant quelques jours, avec un relais par voie orale pendant au minimum 15 jours. On utilise généralement l'association d'un antibiotique agissant sur les entérobactéries et anaérobies (acide clavulanique + amoxicilline), et d'un antibiotique agissant sur les germes intracellulaires (tétracycline ou fluoroquinolone). Le partenaire doit être également traité.

Le traitement préventif repose sur l'utilisation de préservatifs.

Complications

Les salpingites sont sources de complications multiples et graves, aussi bien à la phase aiguë qu'à long terme :

- **l'hydrosalpinx*** est une collection de liquide dans une trompe, liée à l'obturation de l'extrémité distale de celle-ci. Le diagnostic est fait à l'échographie ou à l'hystérosalpingographie, le plus souvent à l'occasion d'une stérilité inexpliquée. Son traitement est chirurgical, et consiste en une plastie tubaire, réalisée le plus souvent par cœlioscopie. Chez les femmes ne désirant plus d'enfant ou en cas de lésions trop importantes, on réalise l'ablation de la trompe (salpingectomie) ;
- **le pyosalpinx** est une collection purulente dans une trompe, le plus souvent secondaire à la surinfection d'un hydrosalpinx. Il se manifeste par des douleurs intenses et une fièvre élevée. Le traitement chirurgical doit être réalisé en urgence et consiste à ouvrir et à drainer l'abcès. La salpingectomie doit être dans la mesure du possible évitée en raison des risques hémorragiques sur des tissus partiellement nécrosés. Une double antibiothérapie parentérale est ensuite indiquée pendant plusieurs jours ;
- **la pelvipéritonite** peut compliquer une salpingite négligée. Elle se manifeste par une défense abdominale, une fièvre et un syndrome inflammatoire. Il s'agit d'une urgence chirurgicale ;
- **la péri-hépatite de Fitz-Hugh-Curtis** correspond à des adhérences tendues entre la partie supérieure du foie et le diaphragme. Elle complique essentiellement les salpingites à Chlamydiae. Elle peut provoquer des douleurs de l'hypochondre droit qui orientent à tort vers une pathologie vésiculaire. Le diagnostic est fait lors de la cœlioscopie ;
- **les douleurs pelviennes chroniques** peuvent être une séquelle très invalidante de salpingite, nécessitant des interventions multiples et gênant la vie sexuelle des patientes ;
- **la grossesse extra-utérine** est une complication classique des salpingites, en raison des lésions tubaires qui arrêtent l'œuf dans sa migration vers l'utérus. Il s'agit d'une urgence thérapeutique en raison du risque d'hémorragie interne par rupture tubaire ;
- **la stérilité** peut compliquer une salpingite, et nécessiter des interventions multiples de plastie tubaire, voire une fécondation *in vitro*.

Endométriose

Définition

L'endométriose est définie par l'implantation de cellules endométriales ailleurs que dans la cavité utérine. Ces cellules peuvent se trouver à l'intérieur du muscle utérin (adénomyose*), dans un ovaire (endométriome*), sur le péritoine et sur tous les organes abdominaux (foie, intestin, vessie, etc.). Il existe d'exceptionnelles localisations cutanées.

L'endométriose survient plus fréquemment chez des femmes sans enfant, de haut niveau socioculturel. Elle touche exclusivement les femmes en période d'activité génitale et guérit spontanément pendant les grossesses et à la ménopause.

Diagnostic

Ces cellules subissant les mêmes stimulations hormonales que l'endomètre normal, elles vont proliférer à chaque cycle menstruel et saigner au moment des règles.

Signes cliniques

Les signes cliniques sont :

- des douleurs pelviennes qui surviennent au moment des règles (dysménorrhée). Elles peuvent être très intenses et empêcher la vie normale. Elles sont souvent présentes en cas d'endométriose péritonéale et d'adénomyose, mais peuvent également révéler un kyste ovarien endométriosique (endométriome) ;
- des ménorragies* (augmentation du volume des règles) et des métrorragies (saignements en dehors des règles), en cas d'adénomyose ;
- la palpation d'un gros ovaire au toucher vaginal ;
- un nodule bleuté cutané qui augmente de volume au moment des règles. La moins rare des localisations cutanées de l'endométriose est l'ombilic, survenant parfois après une cœlioscopie pour endométriose ;
- une stérilité liée à un dysfonctionnement ovarien ou à une atteinte des trompes.

Échographie

Elle peut retrouver un ou plusieurs kystes ovariens qui sont classiquement échogènes (car ils contiennent du sang, qui s'accumule dans le kyste à chaque période de règles).

Elle peut retrouver une image arrondie intramyométriale dont le diagnostic différentiel avec un fibrome est difficile.

Hystéroscopie et hystérosalpingographie

L'hystéroscopie peut montrer des images de « cryptes », qui traduisent la pénétration de l'endomètre dans le myomètre en cas d'adénomyose.

L'hystérosalpingographie retrouve ces mêmes images qui, remplies de produit de contraste, ont classiquement un aspect en « boules de gui ».

Cœlioscopie

Elle seule permet le diagnostic de certitude d'endométriose péritonéale ou ovarienne par la réalisation de biopsies pour examen histologique *(voir chapitre 4)* :

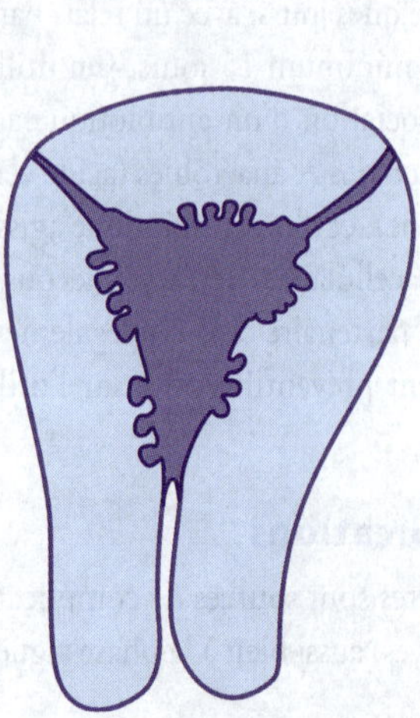

Schéma 12 : *Aspect « en boules de gui » de l'adénomyose en hystérographie*

- l'endométriose péritonéale superficielle se traduit par des taches bleutées sur le péritoine et la séreuse de différents organes (intestin, vessie). Elle évolue vers l'endométriose profonde, véritables nodules rétractiles qui créent des adhérences épaisses entre les différents organes pelviens (trompes, ovaires, utérus, vessie, côlon, intestin) ;
- l'endométriome est un kyste ovarien à paroi épaisse dont l'ouverture laisse échapper un liquide marron, épais, classiquement « chocolat », qui correspond à du sang incoagulable vieilli.

Traitement

Traitement chirurgical

Il est souvent réalisé en première intention, lors de la cœlioscopie diagnostique. Il consiste en l'exérèse des endométriomes *(voir « Pathologies de l'ovaire »)*, la coagulation des lésions péritonéales non dangereuses (celles situées sur l'intestin ou la vessie sont respectées), la levée des adhérences, qui peut être très délicate et nécessiter une laparotomie, et parfois en l'exérèse d'une lésion d'adénomyose, souvent prise pour un fibrome.
Dans les cas très avancés avec douleurs pelviennes chroniques liées à une adénomyose diffuse, l'hystérectomie est parfois proposée aux femmes qui ne désirent plus d'enfants.

Traitement médical

Il est proposé systématiquement après la chirurgie en cas de lésions avancées. Il consiste en une ménopause artificielle, induite par des analogues de la LH-RH, médicaments administrés par voie parentérale qui bloquent pendant plusieurs mois toute activité ovarienne. Les règles disparaissent, ainsi que la stimulation de l'endomètre ectopique. Les effets secondaires de ce traitement sont essentiellement les bouffées de chaleur et l'aménorrhée, dont il faut prévenir les patientes.
Au bout de quelques mois de traitement, le relais est pris par des progestatifs, administrés 3 semaines sur 4, qui bloquent l'ovulation mais maintiennent les sécrétions ovariennes d'œstrogènes, ce qui supprime les bouffées de chaleur et fait revenir les règles. Ce traitement n'est interrompu que lorsque les patientes souhaitent une grossesse.

Évolution

Elle est imprévisible. Certaines femmes ne feront qu'un épisode dans leur vie, d'autres guériront totalement après une grossesse, d'autres encore auront des récidives incessantes de plus en plus douloureuses et inaccessibles au traitement chirurgical, nécessitant parfois une prise en charge spécialisée de la douleur.
Enfin, l'endométriose est une cause fréquente de stérilité et nécessite parfois la prise en charge de ces patientes dans des centres de fécondation *in vitro*.

Prise en charge infirmière

Information et éducation des femmes en gynécologie

L'infirmière participe à la prévention et au dépistage des pathologies gynécologiques et des maladies sexuellement transmissibles par sa capacité à :
- informer les femmes, que ce soit en consultation, en service d'hospitalisation, ou dans d'autres secteurs de santé où elle est en relation avec un public féminin (médecine scolaire, services médicaux d'entreprises, PMI, etc.) ;
- les éduquer à l'autosurveillance (cycle menstruel, examen des seins) et aux actions de sauvegarde de leur santé (hygiène intime, prévention des maladies sexuellement transmissibles) ;

- être à l'écoute de leurs questionnements et y répondre de façon adaptée, dans les limites du rôle qui lui est dévolu ;
- leur apprendre à reconnaître un dysfonctionnement et les inciter à consulter précocement un médecin en présence de tout signe suspect de pathologie.

Enseigner l'autosurveillance du cycle menstruel et les conduites de prévention par un dépistage précoce

- Évaluer, et réajuster si besoin, les connaissances préalables en anatomie de l'appareil génital et en physiologie du cycle menstruel.
- Expliquer en termes simples et accessibles l'ovulation et les modifications physiologiques liées au cycle menstruel, sous l'influence des sécrétions hormonales (ovaires, muqueuse utérine, glaire cervicale, seins).
- En fonction du public, du cadre et des moyens dont on dispose, illustrer à l'aide de schémas ou de supports visuels animés pour une meilleure appropriation.

➡ **Indiquer aux femmes, afin qu'elles puissent les dépister et requérir un avis médical, les principaux signes cliniques pouvant révéler un dysfonctionnement hormonal ou une pathologie latente**

- Réduction (pollakiménorrhée* < 25 jours) ou allongement (spanioménorrhée* > 35 jours) du cycle menstruel.
- Irrégularité d'un cycle à l'autre.
- Anomalie des règles, en volume ou en durée (aménorrhée*, oligoménorrhée*, ménorragies*).
- Douleurs pelviennes spontanées, provoquées ou aggravées par les rapports sexuels (dyspareunie*), rythmées ou non par le cycle menstruel, précédant ou accompagnant les règles.
- Association de plusieurs symptômes, survenant de manière répétitive avant les règles (syndrome prémenstruel) ou en milieu de cycle (syndrome intermenstruel), tels que : pesanteur pelvienne, tension douloureuse des seins, œdèmes des membres inférieurs, céphalées, irritabilité, hyperémotivité…
- Écoulement non sanglant à la vulve (leucorrhée, pyorrhée).
- Saignements en dehors des règles (métrorragies), spontanés ou provoqués lors des rapports sexuels.
- Sueurs nocturnes sans cause apparente.

➡ **Inciter les femmes ayant, ou ayant eu, une activité sexuelle à faire pratiquer des frottis cervico-vaginaux de dépistage systématique tous les 12 à 18 mois chez une femme en période d'activité sexuelle (surtout si elle fume ou s'il y a un facteur de risque individuel ou familial connu), plus espacés à partir de 50 ans**

- Leur expliquer l'intérêt de l'examen dans le diagnostic précoce des lésions du col utérin et sa contribution au dépistage du cancer à un stade peu évolué, d'où un meilleur pronostic si traité efficacement.
- Préciser qu'il se pratique en consultation et insister sur son innocuité, la simplicité de sa réalisation et son caractère non douloureux.

Enseigner l'auto-examen des seins et le dépistage précoce des pathologies mammaires

L'auto-examen des seins peut être anxiogène pour beaucoup de femmes qui se refusent plus ou moins consciemment à le pratiquer, ou interférer avec des données culturelles et susciter une gêne.

Il est important :

- de responsabiliser les femmes dans la prise en charge de leur santé, sans les culpabiliser ;
- de les aider à se familiariser avec cette pratique, par une écoute attentive de leurs craintes et de leurs inhibitions, et des réponses adéquates ;
- et de respecter un refus éventuel.

➡ **L'enseignement peut être individuel ou s'adresser à un groupe**

- Expliquer l'intérêt d'un examen régulier, indolore et facile à pratiquer chez soi, dans le dépistage précoce d'anomalies nécessitant un avis médical, et permettant la mise en œuvre rapide d'un traitement médical et/ou chirurgical si nécessaire.

• Indiquer le rythme et les conditions de sa réalisation, en commenter les étapes en s'aidant de supports visuels tels que documents vidéo, affiches, brochures qui pourront être remises aux destinataires.

• Insister sur la nécessité de consulter en présence de toute anomalie ou modification d'apparition récente, surtout si elle présente un caractère unilatéral. Un examen médical avisé, suivi d'investigations complémentaires si besoin, permettra de rassurer sur le caractère bénin d'une lésion ou de traiter précocement un processus malin, évitant ainsi son évolution vers un stade plus avancé.

• Préciser que l'interprétation est plus difficile et moins fiable chez les femmes ayant des seins très fermes et/ou très volumineux, et qu'en aucun cas l'auto-examen ne doit dispenser d'un examen médical annuel, même en l'absence de signe pathologique. Celui-ci est particulièrement indiqué :
– au-delà de 40 ans pour toutes les femmes ;
– pour les femmes ayant des antécédents familiaux de cancer du sein dans la lignée maternelle (risque plus élevé s'il s'agit de la mère ou d'une sœur, d'un cancer développé avant la ménopause dans l'ascendance) ;
– pour les femmes ayant des antécédents personnels de maladie kystique du sein (risque plus élevé si association de microcalcifications*).

• Inciter les femmes, à partir de 50 ans, à bénéficier d'une mammographie de dépistage systématique, prise en charge par la sécurité sociale à raison d'une tous les 2 ans. Cet examen radiologique permet de déceler notamment des microcalcifications et des petites tumeurs profondes imperceptibles à la palpation.

Auto-examen des seins

➡ Rythme et conditions

• Pratiquer cet examen au moins une fois par trimestre, ou mieux tous les mois, en période post-menstruelle, un à quatre jours maximum après les règles car les tissus sont plus mous et détendus, facilitant la palpation et la meilleure perception des plans profonds.

• Les femmes ménopausées non traitées détermineront leur propre rythme en maintenant la régularité, par exemple le premier jour de chaque mois.

➡ Premier temps : l'examen visuel

• Se placer torse nu devant un miroir, dans une pièce bénéficiant d'un bon éclairage uniforme.

• Procéder à l'examen des seins, de face et de profil, d'abord en maintenant les bras le long du corps (1), puis en les relevant au-dessus de la tête (2) ; enfin en se penchant légèrement en avant, bras levés à hauteur des épaules (3).

• Rechercher, dans ces différentes positions, toute modification récente :
– de la symétrie des deux seins (celle-ci n'étant jamais parfaite) ;
– de leur position, les mamelons se situant habituellement sur une même ligne horizontale ;
– de leur volume ;
– de l'aspect de la peau et des mamelons.

• Noter toute déformation localisée de la peau, tout aspect inhabituel des mamelons : croûtelle, eczéma, déformation récente, invagination (rétraction vers l'intérieur de la glande), éventuel écoulement spontané.

• Presser chaque mamelon entre pouce et index (4) à la recherche d'un écoulement provoqué ; en noter la quantité et l'aspect (lactescent, séro-sanglant, voire purulent).

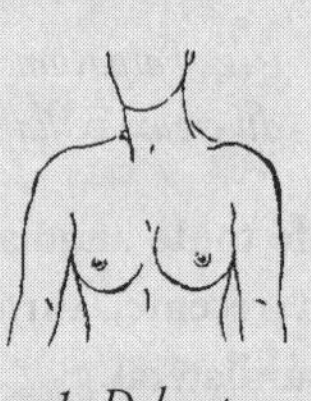
1. Debout, bras le long du corps

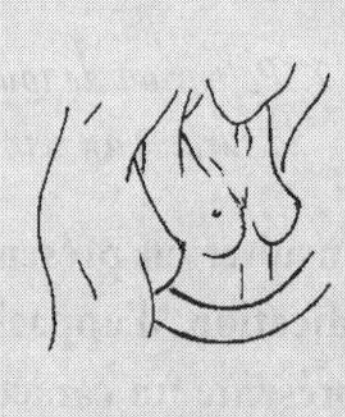
2. Debout, bras levés

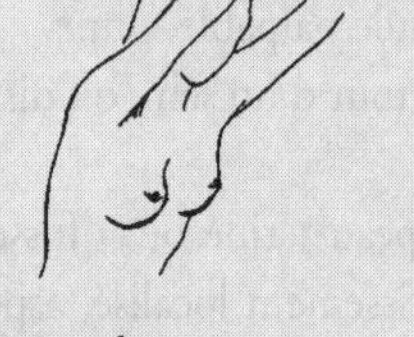
3. Penchée en avant

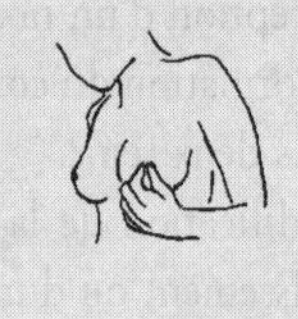
4. Pression du mamelon

Deuxième temps : la palpation

- S'allonger sur le dos et procéder successivement à l'examen d'un sein puis de l'autre.
- Placer un coussin plat sous l'épaule du côté examiné. Relever le bras, main placée sous la tête.
- Palper le sein avec la main opposée, posée bien à plat doigts tendus (1), en effectuant des petits mouvements circulaires sur toute la surface du sein. Examiner ainsi, en allant toujours du mamelon vers le pourtour du sein :
  – le quart interne supérieur ;
  – le quart interne inférieur ;
  – le quart externe inférieur ;
  – le quart externe supérieur.
- Terminer l'examen en ramenant le bras le long du corps, du côté examiné. Avec la main opposée, doigts repliés, palper les aires ganglionnaires du creux axillaire (aisselle) (2). Il est fréquent de palper des ganglions à ce niveau, mais il est important de noter une apparition ou une modification récente.
- Pour un examen plus complet, il est recommandé d'effectuer cette palpation debout, puis couchée.

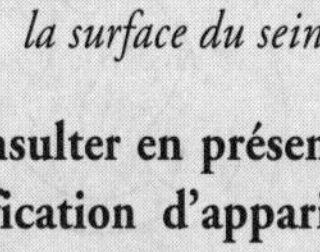

1. Palpation de toute la surface du sein

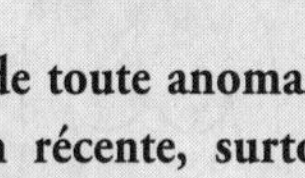

2. Palpation du creux axillaire

- **Consulter en présence de toute anomalie ou modification d'apparition récente, surtout si elle présente un caractère unilatéral.**

Principaux signes d'alerte

- Douleur unilatérale d'apparition récente et persistante après les règles.
- Perception d'un nodule palpable, dur.
- Déformation du contour d'un sein, ou dissymétrie des deux seins.
- Modification de la peau : ride ou « fossette », épaississement ou durcissement localisé, aspect de « peau d'orange », inflammation persistante et douloureuse d'une zone, eczéma…
- Modification de la forme ou de l'aspect d'un mamelon, rétraction, écoulement.
- Ganglions apparus ou modifiés (volume, consistance) depuis le dernier examen, surtout lorsque aucune autre source locale d'inflammation n'est retrouvée.

Conseiller en matière d'hygiène intime et de prévention des infections génitales transmissibles sexuellement

Rappeler les règles d'une hygiène intime préventive

- L'hygiène doit être respectueuse de l'équilibre écologique du vagin : acidité naturelle (pH entre 3,8 et 4,6) liée à l'imprégnation glycogénique des cellules épithéliales (le glycogène se décompose en acide lactique) sous l'influence de la sécrétion œstrogénique des ovaires, et flore bactérienne, qui le protègent de la prolifération des germes nocifs et d'une infestation massive.
- Toilette quotidienne des organes génitaux à l'eau et au savon, pour éliminer les bactéries de surface pouvant être responsables d'infection ; toujours procéder d'avant en arrière (de la vulve vers l'anus) afin de ne pas contaminer le vagin ni l'urètre par des bactéries provenant des selles.
- Proscrire les lavages vaginaux internes avec les poires, qui détruisent la flore bactérienne normale.
- La prolifération microbienne étant favorisée par la chaleur et l'humidité, bien assécher les organes génitaux après la toilette.
- Pendant les règles qui modifient l'équilibre écologique du vagin : limiter l'usage des tampons vaginaux, les changer toutes les 3-4 heures et les éviter la nuit.

Énoncer les facteurs susceptibles d'augmenter le risque de mycoses

- Irritation de la sphère génitale par les vêtements trop serrés et les sous-vêtements synthétiques (transpiration locale et macération), les savons liquides contenant des agents lavants trop puissants.

• Allergie aux produits parfumés (savon, bain moussant, déodorant vaginal, papier toilette), au latex des préservatifs, aux spermicides ou aux lubrifiants.

• Antibiothérapie à large spectre, qui détruit la flore vaginale.

• Emploi de contraceptifs oraux, surtout chez l'adolescente et la femme jeune (flore vaginale et glycogène en plus faible quantité).

• Modifications hormonales liées à la grossesse et à la ménopause.

→ Éduquer à un comportement sexuel préventif

• Les adolescentes et les femmes jeunes sont particulièrement exposées à la contamination sexuelle, proportionnellement à la précocité des premiers rapports (muqueuses génitales plus fragiles) et à la fréquence des changements de partenaire (variété des germes contractés, incapacité de l'organisme à organiser ses défenses immunitaires dans un délai réduit).

• Il faut les informer d'autant plus qu'elles peuvent méconnaître les signes d'alerte ou avoir peur de consulter, et que leur avenir obstétrical peut être gravement compromis par une atteinte tubaire* consécutive aux infections mal traitées ; les infections à *Chlamydia trachomatis* représentent une cause majeure d'infertilité tubaire et de grossesse extra-utérine.

• Rappeler que seul l'usage du préservatif (masculin ou féminin) assure une prévention efficace des IST, dont les infections génitales. Conseiller, en cas de rapport non protégé « accidentel », de procéder à une toilette intime dans les 10 minutes qui suivent l'acte sexuel pour éliminer d'éventuels germes transmis par le partenaire.

• Indiquer qu'une IST peut évoluer sur un mode asymptomatique, d'où une nécessaire vigilance.

→ Informer sur les signes d'alerte d'une infection génitale, et la conduite à tenir

• Une infection génitale basse peut se révéler par des signes locaux tels que :
– démangeaisons (prurit) de la vulve et du vagin ;
– irritation des muqueuses marquée par une rougeur et/ou une brûlure spontanée ou provoquée par le contact ou les mictions ;
– œdème local ;
– douleur ou sensation de pesanteur provoquée ou accentuée par les rapports sexuels ;
– écoulement à la vulve anormal par sa consistance (épais, caillebotté), sa couleur (blanchâtre, jaunâtre, grisâtre…) ou son caractère malodorant.

• Elle peut s'accompagner de signes fonctionnels urologiques à type de brûlures mictionnelles ou de dysurie, et/ou associer des signes généraux plus marqués dans les infections hautes : asthénie, état subfébrile ou fébrile.

• En présence d'un ou plusieurs de ces signes, il faut :
– s'abstenir de rapports sexuels non protégés ;
– consulter rapidement pour confirmer l'infection, déterminer le germe en cause et instituer un traitement adapté.

• Rappeler si besoin que médecins et infirmiers sont tenus au respect du secret professionnel et que celui-ci est opposable à toute autre personne que le malade.

• Conduite à tenir par la patiente en cas d'infection avérée :
– prévenir le (ou les) partenaire(s) et l'inciter à consulter pour examen et traitement si nécessaire (peut être porteur sain) ;
– protéger les rapports jusqu'à guérison complète des deux partenaires.

Rôle de l'infirmière en consultation de gynécologie

• En fonction du service et de la dotation en personnel, le rôle et les tâches sont plus ou moins variés.

• En collaboration avec les médecins consultants, les secrétaires médicales et l'archiviste : gestion des plannings de consultation, des dossiers et des résultats d'examens complémentaires adressés direc-

tement à la consultation :
– veiller à l'adéquation entre le nombre de consultantes inscrites et les créneaux horaires impartis à chaque médecin, pour éviter l'attente prolongée et le mécontentement des différents acteurs ;
– avant la consultation, vérifier que les dossiers des consultantes déjà connues du service ont été sortis des archives et contiennent les résultats d'examens précédemment effectués ; préparer les dossiers vierges pour les nouvelles consultantes ;
– à réception des résultats d'examens complémentaires, les transmettre au médecin prescripteur pour analyse avant de les classer dans le dossier de la patiente.

- En collaboration avec l'aide-soignant(e) : préparation des cabinets de consultation, entretien et gestion du matériel :
– veiller à la propreté des locaux et au bon fonctionnement du matériel d'équipement ;
– prévoir le matériel d'examen en quantité suffisante : spéculums, doigtiers à deux doigts et lubrifiant, colposcope, matériel pour prélèvements cytologiques, bactériologiques, biopsiques… ;
– contrôler la fiabilité des produits et matériels de soin utilisés : intégrité du conditionnement, aspect, date de péremption… ;
– renouveler le stock de feuilles de prescription et fiches de demande d'examens.

Accueil et information des consultantes

À l'arrivée

- Faire préciser le nom du médecin avec qui le rendez-vous a été pris et indiquer le cas échéant le délai approximatif d'attente prévisible.
- Contrôler que les coordonnées personnelles portées sur le dossier sont toujours valides, ou recueillir ces informations pour l'ouverture d'un dossier lors d'une première consultation.
- Selon le motif de la visite : vérifier par exemple que la patiente est bien en possession des résultats d'examens réalisés à l'extérieur ou du stérilet dont la pose a été programmée…
- Orienter si besoin les patientes dans le service (caisse, salle d'attente, etc.) et répondre à leurs questions.

Après la consultation

- Donner aux patientes toutes les indications nécessaires à la réalisation d'examens complémentaires en radiologie, échographie, scannographie ; si besoin expliquer le principe et le déroulement des examens prescrits, préciser les conditions requises et les éventuelles précautions à prendre avant et/ou après réalisation, et donner des informations sur le délai et le mode de connaissance des résultats.
- Répondre aux demandes d'informations complémentaires à propos d'un diagnostic énoncé, d'un traitement…, non s'en s'être assurée de ce qui a été dit par le médecin et de ce que la patiente en a compris.
- Planifier le cas échéant une hospitalisation, une consultation d'anesthésie avant intervention chirurgicale ou cœlioscopie, ou donner un rendez-vous pour la prochaine consultation.

Participation à la réalisation d'examens avant, pendant ou après la consultation.

- Pesée, mesure de la pression artérielle et contrôle des pulsations cardiaques, analyses d'urine par bandelette réactive à lecture instantanée, prélèvements veineux.
- Collaboration à la réalisation de prélèvements bactériologiques, de biopsie, d'endoscopie, de pose de dispositif intra-utérin… et surveillance des réactions de la patiente.
- Recueil des prélèvements bactériologiques, cytologiques et histologiques, et acheminement vers les laboratoires spécialisés dans les conditions et les délais requis.

Notes

vous devez savoir faire ...

Actes infirmiers

- Donner à la patiente les informations spécifiques sur le principe, les conditions, le déroulement et le suivi de l'examen.
- Répondre à ses questions dans un climat sécurisant.
- Lui donner toute indication nécessaire (lieu et formalités) à la prise de rendez-vous pour les examens pratiqués en service de radiologie et/ou d'échographie.

Pour les examens pratiqués en ambulatoire (en consultation)

- Préparer et contrôler le matériel.
- Aider à la réalisation du geste si nécessaire.
- Assister la patiente et surveiller ses réactions lors d'examens douloureux.
- Assurer l'acheminement des prélèvements et le suivi des résultats.

Pour les examens invasifs effectués lors d'une hospitalisation

- Préparer la patiente.
- La surveiller à son retour d'examen pour dépister d'éventuelles complications.

Diagnostics infirmiers

- Connaissances insuffisantes.
- Anxiété.
- Peur.
- Douleur aiguë.
- Risque d'infection.
- Risque d'accident.

donc vous devez savoir :

Connaissances requises

- Pour chaque examen expliquer le principe, l'intérêt et la réalisation ; citer les principales indications.
- Nommer les conditions requises pour la réalisation de frottis cervico-vaginaux fiables.
- Citer les examens d'explorations complémentaires et nommer l'examen de certitude lors d'une suspicion de cancer du col.
- Nommer la condition requise pour la réalisation d'une échographie pelvienne transabdominale.
- Citer les contre-indications formelles aux examens endo-utérins, et les précautions qui en résultent.
- Énoncer en quoi une hystérosalpingographie peut être thérapeutique dans les stérilités d'origine tubaire.

Pour une biopsie cervicale, des examens et prélèvements endométriaux, une cytoponction et/ou une biopsie mammaire par prélèvement percutané

- Expliquer la préparation de la patiente avant l'examen.
- Nommer s'il y a lieu les éléments de surveillance après l'examen.

Explorations du col utérin

Prélèvements bactériologiques vaginaux et endocervicaux

Principe

Recherche du portage vaginal ou endocervical de germes pathogènes. Les prélèvements vaginaux simples (appelés souvent PV) recherchent essentiellement les champignons (mycoses), les parasites (trichomonas) et les bactéries pathogènes (leur définition est complexe, fonction de leur nombre et du contexte ; par exemple, le portage vaginal de streptocoque B n'a aucune valeur pathologique, sauf pendant la grossesse, où il représente un risque infectieux pour le nouveau-né). La recherche de germes plus fragiles nécessite des milieux spéciaux.
Les germes pathogènes intracellulaires (Chlamydiae, mycoplasmes) doivent être recherchés au niveau de l'endocol*, par des techniques de biologie moléculaire (PCR) après transport sur des milieux spécifiques, car ils sont très fragiles.
Le virus de l'herpès peut également être recherché, mais le prélèvement doit être transporté très rapidement au laboratoire, sur milieu spécial.

Indications

Le prélèvement vaginal simple est indiqué en cas de prurit vulvaire ou de pertes anormales, ou avant la pose d'un stérilet ou tout autre geste endo-utérin (par exemple une hystéroscopie) pour ne pas risquer de contaminer la cavité utérine à partir de germes vaginaux pathogènes.
La recherche de germes particuliers (gonocoques, tréponème pale de la syphilis, anaérobies) ne se fait qu'en cas de signes d'appel ou de contexte particulier.
La recherche au niveau de l'endocol* de Chlamydiae et mycoplasmes est réalisée en cas de patiente à risque de maladie sexuellement transmissible, ou en cas de stérilité ou de suspicion de salpingite.
La recherche du virus de l'herpès se fait en cas de doute clinique devant une lésion vésiculeuse ou érosive du périnée ou du col de l'utérus.

Réalisation

Ces examens sont réalisés dans le cabinet de consultation ou dans un laboratoire :
- la patiente installée en position gynécologique, le médecin met en place un spéculum*, sans utiliser de lubrifiant antiseptique ;
- les prélèvements vaginaux sont réalisés à l'aide d'écouvillons secs portant une extrémité ouatée, et on prélève toute la hauteur du vagin par un balayage. On adresse généralement au laboratoire deux écouvillons, plus une ou deux lames sur lesquelles on réalise un frottis à partir d'un troisième écouvillon. Les lames sont séchées à l'air. Pour la recherche de certaines bactéries, des écouvillons spéciaux sont mis immédiatement en culture dans une gelée qui est stockée au réfrigérateur ;
- pour les prélèvements endocervicaux, on introduit un écouvillon fin dans le canal cervical et on recueille des cellules par frottement. On ensemence ensuite avec l'écouvillon un milieu de culture spécifique qui est conservé au réfrigérateur ;
- pour la recherche d'herpès, le milieu est conservé au congélateur. Il faut donc le décongeler juste avant son utilisation, prélever avec un écouvillon dans la lésion, faire tremper cet écouvillon dans le milieu et porter très rapidement le prélèvement au laboratoire de virologie, aux heures où l'on peut immédiatement démarrer la culture.

Frottis cervico-vaginaux

Principe

Recherche de cellules anormales au niveau de la muqueuse vaginale et du col utérin, par examen au microscope (après coloration de Papanicolaou) de cellules desquamées.

C'est l'examen de base de la surveillance gynécologique, qui permet le dépistage précoce des états précancéreux et des lésions cancéreuses du col utérin.

Indications

Dépistage systématique, à partir de 18 ans chez toute femme ayant ou ayant eu une activité sexuelle, tous les 12 à 18 mois chez la femme jeune (surtout si elle fume), plus espacés à partir de 50 ans.

Devant toute lésion du col visible macroscopiquement.

Avant toute intervention chirurgicale sur l'appareil génital.

Conditions

L'examen doit être pratiqué :

- en dehors des règles et de toute infection locale ;
- à distance d'un traitement anti-infectieux local ;
- avant le toucher vaginal ;
- sous contrôle de la vue, après mise en place d'un spéculum non lubrifié.
- La femme ne doit pas avoir fait d'injection vaginale depuis au moins 24 heures, et ne pas avoir utilisé d'ovules locaux depuis 3-4 jours.

Matériel spécifique : spatule d'Ayre en bois, à usage unique, présentant une extrémité lancéolée et une extrémité arrondie.

Petite brosse type Cyto-Brush® ou Cervex-Brush®.

Lames de verre dégraissées, à extrémité dépolie pour y inscrire le nom de la patiente et préciser le niveau de prélèvement.

Fixateur en aérosol.

Réalisation

Mise en place du spéculum.

Prélèvement de **cellules desquamées** (sur deux lames) :

- prélèvement exocervical, par mouvement circulaire de la partie arrondie de la spatule d'Ayre sur toute la surface du col ;
- prélèvement endocervical par brossage doux de l'extrémité inférieure du canal endocervical, **en passant impérativement sur la zone de jonction pavimento-cylindrique*** (jonction exo-endocol, zone de développement privilégié des cancers du col).

La Cervex-Brush® permet d'effectuer les prélèvements endo- et exocervicaux en une seule manipulation.

Chaque prélèvement est immédiatement étalé sur lame (en couche fine, d'un bord à l'autre, d'un geste lent et unique sans effectuer d'aller-retour) et fixé en maintenant le vaporisateur à 20 cm de la lame (si trop près, risque de chasser les cellules).

Les prélèvements sont adressés au laboratoire de cytologie, accompagnés d'une ordonnance de prescription précisant l'identité et l'âge de la patiente, la date de prélèvement et celle de ses dernières règles, l'aspect du col à l'examen clinique et l'identité du médecin ayant réalisé le prélèvement.

Si besoin, des indications complémentaires seront portées, telles que : référence des frottis antérieurs, pathologie gynécologique connue, traitement hormonal en cours.

Résultats et conduite à tenir

Le résultat doit impérativement faire apparaître la présence de cellules cylindriques, sinon le prélèvement est à refaire, car cela signifie que la zone de jonction pavimento-cylindrique n'a pas été explorée.

Soit le frottis est normal et ne donne lieu à aucune investigation complémentaire, soit il est anormal et nécessite la pratique d'une colposcopie.

Colposcopie et test au Lugol (de Lam-Schiller)

Principe

La colposcopie* est l'examen du col utérin, fortement éclairé, à l'aide d'une loupe binoculaire (colposcope) permettant divers grossissements (multiplie 20 à 30 fois la vision à l'œil nu). C'est un examen de localisation, qui n'a d'intérêt que si toute la zone de jonction est bien vue.
Elle peut être complétée par un test de Schiller, étude de la coloration du col après application d'une solution de Lugol (iodo-iodurée). Cet examen est fondé sur la propriété qu'a le glycogène (contenu dans l'épithélium malpighien du col normal et soumis à une imprégnation hormonale suffisante) d'être coloré en brun-acajou par l'iode.

Indications

Aspect anormal du col à l'œil nu, pour identifier la lésion.
Frottis anormal, pour rechercher la lésion en cause et diriger la biopsie.

Conditions

La colposcopie doit être réalisée :
- de préférence en première partie de cycle, pour une meilleure vision (épithélium du col utérin plus net et glaire cervicale transparente) ;
- avant le toucher vaginal, pour éviter de faire saigner une lésion inflammatoire ;
- en utilisant un spéculum non lubrifié, à face interne des valves anodisée (traitement anti-reflet) pour un examen plus fiable.

Réalisation en trois temps

- Examen sans préparation, avant et après nettoyage du col, à la recherche de zones blanches (leucoplasie) ou rouges (congestion du tissu conjonctif).
- Application sur le col d'une solution d'acide acétique à 3 %, qui accentue les contrastes et met en évidence des lésions de la muqueuse ou des images jusque-là imprécises : aspect de mosaïque, zone blanche ponctuée…
- Application d'une solution de Lugol fort, à l'aide d'un tampon. Chez une femme en période d'activité génitale, l'épithélium lisse et rosé se colore normalement en acajou de manière homogène ; il est dit Lugol-positif. Chez une femme ménopausée, l'épithélium est jaune pâle : Lugol-négatif.

Résultats pathologiques

La colposcopie peut montrer :
- un col inflammatoire au tissu conjonctif congestif, avec érosion ou ulcération, témoignant d'une infection en cours ;
- une zone granuleuse plus foncée autour de l'orifice externe du col, ne prenant pas le Lugol, ou ectropion* (col remanié, zone d'épithélium glandulaire extériorisée sur l'exocol) ;
- un condylome*, lésion due au Papillomavirus ;
- une lésion précancéreuse ;
- un cancer invasif, lésion rouge et bourgeonnante saignant au contact.

Toute lésion suspecte, ou zone ne prenant pas la coloration, ou zone blanche exocervicale, aux limites plus ou moins régulières, doit être biopsiée.

Biopsie du col utérin

Principe

Examen histologique pratiqué sur un ou plusieurs fragments de tissu prélevés sur le col utérin, sous contrôle colposcopique. Seul examen de certitude diagnostique.

Indications

Lésion suspecte de malignité détectée à l'examen clinique par visualisation simple, ou anomalie à la colposcopie.

Cytologie suspecte ou franchement positive, sans possibilité de localisation précise à la colposcopie : biopsie étendue.

Réalisation

➡ Biopsie simple

En ambulatoire, sans médication préalable.
Prélèvement aseptique à la pince biopsique, effectuée au centre de la zone suspecte et sur sa jonction périphérique avec le tissu sain.
Recueil des prélèvements dans des flacons contenant du liquide de Bouin (fixateur).
Si plusieurs prélèvements sont effectués, les différents flacons de recueil sont numérotés et ces numéros sont reportés sur un schéma indiquant le siège des prélèvements et les limites des lésions explorées.

➡ Biopsie étendue

- Biopsie-exérèse à l'anse diathermique* fine, permettant de tailler rapidement une série de petits copeaux parallèles. Peut être pratiquée en ambulatoire, après préparation sédative, ou au bloc opératoire sous anesthésie générale (AG).
- Conisation, au bloc opératoire sous AG. Explore l'exocol et l'endocol, par prélèvement au bistouri d'un cône de col dont la base circonscrit la zone Lugol-négative et dont le sommet est dans l'endocol. Le prélèvement peut être dirigé sous microhystéroscopie, pour limiter la résection à la zone pathologique (examen cellulaire *in vivo*, après application de bleu de Waterman, permettant de délimiter la lésion dysplasique).

Explorations du corps utérin et des annexes

Conditions communes à toutes les explorations endo-utérines :

- elles sont formellement contre-indiquées en cas d'infection génitale ou de grossesse ;
- elles doivent être pratiquées en première partie de cycle pour éliminer un risque de gestation.

Frottis endométriaux

Principe

Étude de cellules desquamées de la muqueuse endo-utérine, au microscope après coloration, à la recherche de cellules anormales.

Indications

Dépistage des cancers de l'endomètre, sur signe d'appel.

Réalisation

Après mise en place du spéculum, nettoyage et immobilisation du col (au moyen d'une pince de Pozzi), introduction d'un endocyte* (petite palette qui racle l'endomètre à l'aveugle), ou aspiration endo-utérine à la sonde.
Étalement sur lames, fixation et envoi rapide des prélèvements au laboratoire de cytologie.

Limites de fiabilité

Possibilité de faux résultats négatifs car les cancers du corps desquament peu.
Un résultat positif doit être complété par d'autres investigations pour préciser la localisation de la lésion, et doit être confirmé par une biopsie.

Hystéroscopie et biopsie de l'endomètre

Principe de l'hystéroscopie

L'hystéroscopie* est un examen de visualisation directe de l'endocol, de la cavité utérine, des orifices tubaires et d'une petite partie de la portion interstitielle des trompes, au moyen d'un dispositif optique relié à une source lumineuse froide.
Elle permet la localisation de lésions et la réalisation de biopsies dirigées.

Matériel spécifique

L'hystéroscope de petit calibre (vision panoramique avec différentes possibilités de grossissement) permet une observation au contact des surfaces à examiner.

Indications

Appréciation de l'état de la muqueuse (atrophie ou hypertrophie).
Recherche d'une lésion devant des signes d'alerte, ou précision d'une image d'hystérographie difficile à interpréter (confirmation diagnostique de myomes sous-muqueux, de polypes, d'adénomyose).
Contrôle après chirurgie sur malformation, ou évacuation d'une môle hydatiforme.
Recherche et extraction d'un stérilet dont les fils ne sont plus extériorisés au col.
Examen des orifices tubaires pour préciser l'indication chirurgicale, ou pose de dispositif pour stérilisation.

Réalisation

L'hystéroscopie avec hystéroscope de petit calibre peut se pratiquer en ambulatoire, lors d'une consultation, sans anesthésie ni distension préalable de la cavité utérine. Elle nécessite une asepsie rigoureuse.
Préparation : la veille, par Cytotec®, pour dilater le col ; 30 minutes avant l'examen, par traitement antispasmodique et antalgique.
Après un toucher vaginal et une toilette vulvo-vaginale avec une solution antiseptique, mise en place du spéculum.
Nettoyage antiseptique du col avant immobilisation par une pince de Pozzi, et introduction d'un hystéromètre ou d'une bougie en gomme (de Dalsace) pour vérifier la perméabilité du col et la direction de l'utérus.
Introduction de l'hystéroscope sous contrôle de la vue.
Irrigation au sérum physiologique ou ampliation de la cavité au gaz carbonique.

Hystérosalpingographie

Principe

Étude morphologique des cavités utérine et tubaires, par radiographie, après opacification aux rayons X par injection d'un produit de contraste (type Télébrix® Hystéro) à travers l'orifice du col utérin.

Indications

Actuellement, l'hystérosalpingographie* conserve essentiellement un intérêt dans un bilan de stérilité, notamment dans l'exploration de certaines malformations utérines congénitales.

Conditions

L'examen doit être pratiqué juste après la fin des règles (muqueuse plate).
Un traitement antispasmodique et antalgique est préconisé, surtout chez une femme anxieuse, la veille au soir, le matin au réveil et 30 minutes avant l'examen.
Une couverture antibiotique est conseillée (mais non systématique) la veille, le jour même et durant trois jours après l'examen.
En cas d'antécédents allergiques, un traitement préventif est institué (anti-histaminique et corticoïde) la veille et le jour même de l'examen.
Le jour de l'examen, la patiente doit vérifier son état d'apyrexie.
La vacuité du rectum et de la vessie facilite l'examen.

Réalisation

L'examen est réalisé en service de radiologie.
Femme en position gynécologique : toucher vaginal et vérification de la position de l'utérus.
Mise en place du spéculum et nettoyage antiseptique du col.
Introduction de l'hystérographe contenant le produit de contraste. Le cône de l'embout de l'appareil est maintenu contre l'orifice cervical pour éviter toute fuite du produit lors de l'injection.

Retrait du spéculum ; femme positionnée en décubitus dorsal.
Premier cliché d'abdomen sans préparation.
Injection lente et douce du produit, suivie sur écran amplificateur de brillance pour déterminer le moment de la prise des clichés (incidences face, profil, voire 3/4) pendant le remplissage et en réplétion complète.
Retrait du dispositif.
Cliché tardif, environ 30 minutes plus tard (délai durant lequel la patiente est invitée à se mobiliser, à marcher un peu dans le couloir), lors de l'évacuation du produit dans le péritoine.

Échotomographie pelvienne

Principe

Émission d'impulsions d'ondes ultrasonores (au moyen d'une sonde constituée d'un cristal piézoélectrique) qui se propagent dans les tissus vivants et se réfléchissent partiellement sur chaque surface séparant deux structures anatomiques différentes (interfaces). Transformation des échos reçus par la sonde, sous forme d'une image visible sur un oscilloscope cathodique.
Il s'agit d'un examen totalement indolore.
Deux techniques sont possibles : échographie transpariétale (abdominale) ou échographie endovaginale.

Indications

L'échographie est un examen très fréquemment réalisé car indolore et sans danger. Elle permet de visualiser précisément l'utérus et les ovaires. Les trompes normales ne sont pas visibles. Les principales indications sont :

- les douleurs pelviennes ;
- les métrorragies* ;
- les saignements en début de grossesse ;
- le suivi des stimulations de l'ovulation ;
- la surveillance des kystes ovariens ;
- la visualisation d'un stérilet ;
- le guidage de gestes (insémination intra-utérine, ponction d'ovocytes).

Conditions

De par son caractère non invasif et son innocuité totale en cas de grossesse, l'échographie pelvienne peut être pratiquée à tout moment du cycle.
Le choix médical de la période de réalisation est fonction de l'indication.
Échographie transpariétale : sur vessie pleine, pour refouler les anses intestinales et optimiser la transmission des ultra-sons.
Échographie endovaginale : sur vessie vide.

Réalisation

En service spécialisé.
Patiente en décubitus dorsal.
Échographie transpariétale : balayage de la paroi abdominale, après application d'un gel favorisant le contact, sonde émettrice déplacée en direction de l'organe à examiner (système oscillant ou rotatif).
Échographie endovaginale, technique plus performante : balayage sectoriel, par sonde endocavitaire introduite dans le vagin.

Interprétation

À l'échographie normale, l'utérus est bien visible ; les ovaires sont perçus et l'on peut y suivre l'évolution des follicules ; les trompes ne sont vues qu'en cas de distension par une collection.
Les images anormales permettent d'interpréter la consistance d'une tumeur (orientation sur la nature d'un kyste ovarien par exemple) ou la présence pathologique d'une collection :

- une structure solide se remplit d'échos à mesure que l'amplification des ultrasons émis augmente ;
- une structure liquide reste vide d'échos même à forte amplification ;
- une structure mixte associe, à amplification forte, des plages vides d'échos à des zones échogènes inhomogènes.

Scanner pelvien (tomodensitométrie, TDM)

Principe

Étude des différents organes pelviens à l'aide de rayons X en réalisant des coupes successives de bas en haut. Il est possible d'augmenter les contrastes en injectant par voie veineuse un produit iodé.

Indications

Ce n'est jamais un examen de première intention pour le pelvis. Il est utilisé dans le bilan d'extension des tumeurs pelviennes, pour rechercher une atteinte ganglionnaire ou pour visualiser le trajet des uretères après injection de produit de contraste.

Conditions

La patiente doit être à jeun.
La grossesse est une contre-indication formelle, sauf au 9e mois, où le scanner peut être utilisé pour mesurer la taille du bassin.
Il arrive qu'une patiente très obèse n'entre pas dans la machine.

Réalisation

En service de radiologie.
La patiente est perfusée pour injecter le produit de contraste.
Elle est installée en décubitus dorsal sur une banquette, et l'appareil, qui a la forme d'un cylindre creux, glisse de sa tête à ses pieds.
Le médecin radiologue, installé dans une cabine avec un ordinateur, choisit le niveau et le nombre des coupes. Il communique avec la patiente par un micro.
L'examen dure de 10 à 30 minutes, selon les indications.

Imagerie par résonance magnétique (IRM)

Principe

Étude des différents organes pelviens à l'aide de rayonnements magnétiques (et non de rayons X) qui, émis à différentes fréquences, font « résonner » les atomes des différents tissus et permettent de les distinguer sur une plaque photographique. Il est possible de réaliser des coupes dans les trois plans de l'espace.

Indications

Bien qu'onéreux, c'est certainement le meilleur examen aujourd'hui pour étudier les différents organes pelviens et leur rapport entre eux. Il est utilisé dans le bilan préopératoire des tumeurs pelviennes, surtout pour les cancers du col, où il permet d'apprécier l'infiltration des paramètres, et dans le cancer de l'ovaire. Il est également utile pour le suivi des endométrioses, car il permet de visualiser une éventuelle infiltration péritonéale.

Conditions

La patiente n'a pas besoin d'être à jeun.
La grossesse n'est pas une contre-indication (pas d'irradiation).
Il n'y a aucune contre-indication, en dehors du port d'une prothèse métallique (pace-maker, clip cave, valve cardiaque mécanique) et de la claustrophobie.

Réalisation

En service de radiologie.
La patiente est installée en décubitus dorsal sur une banquette, qui glisse ensuite à l'intérieur de la machine. La patiente est seule, sans aucun contact avec l'extérieur, dans le noir complet. Les patientes claustrophobes ne supportent généralement pas cet examen.
Le médecin radiologue, installé dans une cabine avec un ordinateur, choisit le niveau et le nombre

de coupes. Il utilise généralement 2 séquences d'émission de rayonnements magnétiques (appelées T1 et T2) pour lesquelles les tissus réagissent différemment, ce qui permet de mieux les distinguer. L'examen dure de 20 à 40 minutes, selon les indications.

Explorations mammaires

Mammographie

Principe

Examen radiologique des seins, par rayons X à faible dose, au moyen d'un appareil générateur spécifique à basse tension (25-30 kV) et à foyer fin, appelé sénographe.
Examen paraclinique de base dans le dépistage des cancers du sein.

Indications

Conseillé à partir de 40 ans chez les femmes présentant des facteurs de risque (personnels ou familiaux), il est préconisé de manière systématique chez toute femme de 50 ans et plus (à raison d'une mammographie tous les 2 ans).
Orientation diagnostique devant tout signe suspect :
- modification récente de la taille ou la forme d'un sein, de la peau ou du mamelon ;
- écoulement mamelonnaire ;
- tumeur palpable à l'examen clinique.

Surveillance :
- d'un sein pathologique après traitement médical ou chirurgical conservateur ;
- du sein contro-latéral après mastectomie* ;
- après pose de prothèses en chirurgie esthétique.

Conditions

L'examen doit toujours être bilatéral et comparatif. Il se pratique de préférence juste après les règles (seins moins volumineux et plus souples).

Réalisation

En service de radiologie, après palpation à la recherche d'un nodule ou autre signe suspect à explorer particulièrement (clichés centrés).
Chaque sein est radiographié séparément, de face, de profil, plus une incidence oblique visualisant le prolongement axillaire.
Le sein est aplati et comprimé entre deux plaques, afin de diminuer son épaisseur et obtenir des images de toute la glande mammaire avec un minimum d'irradiation.
Les techniques actuelles permettent de déterminer sur écran les meilleurs clichés à sélectionner pour un tirage sur film à haute définition ; possibilité d'agrandissements.
On dispose également d'appareils permettant de réaliser des mammographies numérisées.

Interprétation

Chez une femme jeune, les seins sont normalement très denses et homogènes (interprétation plus difficile). Ensuite, le tissu glandulaire involue avec la diminution des sécrétions ovariennes et le tissu conjonctif de soutien se transforme en tissu fibreux, le quadrant supéro-externe restant souvent plus dense que le reste de la glande.
Chez la femme ménopausée, le tissu graisseux est prépondérant, radio-transparent.
En pathologie, la mammographie peut visualiser, en fonction des différences de densité :
- une opacité, dont la forme et l'aspect orientent le diagnostic :
  - suspicion de malignité si stellaire, spiculée, arrondie ou ovalaire mais aux contours irréguliers ;
  - un nodule homogène, aux contours nets et réguliers est le plus souvent bénin (kyste ou adénofibrome) ;

- des microcalcifications*, en précisant leur forme, taille, densité et répartition :
  – d'aspect flou, punctiformes irrégulières ou de forme vermiculaire, disposées en branches ou en rubans, elles évoquent un processus malin ;
  – de forte densité, annulaires, arciformes ou arrondies et régulières, disposées en plaques de plus de 5 cm, elles ont généralement un caractère bénin ;
- un épaississement ou une déformation du revêtement cutané.

Échographie mammaire

Elle est aujourd'hui utilisée systématiquement en complément de la mammographie. On utilise des sondes de plus haute fréquence que pour le pelvis (7,5 à 10 MHz). L'échographie est particulièrement utile pour étudier les seins des femmes jeunes, qui sont très denses et donc très « blancs » à la mammographie.
L'examen doit également être bilatéral, toujours comparatif.

Imagerie à résonance magnétique (IRM)

Son principe est décrit dans « Explorations du corps utérin et des annexes ».
Elle est très utilisée dans les suivis de cancer du sein, notamment après injection de gadolinium, particule qui se fixe sur les cellules en division. Lorsqu'il existe un rehaussement précoce d'échos après injection de gadolinium, la zone est suspecte de contenir une tumeur maligne.

Cytologie d'écoulement

Principe

Recherche de cellules anormales, par examen au microscope après coloration d'un liquide d'écoulement galactophorique ; la première et la dernière goutte recueillies sont les plus importantes à observer.

Indication

Écoulement mamelonnaire unilatéral, unipore, séreux ou sanglant, spontané ou provoqué à la pression.

Réalisation

En ambulatoire, au cours d'une consultation.
Pression du mamelon, voire des différents quadrants du sein pour favoriser l'écoulement du liquide ; la patiente peut le faire elle-même (moins douloureux).
Recueil du produit exprimé et étalement sur lames.
Fixation ou séchage à l'air et envoi rapide au laboratoire de cytologie.

Interprétation

L'examen cytologique permet d'orienter le diagnostic différentiel entre une galactophorite bénigne et une tumeur canalaire.
En fonction de la clinique et de la mammographie, un résultat négatif peut nécessiter des contrôles répétés ou une exploration complémentaire.

Ponction cytologique

Principe

Examen cytologique de frottis réalisés par ponction à l'aiguille fine dans une tumeur mammaire.

Indications

Tuméfaction palpable, ou accessible à la ponction sous radio- ou échoguidage, de nature suspecte.
Évacuation et contrôle diagnostique d'un kyste liquidien.

Réalisation

En ambulatoire, sans anesthésie locale (sauf en cas de lésion rétro-aréolaire, ou à la demande de la patiente).
Par un médecin expérimenté : il est impératif de ne pas refouler le contenu de l'aiguille dans les tissus sains avoisinants.

Désinfection cutanée et conditions strictement aseptiques (port de gants stériles).
Immobilisation de la tumeur entre deux doigts, à plat sur le gril costal.
Il existe deux techniques :
- introduction d'une aiguille à laquelle l'opérateur imprime des mouvements d'aller-retour intralésionnels, pluridirectionnels ; retrait de l'aiguille dès que le produit recueilli apparaît dans l'embout de l'aiguille, et adaptation à une seringue remplie d'air ;
- introduction d'une aiguille montée sur une seringue à usage unique (ou aiguille épicrânienne reliée à une seringue par tubulure fine) et aspiration.

Le produit d'aspiration est poussé lentement sur l'extrémité d'une lame, étalé et fixé par vaporisation ou séché à l'air (selon le mode de coloration au laboratoire).
Si évacuation d'un kyste liquidien : recueil du liquide aspiré dans un tube stérile hépariné.
Compression manuelle du point de ponction pour prévenir la formation d'un hématome.

Interprétation et limites

Ponction d'un kyste liquidien : le recueil d'un liquide citrin est en faveur d'un diagnostic de bénignité.
La ponction d'un adénofibrome, tumeur bénigne d'aspect ferme, ramène un suc contenant des noyaux sans anomalie cytologique.
La cytologie positive d'une tumeur solide, lorsqu'elle concorde avec la clinique et la mammographie, suffit pour certains auteurs à poser le diagnostic de malignité et à mettre en œuvre un traitement.
Il existe néanmoins des faux négatifs (environ 5 %) et des faux positifs (inférieurs à 0,5 ou 1 %, selon les auteurs). Seul l'examen histologique par biopsie, ou sur pièce opératoire après exérèse de la tumeur, apporte un diagnostic de certitude.

Biopsie par prélèvement percutané : microbiopsie, macrobiopsie et biopsie chirurgicale stéréotaxique ambulatoire (BCSA)

Principe

Prélèvement guidé de fragments de tissu dans une lésion tumorale (ou exérèse totale de la lésion dans le cas de la chirurgie stéréotaxique) en vue d'un examen histologique.

Indications

Lésions infracliniques indéterminées ou suspectes, en particulier les microcalcifications (macrobiopsie), en vue d'une confirmation diagnostique.
Lésions palpables suspectes de malignité, pour confirmer le diagnostic et orienter le choix thérapeutique.
En cas de confirmation du caractère infiltrant d'une lésion maligne, le prélèvement percutané permet de réaliser la procédure du ganglion sentinelle ou de programmer un curage ganglionnaire.

Réalisation

En ambulatoire, sous anesthésie locale, dans des conditions d'asepsie chirurgicale.
La patiente est prévenue qu'elle ne devra pas prendre d'aspirine durant les 8 jours précédant la biopsie, pour éviter le risque d'hématome.
La microbiopsie est réalisée avec un « pistolet » réutilisable (ou à usage unique) et des aiguilles automatiques jetables, sous guidage clinique pour une masse palpable, guidée par échographie ou stéréotaxie dans les cas de lésions infracliniques. Deux à six passages sont réalisés.
La macrobiopsie nécessite un système coaxial assisté par le vide (Mammotome) et une incision cutanée de 5 millimètres. Elle est réalisée sous

guidage stéréotaxique (échographique possible) sur table dédiée numérique ; l'opérateur prélève 5 à 25 « carottes » qui sont radiographiées en peropératoire.

La biopsie chirurgicale stéréotaxique ambulatoire est pratiquée au moyen d'un dispositif (site-select) et de canules à usage unique (15 et 22 mm de diamètre), qui permettent de prélever une pièce cylindrique enlevant totalement la lésion en monobloc, si possible avec des berges radiologiques indemnes (contrôlées par des clichés orthogonaux de la pièce). Elle est effectuée au bloc opératoire et nécessite la présence d'une équipe chirurgicale et d'une équipe radiologique. L'incision cutanée de 25 à 30 mm est suturée en deux plans en fin d'intervention, après hémostase.

Le site de ponction est protégé par un pansement occlusif et légèrement compressif.

Les prélèvement recueillis sont adressés rapidement au laboratoire d'anatomopathologie.

Intérêt et limites

L'examen histologique est un examen de certitude, plus fiable mais plus agressif que la cytoponction. En cas de tumeur maligne, après confirmation, le traitement devra être institué rapidement.

Explorations biologiques

Sérologies infectieuses

Principe

Recherche dans le sang d'anticorps fabriqués par l'organisme lors du contact avec un germe pathogène.

Indications

Les sérologies pour Chlamydiae et mycoplasmes sont réalisées en cas de suspicion de salpingite, ou en cas de stérilité. On recherche des immunoglobulines G (IgG), qui signent classiquement une infection ancienne, et des IgM, qui sont fabriquées essentiellement à la phase active de l'infection. Les sérologies ne peuvent être interprétées que sur deux prélèvements réalisés à 2 ou 3 semaines d'intervalle.

Les sérologies de la syphilis (TPHA et VDRL pour dépistage) seront réalisées chez toute femme à risque de maladie sexuellement transmissible, et systématiquement en début de grossesse ou avant une fécondation *in vitro.*

La sérologie HIV ne sera réalisée qu'après accord de la patiente, lorsqu'elle est à risque de maladie sexuellement transmissible, ou pour certains lors de tout bilan préopératoire.

La sérologie de l'herpès n'a aucun intérêt clinique.

Marqueurs tumoraux

Principe

Recherche dans le sang de molécules, souvent protéiques, qui sont sécrétées plus fréquemment dans certains cancers.

Indications

Le CA 15.3 est dosé dans la surveillance des cancers du sein.

Le CA 125, l'alpha-fœto-protéine (αFP) et l'antigène carcino-embryonnaire (ACE) sont dosés lors de la suspicion ou dans le suivi des cancers de l'ovaire. Le *Squamous Cells Carcinoma* (SCC) est le marqueur biologique des cancers du col utérin.

En aucun cas ces marqueurs ne permettent de faire le diagnostic de cancer, car ils peuvent apparaître dans le sang lors de maladies bénignes (endométriose, hépatite). Leur intérêt est surtout de dépister une récidive, lorsqu'ils ré-augmentent chez une femme déjà soignée pour un cancer.

Réalisation

Les prélèvements sanguins sont réalisés à la consultation ou en laboratoire. La patiente n'a pas besoin d'être à jeun.

Dosages hormonaux

Principe

Mesure par prélèvement sanguin du taux plasmatique de certaines hormones. La plupart des hormones dosées en gynécologie ayant une sécrétion cyclique, l'interprétation des résultats nécessite de réaliser les prélèvements à une date précise. Ce sont des dosages techniquement difficiles car les quantités mesurées sont généralement faibles, et les molécules fragiles.

Indications

Elles sont très variées et recouvrent toute la pathologie endocrinienne. Schématiquement :

- le dosage des **ß-hCG** permet le diagnostic de grossesse dès le 10e jour après la fécondation, soit avant même le retard de règles. Il dose la chaîne bêta de l'*Human Chorionic Gonadotrophin*, qui est sécrétée dès les premiers jours de grossesse. Le dosage peut être quantitatif, ce qui permet de suivre l'évolution des taux ;
- les dosages de **FSH** (*Follicle Stimulating Hormone*), de LH (*Luteinizing Hormone*), de l'**œstradiol (E2)** et de l'**inhibine B** sont réalisés au 3e jour du cycle pour évaluer la fonction ovarienne, en cas de stérilité ou de troubles du cycle, ou pour faire le diagnostic de ménopause dans les cas difficiles (patiente hystérectomisée, par exemple, chez qui les règles ont déjà disparu) ;
- le dosage des **hormones mâles** et des dérivés de l'œstradiol est réalisé en cas d'hyperandrogénie (hirsutisme, acné, hypertrophie clitoridienne).

Prise en charge infirmière

Explorations du col utérin

Prélèvements bactériologiques vaginaux et endocervicaux

- Demander précisément au médecin quels prélèvements il souhaite effectuer et sortir si besoin les gelées spéciales du réfrigérateur.
- Aider le médecin lors du prélèvement en lui passant les écouvillons et en rebouchant soigneusement les tubes qui les contiennent.
- Vérifier que tous les prélèvements sont étiquetés, et que toutes les feuilles de demande d'examens sont remplies.
- S'assurer que les prélèvements seront portés rapidement au laboratoire destinataire. En dehors des heures ouvrables, les prélèvements vaginaux peuvent être conservés quelques heures au réfrigérateur.

Frottis cervico-vaginaux

Informer les femmes de l'importance d'une surveillance régulière et d'un dépistage précoce, du caractère indolore de l'examen et des conditions requises pour sa réalisation.

En consultation de gynécologie, préparer le matériel spécifique et veiller à l'acheminement rapide des prélèvements après réalisation de l'examen.

Dès réception des résultats (24 heures plus tard), notamment en cas d'anomalie, les transmettre au médecin prescripteur.

Colposcopie et test au Lugol (de Lam-Schiller)

Préparer le matériel en s'assurant du bon état de fonctionnement du colposcope.

Aider à la réalisation de l'examen si nécessaire.

Après l'examen, en cas de test au Lugol, informer la patiente de possibles pertes brunâtres dues au produit utilisé.

Être à l'écoute d'une patiente perturbée par la découverte d'une lésion suspecte, et répondre prudemment à ses questions dans le respect de ce qui a été énoncé par le médecin.

Biopsie du col utérin

Biopsie simple ou élargie, en ambulatoire

Préparer le matériel.

Aider à la réalisation de l'examen, surveiller les réactions de la patiente (douleur, anxiété) pour prévenir un éventuel malaise, et l'assister par une présence rassurante.

Après le prélèvement, prévenir la patiente du risque de saignement et lui donner une garniture stérile.

Assurer l'acheminement rapide des prélèvements (accompagnés du schéma de localisation) au laboratoire d'anatomo-pathologie.

Transmettre les résultats dès réception.

Biopsie élargie, au bloc opératoire, sous anesthésie générale

Préparer la patiente à l'intervention (bilan préanesthésie et préparation locale).

Surveiller la patiente au retour (surveillance classique post-anesthésie) en dépistant principalement les risques hémorragique et infectieux.

Explorations du corps utérin et des annexes

Frottis endométriaux

Préparation du matériel et aide à la réalisation de l'examen si besoin.

Acheminement des prélèvements et réception-transmission des résultats.

Hystéroscopie en ambulatoire

Préparer le matériel et vérifier l'état de fonctionnement de l'hystéroscope.

À l'arrivée de la patiente, s'assurer de la prise du traitement préparatoire ; lui expliquer le déroulement de l'examen et répondre à ses questions de façon sécurisante.

Lui demander de vider sa vessie.

Servir le médecin durant les manipulations aseptiques, surveiller les réactions de la patiente lors de l'introduction de l'hystéroscope (possibles douleur et malaise vagal) et l'encourager à se détendre pour faciliter l'examen.

Hystérosalpingographie : rôle infirmier en consultation

Lors de la prescription, informer la patiente qu'elle devra contacter le service de radiologie, dès le premier jour de ses règles, pour prendre rendez-vous (lui donner les coordonnées).

La prévenir que l'examen peut être douloureux, lors du passage forcé du produit dans des trompes peu perméables notamment, et lui expliquer l'intérêt du traitement antispasmodique et antalgique préalable (risque de malaise vagal).

S'assurer qu'un traitement préventif a été prescrit en cas d'antécédents allergiques.

Lui conseiller de se faire accompagner le jour de l'examen (pour le retour au domicile) et de prévoir un temps de repos dans les heures suivant l'examen, en raison d'un risque de réaction retardée.

Lui dire de se munir d'une protection (écoulement du produit après l'examen et risque de petit saignement).

Lui indiquer les signes d'intolérance au produit radio-opaque pouvant apparaître plusieurs heures après l'examen et devant la conduire à consulter sans attendre : douleurs pelviennes, ou manifestations générales telles que prurit ou urticaire.

Selon le cas et les habitudes du service, lui préciser si les clichés lui seront remis après interprétation ou seront adressés directement au médecin prescripteur.

Échotomographie pelvienne : rôle infirmier en consultation

La patiente doit être informée du caractère indolore et dénué de tout risque de cet examen.
Lui donner les coordonnées du service d'échographie pour la prise de rendez-vous.
Pour une échographie transpariétale : lui indiquer qu'elle devra avoir bu 1,5 à 2 litres d'eau avant de se présenter à l'examen.

Scanner pelvien (tomodensitométrie, TDM) : rôle infirmier en consultation

Vérifier auprès de la patiente l'absence d'allergie à l'iode.
Lui donner les coordonnées du service de radiologie pour qu'elle prenne rendez-vous.
Lui rappeler qu'elle devra être à jeun pour l'examen.
La rassurer sur le caractère indolore de l'examen.

Imagerie par résonance magnétique (IRM) : rôle infirmier en consultation

Informer la patiente des conditions de l'examen et la prévenir, sans l'angoisser, qu'elle sera seule dans la pièce où aura lieu l'examen, ce qui est parfois oppressant.
Lui donner les coordonnées du service de radiologie pour qu'elle prenne rendez-vous.
La rassurer sur le caractère indolore de l'examen.

Explorations mammaires

Mammographie

Inciter les femmes à bénéficier du dépistage systématique après 50 ans.
Après prescription, en consultation, indiquer aux patientes les coordonnées du service de mammographie et le moment propice pour prendre rendez-vous en fonction de leur cycle menstruel (femmes jeunes).
Les avertir du caractère un peu désagréable de l'examen tout en relativisant sa réputation d'être douloureux, et en précisant qu'il le sera d'autant moins s'il est pratiqué juste après les règles. En cas de notion de douleur importante lors d'un examen antérieur, le médecin pourra prescrire la prise de 1 g de paracétamol *per os* 1 heure avant la réalisation.
Leur signaler que la mammographie se fait sur torse nu (prévoir tenue vestimentaire facilitant le déshabillage), et qu'il est préférable d'éviter chaîne de cou et collier ce jour-là car ils devront être retirés pour l'examen.
La mammographie ne suffit pas à affirmer un diagnostic malin, et appelle la confirmation par des examens complémentaires au moindre doute.
La proportion des faux négatifs et des faux positifs est d'environ 12 %.
La mammographie peut être notamment complétée par :
- l'échographie mammaire, qui apporte des précisions plus fiables sur les images kystiques (nature, kyste liquidien ou tumeur solide) et permet de détecter des nodules profonds non palpables ;
- l'imagerie à résonance magnétique (IRM) ;
- la galactographie, pour explorer un canal galactophore suspect ;
- la cytoponction à l'aiguille ou la biopsie tumorale.

Cytologie d'écoulement

Rassurer la patiente quant au caractère *a priori* indolore de l'examen ; seule la pression exercée sur un sein sensible peut être perçue désagréablement.
Assurer l'acheminement rapide des prélèvements et transmettre les résultats dès réception.

Ponction cytologique

Informer la patiente que la ponction est rapide et, bien réalisée, peu douloureuse et sans risque.
Expliquer si besoin l'abstention d'anesthésie locale : nécessite la multiplication des piqûres dans le sein, ce qui rend son bénéfice discutable, et favorise le risque d'hématome.

Préparer le matériel en fonction de la nature présumée du produit de recueil, aider à la réalisation de l'acte si besoin et veiller au respect des conditions aseptiques.

Assurer l'acheminement rapide des prélèvements au laboratoire de cytologie.

Lorsqu'un diagnostic de malignité est évoqué et connu de la patiente, être à l'écoute de son ressenti et apporter du soutien si nécessaire.

Se préoccuper du retour des résultats dans les 24 heures et les transmettre dès réception.

Biopsie par prélèvement

Informer la patiente : la biopsie est un acte douloureux, d'où la nécessité d'une anesthésie locale ; elle doit en être prévenue.

C'est également un examen anxiogène pour la personne qui en redoute le résultat positif ; offrir une écoute attentive et aidante à l'expression de ce qu'elle ressent.

Préparer le matériel pour l'anesthésie et la biopsie, aider à la réalisation et veiller au respect d'une asepsie stricte.

Surveiller les réactions de la patiente pour dépister toute manifestation de douleur (inefficacité de l'anesthésie ou délai insuffisant).

Signaler à la patiente qu'elle devra conserver le pansement compressif sur le site de prélèvement, pendant environ 24 heures, et en surveiller l'aspect (risque de saignement favorisé par l'effet vasodilatateur de l'anesthésique local).

Explorations biologiques

Sérologies infectieuses : rôle infirmier en consultation

S'assurer que la patiente a donné son accord avant la réalisation d'une sérologie HIV.

Prendre des précautions particulières lors du prélèvement chez les femmes à risque de HIV, pour éviter une piqûre accidentelle.

Vérifier l'étiquetage des tubes et des feuilles destinées au laboratoire, qui doivent contenir des renseignements cliniques.

Prévenir la patiente que, pour le diagnostic de IST, un deuxième prélèvement devra être réalisé quelques semaines plus tard.

Marqueurs tumoraux

Rassurer la patiente en lui ré-expliquant la nature de l'examen et en insistant sur le fait que rechercher des marqueurs tumoraux ne signifie pas nécessairement que le médecin a une forte suspicion de cancer chez elle, mais qu'il s'agit par exemple d'un examen systématique avant toute intervention sur un kyste de l'ovaire.

Dosages hormonaux : rôle infirmier en consultation

Vérifier que les dosages hormonaux sont réalisés à la bonne partie du cycle (en général au tout début, au 3e jour du cycle, le 1er jour du cycle étant le 1er jour des règles).

Vérifier l'étiquetage des tubes et des feuilles destinées au laboratoire, qui doivent contenir des renseignements cliniques.

Notes

vous devez savoir faire ...

Actes infirmiers

- Expliquer à la femme les conditions à respecter dans la surveillance de la courbe thermique.
- Donner à la femme et à son conjoint des informations fiables sur les différents examens du bilan qui leur a été prescrit.
- Effectuer les prélèvements sanguins prescrits dans le cadre du bilan hormonal.
- Établir une relation de confiance et être à l'écoute du ressenti des consultants, pour mieux répondre à leurs besoins.
- Collaborer à la mise en œuvre du traitement, et en planifier le suivi.
- Effectuer les prélèvements et injections prescrits lors des protocoles de stimulation.
- Répondre aux demandes d'information, aux différentes étapes du traitement.

Diagnostics infirmiers

- Anxiété.
- Habitudes sexuelles perturbées.
- Dysfonctionnement sexuel.
- Exercice du rôle perturbé.
- Risque de diminution situationnelle de l'estime de soi.
- Risque de sentiment d'impuissance.
- Risque de détresse spirituelle.
- Prise en charge efficace du programme thérapeutique.
- Prise en charge inefficace du programme thérapeutique.
- Deuil dysfonctionnel.

donc vous devez savoir :

Connaissances requises

- Définir : stérilité, infertilité.
- Énoncer les indications et l'intérêt de la courbe de température, du bilan hormonal et de l'hystérosalpingographie dans un bilan de stérilité.
- Énoncer le but et les conditions de réalisation d'un test de Hühner.
- Définir ce qu'est un spermogramme.
- Énoncer le but et expliquer les étapes d'un protocole de stimulation ovarienne.
- Citer les méthodes connues d'assistance médicale à la procréation, leurs indications et leur cadre légal.

Stérilité du couple

Définition

La stérilité est l'absence de grossesse après deux ans de rapports sexuels réguliers sans contraception. On distingue les stérilités primaires (où la femme n'a jamais été enceinte), des stérilités secondaires, qui surviennent après une grossesse, que celle-ci ait abouti ou non à la naissance d'un enfant vivant. L'infertilité (primaire ou secondaire) correspond à l'absence d'enfant vivant, c'est-à-dire aux femmes qui font des fausses-couches.

Étiologies

La cause d'une stérilité peut être féminine, masculine ou mixte. Lors d'un bilan de stérilité, on explorera donc toujours conjointement les deux partenaires :

- causes féminines :
  - troubles de l'ovulation ;
  - obturation des trompes ;
  - anomalies de l'utérus ou du vagin ;
  - pathologie de la glaire cervicale ;
- causes masculines :
  - troubles érectiles ;
  - anomalies de la spermatogenèse ;
  - infection spermatique.

Conduite à tenir devant un couple stérile

Première consultation

Recueil des antécédents des deux partenaires (antécédent d'infection génitale, de chirurgie testiculaire (cure de hernie dans l'enfance), grossesses antérieures, notion de maladie générale, traitements médicamenteux…

Description du cycle menstruel de la femme (régularité, durée et aspect des règles, traitements hormonaux antérieurs).

Examen clinique de la femme avec examen des organes génitaux externes, du vagin, du col de l'utérus.

Examen clinique de l'homme avec palpation des testicules, examen de la verge, recherche d'une varicocèle (épanchement liquidien dans une bourse).

Prescription de **dosages hormonaux** chez la femme au 3e jour du cycle (FSH, LH, inhibine B, prolactine), qui permettent d'explorer la fonction ovarienne.

Prescription d'une **courbe thermique** pour la femme, qui doit prendre sa température tous les jours avant de se lever. L'aspect normal correspond à une température basse pendant les 14 premiers jours du cycle, puis une élévation brutale de quelques dixièmes de degré le jour de l'ovulation, puis un maintien à cette température plus élevée pendant au moins 10 jours avant l'arrivée des règles et la chute de la température. Cet examen fiable et peu coûteux permet à lui seul de vérifier la présence d'une ovulation et la sécrétion normale de progestérone en deuxième moitié de cycle.

Prescription d'un **test de Hünher,** qui doit être réalisé chez la femme en période de fécondité, soit vers le 14e jour du cycle. Le couple doit avoir des rapports sexuels 2 heures avant l'examen, après 5 jours d'abstinence. Le médecin met en place un spéculum et prélève avec une pince un peu de glaire dans le col utérin (ce qui est totalement indolore). Il examine l'aspect de la glaire à l'œil nu puis la place sous un microscope pour compter le nombre de spermatozoïdes mobiles. Cet examen permet de vérifier la normalité du sperme (il rend inutile le spermogramme s'il est normal) et la qualité de la glaire cervicale.

Deuxième consultation

Si les dosages hormonaux sont anormaux, il s'agit d'un problème ovarien. L'hyperprolactinémie *(voir « Pathologies de l'ovaire »)* est facile à traiter.

Si FSH et LH sont élevées avec une inhibine basse, c'est le signe que les ovaires ne fonctionnent plus (ménopause précoce). Le seul traitement est alors le don d'ovocytes.

Si la courbe thermique est plate avec des dosages hormonaux normaux, il s'agit d'une dysovulation. Le traitement fait appel aux inducteurs de l'ovulation.

Si la glaire cervicale est pathologique (épaisse, coagulée), il faut rechercher une infection par un prélèvement bactériologique, puis donner des œstrogènes en début de cycle et refaire le test de Hühner avec une glaire optimisée.

Si la glaire est normale mais les spermatozoïdes insuffisants en nombre ou en mobilité, il faut réaliser un spermogramme avec spermoculture (recueil du sperme en laboratoire, par masturbation, après 5 jours d'abstinence).

Si tout est normal, il faut prescrire une hystérosalpingographie *(voir chapitre 2)* pour explorer la cavité utérine et surtout la perméabilité des trompes. S'il existe une anomalie intra-utérine, le traitement est chirurgical, réalisé souvent par hystéroscopie. Si les trompes sont obturées à la radio, il faut proposer une cœlioscopie avec injection de bleu dans l'utérus pour voir le niveau de l'obstacle, et réaliser si possible une plastie tubaire. Si l'obstacle est situé dans la corne utérine, ou si les trompes sont trop abîmées, il faut recourir à la fécondation *in vitro* (FIV).

Traitements

Traitements hormonaux

➡ Traitements inducteurs de l'ovulation

Leur but est de stimuler la croissance d'un follicule ovarien et de provoquer l'ovulation lorsque celui-ci est mature. On peut utiliser soit un traitement oral (citrate de clomifène ou Clomid® pendant les premiers jours du cycle), soit un traitement injectable sous forme de FSH, dont les doses sont adaptées quotidiennement sur les résultats de dosages hormonaux et d'échographie, jusqu'à la maturation du follicule dont l'ovulation est déclenchée par une injection d'hCG. Il doit y avoir dans les heures qui suivent un rapport sexuel, ou une insémination intra-utérine de sperme préparé. Le principal risque de ces traitements est la survenue d'une grossesse multiple.

➡ Traitement de l'hyperprolactinémie

L'hyperprolactinémie peut induire une stérilité féminine car la prolactine, normalement sécrétée par l'hypophyse, bloque l'ovulation quand elle est produite en excès. Le traitement repose sur la bromocriptine (Parlodel® ou Bromokine®) sous forme orale qui permet la correction rapide du taux de prolactinémie et la reprise d'une ovulation normale. Il faut rechercher systématiquement par une IRM hypophysaire *(voir chapitre 2)* la présence d'un adénome à prolactine qui peut nécessiter un traitement chirurgical.

Traitements chirurgicaux

Plastie tubaire par voie cœlioscopique ou par laparotomie. Le risque majeur est la survenue ultérieure d'une grossesse extra-utérine.

Cure d'une varicocèle masculine (ligature de la veine spermatique au niveau de la veine rénale).

Préparation du sperme

En cas d'anomalie de nombre (oligospermie), de forme (tératospermie) ou de mobilité (asthénospermie) des spermatozoïdes, après traitement d'une éventuelle infection, on peut sélectionner les spermatozoïdes les plus performants en les faisant migrer sur une gelée. Les spermatozoïdes ainsi sélectionnés peuvent être ensuite utilisés pour une insémination artificielle ou une fécondation *in vitro*.

Fécondation *in vitro*

➡ Définition

Il s'agit d'une technique proposée initialement pour court-circuiter les trompes chez les femmes ayant une anomalie tubaire bilatérale, mais qui est

désormais proposée dans de nombreuses indications, tant féminines (troubles graves de l'ovulation) que masculines.
Elle consiste à bloquer le cycle naturel de la femme par une injection d'analogue de la LH-RH (Décapeptyl® ou Enantone®) puis à injecter quotidiennement de la FSH à forte dose pour obtenir la croissance de plusieurs follicules ovariens. Leur développement est surveillé par des dosages hormonaux et des échographies, et, lorsqu'ils sont matures, l'ovulation est déclenchée par une injection d'hCG.
Trente-six heures plus tard, le couple se rend à l'hôpital pour un recueil du sperme par masturbation et une ponction sous échographie des ovocytes, par voie vaginale.
Les ovocytes recueillis sont immédiatement mis en contact avec le sperme, puis mis en incubation dans des milieux spéciaux dans lesquels a lieu la fécondation.
Au bout de quelques heures à quelques jours, les embryons qui se sont formés sont replacés dans l'utérus de la femme. Pour éviter les grossesses multiples, on ne replace en général que 2 voire 3 embryons, et on peut congeler les embryons excédentaires.

➡ Techniques particulières de fécondation *in vitro*

Ce sont :

• ICSI (injection intracytoplasmique du spermatozoïde) : c'est une technique utilisée dans les stérilités masculines graves. Elle permet d'obtenir une grossesse avec très peu de spermatozoïdes, car il en suffit d'un seul mobile dans le sperme, qui est alors prélevé par une micropipette et injecté directement dans l'ovocyte maternel recueilli par ponction. Cette technique a révolutionné le traitement de stérilités masculines et a fait considérablement diminuer les indications d'insémination ou de fécondation *in vitro* avec du sperme de donneur ;

• don d'ovocytes : il est réservé aux femmes dont la fonction ovarienne est totalement déficiente. Il consiste à stimuler une donneuse volontaire, à ponctionner ses ovocytes, à réaliser une fécondation *in vitro* avec le sperme de l'homme du couple stérile et à réimplanter les embryons obtenus chez sa conjointe. Cette technique pose des problèmes éthiques et est rendue peu accessible par la difficulté à trouver des donneuses.

Prise en charge infirmière

Approche relationnelle

• Pour un couple ayant un désir d'enfant, le constat d'infertilité est une source de souffrance et marque le début d'un long parcours en quête d'une résolution satisfaisante :

– consultations au cours desquelles l'homme et la femme seront conduits à dévoiler les aspects les plus intimes de leur relation ; l'exploration des antécédents médicaux peut amener l'un à révéler brutalement devant l'autre un vécu antérieur qu'il lui avait caché ;
– multiplication des examens complémentaires à la recherche d'une étiologie qui restera parfois non identifiée au terme du bilan ;
– intrusion d'un tiers (médecin) qui se doit, avant de les engager dans un traitement lourd, de clarifier avec eux le sens profond de leur demande et leur projet de couple, laissant peu de place au droit à l'ambivalence. Ainsi peuvent émerger à la conscience des problèmes jusqu'alors masqués par l'expression du désir d'enfant, et fragilisant le couple ;
– traitements contraignants pour la femme, souvent itératifs, sans assurance de succès, éprouvants pour le couple en ce qu'ils dissocient la procréation de la sexualité et imposent une programmation des rapports sexuels.

- La mise en mots des troubles physiques responsables de l'infertilité modifie le regard que chacun porte sur lui-même et sur l'autre :
  - morcellement du corps et dépréciation induite par le vocabulaire employé, en termes privatifs (absence, insuffisance, etc.) ou d'anomalie, d'obstruction, d'incompatibilité, d'intolérance… ;
  - la révélation d'un diagnostic de stérilité chez l'un des membres du couple le culpabilise à l'égard de son conjoint, voire de ses propres parents ou groupe d'appartenance (culpabilité de ne pas répondre à la norme et aux attentes) ;
  - dans les représentations culturelles, la stérilité peut être perçue comme une malédiction, voire une punition divine sanctionnant une faute commise par ceux qui en sont frappés ;
  - chez l'homme, elle est souvent vécue comme une atteinte honteuse à sa virilité, et cachée par le couple à l'entourage ;
  - elle peut provoquer un sentiment d'impuissance, et des réactions dépressives ou agressives.
- Les investigations et traitements confrontent les deux partenaires à leurs convictions philosophiques et religieuses, rendant souvent la prise de décision conflictuelle, et les amenant à braver les interdits pour réaliser leur désir d'enfant. Rappelons :
  - que la masturbation, mode de recueil du sperme préconisé en vue d'un spermogramme, est prohibée par la majorité des religions ;
  - que les techniques d'AMP (aide médicale à la procréation) sont controversées par bon nombre d'entre elles, notamment la religion catholique, qui pose une objection à toute pratique séparant gestes de procréation et gestes de la relation sexuelle intime ;
  - que l'alternative du don de gamètes est récusée par la plupart des familles confessionnelles, et que certaines l'assimilent à la grossesse issue d'un adultère (mêmes problèmes de filiation et d'identité).
- Il s'agit donc toujours d'une épreuve, susceptible de générer une crise individuelle ou/et à l'intérieur du couple. Si seule l'équipe médicale est impliquée avec le couple dans la prise de décision (information, conseils, respect des limites posées par la loi), l'infirmière participe à l'accompagnement dont ces personnes ont besoin tout au long du processus d'investigation et de traitement :
  - elle a un rôle d'accueil et d'information au sein de la consultation, d'écoute et de soutien aux différentes étapes du traitement et particulièrement dans les périodes stressantes d'attente de résultats, ou d'annonce décevante de ces derniers ;
  - elle contribue à maintenir le couple dans une perception réaliste de la situation, à tempérer si besoin un optimisme excessif et des espérances vouées à l'échec, et à le réconforter dans les phases inévitables de lassitude et de découragement.

Rôle infirmier en consultation de stérilité-AMP

Participer à la mise en œuvre du bilan exploratoire et des traitements

- Indiquer à la patiente les conditions à respecter pour la réalisation d'une courbe thermique fiable, à surveiller au moins sur deux cycles en notant les relations sexuelles :
  - prendre la température chaque jour du cycle, celui-ci commençant au 1er jour des règles et se poursuivant jusqu'à l'apparition des règles suivantes ;
  - adopter toujours le même mode de prise de température (rectal de préférence, axillaire, buccal). Prendre la température toujours au même moment de la journée : le matin au réveil, avant le lever, à jeun (garder le thermomètre à proximité du lit) ;
  - noter immédiatement la température relevée, et la reporter dès que possible sur le graphisme de surveillance ;
  - noter parallèlement tout incident susceptible de modifier la température : maladie, infection, fatigue importante, sommeil réduit ou repas

exceptionnellement copieux dans les heures précédentes, décalage dans l'horaire habituel de la prise… ;
– noter tout signe d'accompagnement, en le situant dans le cycle et en le caractérisant : douleur, sueurs profuses, saignement, tension mammaire… ;
– poursuivre sur deux ou trois cycles consécutifs.

• Planifier, réaliser les prélèvements veineux pour sérologies et dosages plasmatiques d'hormones et assurer leur acheminement vers les laboratoires spécifiques :
– œstradiol (E2), FSH, LH, inhibine B et prolactine au 3e jour du cycle ;
– progestérone : en 2e partie de cycle ;
– autres : selon l'étiologie recherchée : androgènes, hormones thyroïdiennes…

• Planifier les rendez-vous pour les autres examens ou actes thérapeutiques effectués dans le service :
– test postcoïtal vers le 14e jour du cycle ;
– hystéroscopie, biopsie d'endomètre ;
– consultation d'anesthésie avant cœlioscopie ou intervention chirurgicale, et prévision de la date d'hospitalisation.

• Reformuler si besoin les explications données par le médecin : principe, intérêt et déroulement de chaque examen.

• Rappeler si nécessaire les conditions requises :
– test postcoïtal de Hühner :
- 2 heures après un rapport sexuel succédant à une période de continence d'environ 5 jours ;
- pas de lubrification vaginale avant le rapport ;
- repos allongé durant 10-15 minutes pour assurer un temps de contact sperme-col utérin suffisant ;
- pas de bain postcoïtal ni d'injection vaginale avant le prélèvement de glaire cervicale ;
– hystérosalpingographie :
- en début de cycle, juste après les règles (avant le 10e jour) ;
- prendre les traitements préparatoires prescrits (antispasmodiques et antibiotiques la veille au soir et le matin de l'examen, anti-histaminique et corticoïde si terrain allergique) ;
- apporter le produit de contraste acheté en pharmacie ;
- prévoir d'être accompagnée pour le retour et de se reposer après l'examen ;
– prélèvements cervico-vaginal et urétral pour recherche d'IST (ou systématiques avant FIV) :
- en dehors des règles ;
- pas de bain ni de rapport sexuel dans les 24 heures avant l'examen ;
- ne pas uriner dans les 3 heures qui précèdent l'examen ;
– examens de sperme du conjoint (spermogramme et spermocytogramme, spermoculture) : recueil aseptique de sperme par masturbation, dans un récipient stérile fourni par le laboratoire spécialisé, après 5 jours d'abstinence sexuelle ; au laboratoire, ou possible à domicile si le prélèvement est porté dans les 30 minutes au laboratoire.

• Donner les coordonnées de services habilités (laboratoires et radiologie), si possible à proximité du domicile des consultants.

• Indiquer les délais d'attente prévisibles pour l'obtention des résultats.

Contribuer aux protocoles de stimulation ovarienne et à la réalisation des techniques d'AMP

• Expliquer les étapes du protocole, reprendre et compléter si besoin les informations données par le médecin sur la technique d'AMP proposée, rappeler les modalités du traitement et en organiser le suivi, répondre aux questions.

• Dans le cadre d'une AMP :
– gérer les dossiers et leur mise à jour, vérifier que le couple a fourni les pièces requises (consentement à l'AMP signé par les deux conjoints, copie de leurs pièces d'identité, certificat de concubinage ou PACS si couple non marié) ;
– aider aux démarches administratives, demande d'entente préalable auprès du centre de Sécurité sociale et demande d'exonération du ticket modérateur (prise en charge à 100 %).

- Planifier les rendez-vous et procéder aux injections et prélèvements veineux effectués dans le service :
  – injections intramusculaires ou sous-cutanées de gonadotrophines (FSH de synthèse), analogues à la LH-RH si associées pour bloquer l'ovulation jusqu'au déclenchement par injection intra-musculaire d'hCG ;
  – dosage plasmatique des hormones E2 et LH toutes les 48 heures, voire plus à partir du 6e jour pour stimulation personnalisée ;
  – échographies de contrôle, au moins deux au cours du cycle, dont une au 13e jour.
- Assurer les liens entre patiente et médecin prescripteur, en communiquant par téléphone chaque jour en fin d'après-midi :
  – les résultats d'examens ;
  – les prescriptions personnalisées, lors des stimulations plurifolliculaires par FSH en injections intraveineuses quotidiennes, effectuées dans le service ou à domicile par une infirmière libérale.
- Communiquer au moment opportun la prescription d'hCG pour déclenchement de l'ovulation et indiquer la conduite à tenir :
  – stimulation simple : rappeler au couple que l'ovulation surviendra 36 heures plus tard et que les rapports doivent se situer dans la période précédant et suivant immédiatement l'injection ;
  – stimulation en vue d'une insémination avec sperme du conjoint ou de donneur : donner le rendez-vous de consultation pour insémination 36 heures après le déclenchement de l'ovulation et rappeler la marche à suivre selon la provenance du sperme ;
  – stimulation plurifolliculaire en vue d'une ponction folliculaire (recueil d'ovocytes pour FIV) :
    - préciser l'heure exacte de l'injection à domicile ou dans le service (entre 21 h et 23 heures généralement) à respecter strictement ;
    - planifier l'admission en hôpital de jour 36 heures plus tard ;
    - rappeler à la patiente qu'elle doit se présenter à jeun et que la présence de son conjoint est indispensable pour le recueil simultané de sperme ;
    - s'assurer que la patiente a eu une consultation préalable avec l'anesthésiste.
- En cas de stimulation plurifolliculaire, surveiller l'état clinique de la patiente et l'éduquer à dépister les troubles liés à l'hyperstimulation : œdèmes, douleurs pelviennes, épanchements séreux et risque thromboembolique.
- Lors des entretiens dans le service et des communications téléphoniques :
  – être à l'écoute de la patiente, lui permettre d'exprimer ses angoisses et ses désirs ;
  – la rassurer si elle est trop anxieuse, ou modérer prudemment son enthousiasme si nécessaire pour la préparer à l'éventualité d'un échec ;
  – répondre à ses questions et entendre ses demandes ;
  – instaurer une relation d'aide quand c'est nécessaire en situation d'échec thérapeutique.
- Aider à la réalisation d'une insémination ou d'un transfert embryonnaire par cathétérisme endo-utérin :
  – assister le médecin qui effectue l'acte ;
  – surveiller les réactions de la patiente pendant le cathétérisme (passage du col parfois difficile et douloureux, possible prémédication 1 h avant), et durant les 30 minutes de repos complet conseillé après transfert d'embryons ;
  – rassurer la patiente par une présence attentive.
- Effectuer l'injection d'hCG, si prescrite pour favoriser l'implantation après transfert embryonnaire.
- Planifier les rendez-vous de contrôle de grossesse :
  – dosage de la ß-hCG plasmatique au 14e jour après insémination ou transfert embryonnaire, pour vérifier l'évolution significative du taux avant de communiquer un résultat positif au couple ;

– échographie à la 4e semaine de grossesse, soit 6 semaines d'aménorrhée.

• Rappeler à la patiente qu'elle peut téléphoner en cas de besoin d'écoute, de conseils ou d'informations.

Rôle infirmier en hôpital de jour, lors d'une ponction ovocytaire

Accueillir le couple le matin à l'arrivée

Vérifier que le dossier est complet, avec observation de l'anesthésiste et consentement à l'intervention (recueil échoguidé de follicules par voie transvaginale, sous analgésie simple ou anesthésie générale de courte durée d'action selon la demande et le niveau d'anxiété).

Préparer la patiente

• Habillage en tenue de bloc opératoire.

• Pose d'une perfusion garde-veine (par exemple Ringer lactate).

• Antibiothérapie « de couverture » si prescrite ou sur protocole.

• Contrôle des constantes : température, pouls, pression artérielle.

• Faire uriner la patiente avant le départ pour le bloc opératoire.

• Assurer une présence rassurante et discrète auprès du couple jusqu'au moment du départ au bloc opératoire.

• Donner au conjoint toutes les indications nécessaires pour le recueil du sperme au laboratoire, réalisé juste après la ponction.

Surveiller la patiente après la ponction

• Réveil rapide, dans les 10-15 minutes qui suivent la ponction.

• Mise sous monitoring, et oxygénothérapie au masque si besoin, pendant une trentaine de minutes ; puis maintien au repos et surveillance des constantes et de la vigilance jusqu'à la sortie.

• Surveillance des saignements.

• Retrait de la perfusion environ 1 heure à 1 heure 30 après le retour, et petit-déjeuner proposé.

• Sortie et retour à domicile, accompagnée, 3 à 4 heures après la ponction, après visite du médecin.

• Conseils : repos dans les heures qui suivent ; pas de conduite automobile, pas d'ingestion d'alcool.

• Dans la perspective d'une fécondation réussie : donner un rendez-vous de consultation à 48 heures de la sortie en vue de réaliser le transfert d'embryons dans l'utérus, par cathétérisme.

Notes

vous devez savoir faire...

Actes infirmiers

- Préparer la patiente à l'intervention, dans un climat de confiance et de sécurité.
- Si l'intervention est prévue par cœlioscopie, en expliquer le principe et le déroulement à la patiente.
- Répondre aux questions de la patiente et lui fournir des informations fiables, en tenant compte de sa connaissance préalable du diagnostic et de l'acte chirurgical envisagé.
- Exécuter le protocole préopératoire, préparer le champ opératoire en fonction du type d'intervention prévu.
- Effectuer si nécessaire une toilette intime stérile.
- Mettre en œuvre la surveillance postopératoire, prévenir et dépister les complications spécifiques à la chirurgie du petit bassin et à la cœlioscopie le cas échéant.
- Clarifier avec la patiente son devenir gynécologique et obstétrical, en fonction de l'acte chirurgical pratiqué.
- Avant la sortie, donner à la patiente des conseils d'hygiène et d'autosurveillance personnalisés, en adéquation avec son problème de santé et l'intervention subie.

Diagnostics infirmiers

- Anxiété.
- Peur.
- Douleur aiguë.
- Fatigue.
- Constipation.
- Risque d'accident.
- Risque de déficit des volumes liquidiens.
- Risque de dysfonctionnement neuro-vasculaire périphérique.
- Risque d'infection.
- Rétention urinaire (après cure de prolapsus).
- Risque de diminution situationnelle de l'estime de soi.
- Deuil dysfonctionnel.
- Habitudes sexuelles perturbées.
- Rétablissement post-opératoire retardé.

→ pour intervention chirurgicale sur le petit bassin

donc vous devez savoir :

Connaissances requises

- Définir le principe et les buts d'une cœlioscopie.
- Citer des exemples d'actes chirurgicaux effectués sous cœlioscopie.
- Énoncer les limites de la technique opératoire par cœlioscopie.
- Nommer deux voies d'abord (autres que la cœlioscopie) utilisées pour la chirurgie du petit bassin.
- Définir les termes suivants : conisation, hystérectomie totale, hystérectomie conservatrice, lympho-colpo-hystérectomie (LCHE), salpingotomie, salpingectomie, annexectomie.
- Pour chacune de ces interventions, préciser l'incidence sur le devenir gynécologique et obstétrical de la femme.
- Expliquer succinctement en quoi consiste une cure chirurgicale de prolapsus.
- Nommer les soins spécifiques, pré- et postopératoires, de la chirurgie utérine et vaginale.
- Énoncer les conditions de réalisation d'une toilette intime stérile.
- Citer les trois types de complications communes aux interventions chirurgicales sur le petit bassin et les complications propres à la chirurgie par cœlioscopie.
- Nommer les éléments de surveillance, les modes de prévention et les signes cliniques de ces complications.
- Justifier anatomiquement l'origine des douleurs scapulaires consécutives à la cœlioscopie.
- Citer et justifier les conseils à prodiguer à la patiente avant sa sortie.
- Nommer les examens du bilan d'extension du cancer du col utérin.

Laparotomie

Définition

Chirurgie pratiquée après incision de la paroi abdominale.

Indications

Toute la chirurgie pelvienne et abdominale peut être réalisée par laparotomie : hystérectomie, ovariectomie ou annexectomie, curages ganglionnaires, fixation des organes pelviens dans les cures de prolapsus ou d'incontinence urinaire.

Préparation de l'opérée

La patiente doit idéalement être à jeun depuis au moins 6 heures.

Une toilette complète est recommandée le matin de l'intervention, avec une solution antiseptique.

La tonte doit intéresser le pubis et la paroi abdominale antérieure.

La plupart des chirurgiens, en dehors de l'urgence, recommandent une préparation digestive de l'opérée avec un régime sans résidu pendant les 5 jours précédant l'intervention, et un lavement évacuateur la veille.

Le matin de l'intervention, l'infirmière doit s'assurer que le dossier de la patiente est complet et que les examens biologiques demandés ont été récupérés. Un sédatif léger est souvent prescrit à titre de prémédication une heure avant le départ pour le bloc opératoire.

Installation de l'opérée

La patiente est installée en décubitus dorsal, les bras en croix ou le long du corps. Il faut veiller pendant toute l'intervention à ce que le chirurgien ne repousse pas accidentellement un bras en abduction forcée, ce qui représente un risque d'élongation du plexus brachial.

L'infirmière met en place de façon stérile une sonde vésicale.

Après badigeonnage avec un antiseptique, les champs opératoires sont placés pour recouvrir l'opérée, laissant libre une surface rectangulaire de paroi abdominale antérieure.

Technique opératoire

Les différentes incisions sont décrites dans le *schéma 13*. L'incision de choix en gynécologie est l'*incision de Pfannenstiel*, horizontale sur la peau et l'aponévrose, au niveau des poils pubiens, puis verticale pour le péritoine, entre les muscles grands droits de l'abdomen. Cette incision permet un bon

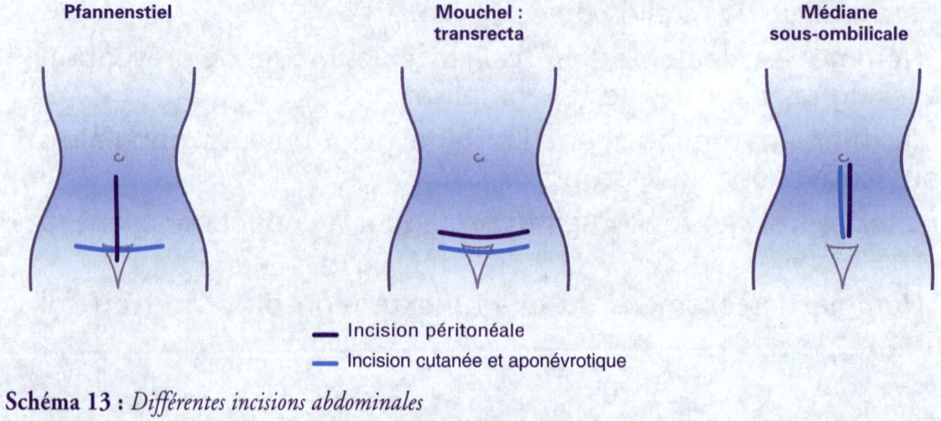

Schéma 13 : *Différentes incisions abdominales*

accès au petit bassin, tout en étant esthétique et en respectant les plans musculaires. On peut également utiliser l'incision de Mouchel ou transrecta, horizontale sur la peau et l'aponévrose, mais également au niveau des plans musculaires (section des muscles grands droits) et du péritoine. Cette deuxième incision permet un jour plus grand, notamment latéralement, mais peut avoir des séquelles sur la musculature abdominale. Enfin, l'incision médiane verticale peut être utilisée, notamment pour les très grosses tumeurs qui remontent au-dessus de l'ombilic, ou dans les cancers de l'ovaire où elle peut être prolongée vers le haut pour réaliser l'ablation des ganglions de la chaîne lombo-aortique.

Après une exploration complète de la cavité abdominale, l'opérateur met en place des champs en tissus humides pour refouler l'intestin, et des écarteurs autostatiques. Il procède ensuite à l'intervention proprement dite.

À la fin de l'intervention, l'infirmière doit compter les champs opératoires et les compresses. L'opérateur met parfois en place des drains aspiratifs ou non, dont l'infirmière doit noter l'emplacement exact pour guider les soins postopératoires. Le pansement sera simple ou compressif selon les cas.

Complications

Hémorragie

En dehors des complications propres à chaque intervention, et qui sont décrits dans les chapitres de pathologie, il faut surveiller en postopératoire l'absence de saignement au niveau du pansement et savoir dépister une hémorragie interne devant des douleurs abdominales intenses, une pâleur, une soif, une tachycardie et une chute tensionnelle. Le chirurgien devra être alors immédiatement averti.

Infection urinaire

C'est la complication la plus fréquente de la chirurgie abdominale. Elle est souvent recherchée systématiquement par un examen cytobactériologique des urines à l'ablation de la sonde urinaire.

Abcès de paroi

Il peut se manifester initialement par une cicatrice douloureuse et inflammatoire, puis par un écoulement louche par la cicatrice, parfois par une fièvre. Lorsqu'il est plus profond, il est diagnostiqué par l'échographie ou le scanner. Dans ce dernier cas, il doit conduire à une réintervention avec drainage.

Complications thromboemboliques

La chirurgie pelvienne est un facteur de risque de survenue d'une phlébite de la jambe (douleur et augmentation de volume d'un mollet, fièvre) qui peut se compliquer d'embolie pulmonaire (tachycardie, dyspnée, douleur thoracique).

De façon plus rare, il peut survenir des thrombophlébites pelviennes qui correspondent le plus souvent à des thromboses des veines ovariennes. Elles se manifestent par une fièvre postopératoire résistant aux antibiotiques, et parfois par des douleurs au toucher vaginal. Le diagnostic est difficile, et peut être fait par l'échographie doppler dans des mains entraînées ou plus souvent au scanner abdominal avec injection.

Pour éviter ces complications, un traitement anticoagulant par héparine de bas poids moléculaire sous-cutanée est prescrit à toutes les opérées du pelvis. En cas de phlébite avérée, les doses d'anticoagulant seront augmentées.

Cœlioscopie

Définition

La cœlioscopie est une intervention chirurgicale qui consiste à insuffler dans la cavité abdominale du gaz carbonique, puis à introduire par l'ombilic un système optique éclairé par une lumière froide, système sur lequel est fixée une caméra qui permet de retranscrire l'image sur un écran. On visualise ainsi l'ensemble de la cavité abdominale, et on peut effectuer de nombreux gestes chirurgicaux à l'aide d'instruments (pinces, ciseaux, lavage-aspiration, coagulation) introduits par 2 ou 3 incisions de quelques millimètres au niveau du pubis. Cette technique a l'avantage d'éviter les cicatrices abdominales inesthétiques et de diminuer les douleurs postopératoires.

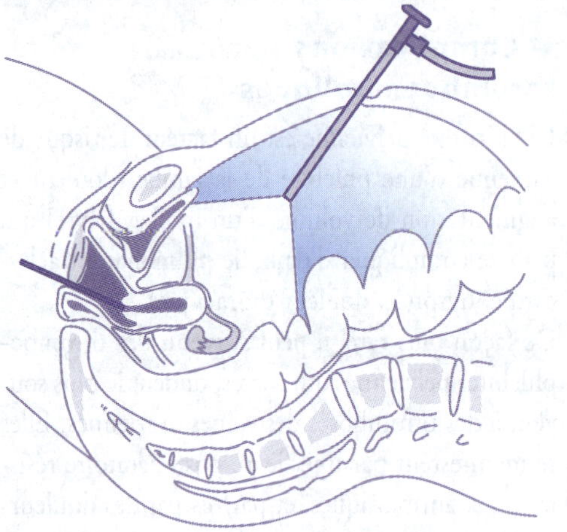

Schéma 14 : *Cœlioscopie diagnostique*

Indications

Pratiquement toute la chirurgie pelvienne et abdominale peut être réalisée par cœlioscopie, et les indications sont fonction de l'expérience de l'opérateur. Les limites de la technique sont liées à la taille de la pièce opératoire à extraire, et au risque de plaies des organes voisins en cas d'adhérences multiples entre les viscères.

Préparation de l'opérée

La patiente doit idéalement être à jeun depuis au moins 6 heures.
Une toilette complète est recommandée le matin de l'intervention, avec une solution antiseptique. La tonte doit intéresser le pubis et la paroi abdominale antérieure.
La plupart des chirurgiens, en dehors de l'urgence, recommandent une préparation digestive de l'opérée avec un régime sans résidu pendant les 5 jours précédant l'intervention, et un lavement la veille. Ceci permet de diminuer le remplissage de l'intestin et notamment du sigmoïde, qui est souvent gênant lors de la chirurgie pelvienne.
Le matin de l'intervention, l'infirmière doit s'assurer que le dossier de la patiente est complet et que les examens biologiques demandés ont été récupérés.
Un sédatif léger est souvent prescrit à titre de prémédication une heure avant le départ pour le bloc opératoire.

Installation de l'opérée

La patiente est installée en décubitus dorsal, les bras en croix ou le long du corps. Il faut veiller pendant toute l'intervention à ce que le chirurgien ne repousse pas accidentellement un bras en abduction forcée, ce qui représente un risque d'élongation du plexus brachial.
Les jambes sont placées sur des supports mobiles, horizontales mais écartées afin de permettre un abord périnéal.
La table est ensuite inclinée avec la tête vers le bas (position de Trendelenburg) pour faire remonter les intestins sous les coupoles diaphragmatiques et libérer la région pelvienne.
La colonne de matériel, qui comprend l'insufflateur de gaz carbonique, la source de lumière froide, la caméra et la télévision, est placée soit contre la jambe droite de la patiente (pour un opérateur droitier), soit à ses pieds.
La panseuse doit toujours prévoir une boîte de matériel de laparotomie car, en cas de difficultés opératoires, il peut être décidé d'ouvrir la paroi abdominale pour opérer « à ventre ouvert ». La patiente doit d'ailleurs en être toujours informée par son chirurgien avant l'intervention.

Après badigeonnage avec un antiseptique, les champs opératoires sont placés pour recouvrir l'opérée, laissant libre une surface de paroi abdominale antérieure généralement triangulaire à pointe supérieure au-dessus de l'ombilic d'une part, et la région périnéale d'autre part. Il faut veiller pendant toute l'intervention à ce que ces deux champs opératoires restent distincts, avec des opérateurs et des instruments différents, afin d'éviter une contamination abdominale à partir de germes vaginaux ou rectaux.

Technique opératoire

La sonde urinaire est placée stérilement par l'opérateur.

Dans la majorité des cas, il met également en place par voie vaginale une canule dans l'utérus, afin de pouvoir le mobiliser pour exposer les différents organes pelviens.

Pour remplir de gaz l'abdomen, deux techniques sont utilisables :

- **la cœlioscopie classique** consiste à ponctionner la paroi abdominale avec une aiguille métallique, puis à s'assurer que son extrémité est bien dans la cavité péritonéale, qui à l'état normal est virtuelle, constituée des deux feuillets péritonéaux (pariétal et viscéral) accolés. On utilise pour cela une seringue en verre remplie d'air, qui est reliée à l'aiguille métallique. Lorsque le chirurgien soulève avec une main la peau du ventre de l'opérée, si l'aiguille est bien dans la cavité péritonéale, il se crée une dépression et le piston de la seringue descend. On peut alors brancher le tuyau d'insufflation sur l'aiguille et « gonfler » le ventre avec le gaz. Ensuite, la paroi abdominale étant éloignée des organes intra-abdominaux, on peut introduire dans l'ombilic un trocart de 10 mm dans lequel est glissée l'optique reliée à la caméra ;
- **l'open-cœlioscopie** a pour but d'éviter la ponction aveugle avec l'aiguille, source de plaies digestives ou vasculaires ; elle consiste à pratiquer d'emblée l'incision ombilicale de 10 mm avec un bistouri, des ciseaux et des écarteurs, puis à ouvrir le péritoine sous contrôle de la vue et à glisser dedans le trocart de 10 mm contenant l'optique. On gonfle ensuite la cavité abdominale avec du gaz carbonique.

Après une exploration complète de la cavité abdominale, l'opérateur met en place des trocarts de 5 ou 10 mm au niveau du pubis, dans lequel il glisse des instruments à long manche. Tous les gestes opératoires (dissection, ligatures, coagulation, etc.) peuvent ensuite être réalisés.

Les pièces opératoires, fractionnées si elles sont volumineuses, peuvent être introduites dans un petit sac plastifié glissé dans un trocart, et être extraites par un des orifices sus-pubiens, éventuellement agrandi.

Lorsque l'intervention est terminée, le gaz est vidé le plus complètement possible par un trocart, et les orifices sont refermés. La canule utérine est retirée, ainsi que la sonde urinaire dans la majorité des cas.

Complications

Plaies vasculaires lors de la ponction à l'aiguille ou l'introduction d'un trocart

Elles sont rares mais parfois dramatiques, se traduisant par une hémorragie aiguë avec chute tensionnelle, surtout lorsqu'elles intéressent l'aorte ou la veine cave. Elles nécessitent une laparotomie en urgence et une suture vasculaire.

Moins exceptionnelles sont les blessures des pédicules épigastriques lors de la mise en place des trocarts sus-pubiens. Elles ne sont pas toujours diagnostiquées en peropératoire et se traduisent dans les heures qui suivent l'intervention par des signes d'hémopéritoine (douleurs abdominales, pâleur, tachycardie, anémie) qui nécessitent une reprise chirurgicale.

Plaies digestives

Il peut s'agir soit de plaies à l'aiguille d'insufflation ou lors de l'introduction d'un trocart, soit de brûlures avec les instruments de coagulation.
Lorsqu'elles sont diagnostiquées pendant l'intervention, elles nécessitent une suture digestive et les suites sont généralement simples. Par contre, lorsqu'elles passent inaperçues, elles se manifestent secondairement par de la fièvre et des troubles digestifs, et peuvent évoluer vers une péritonite.

Complications thromboemboliques

Elles sont beaucoup plus rares qu'après une laparotomie, et l'héparinothérapie préventive n'est généralement pas indiquée, sauf dans la pathologie cancéreuse et chez les femmes à risque.

Hystéroscopie opératoire

Définition

L'hystéroscopie opératoire est une hystéroscopie, c'est-à-dire l'introduction dans la cavité utérine, par le col de l'utérus, d'un système optique, éclairé par une lumière froide et relié à une caméra, qui comprend un système d'irrigation-aspiration et une anse électrique, la rendant opératoire.
Cette intervention se réalise selon l'état de santé et le désir de la patiente sous anesthésie générale ou locorégionale (rachianesthésie).

Indications

Toute la chirurgie endo-utérine : ablation de fibrome sous-muqueux, de polype, voire de tout l'endomètre chez les femmes en périménopause.
Résection de cloisons utérines et cures de synéchies (accolement anormal des parois de l'utérus).

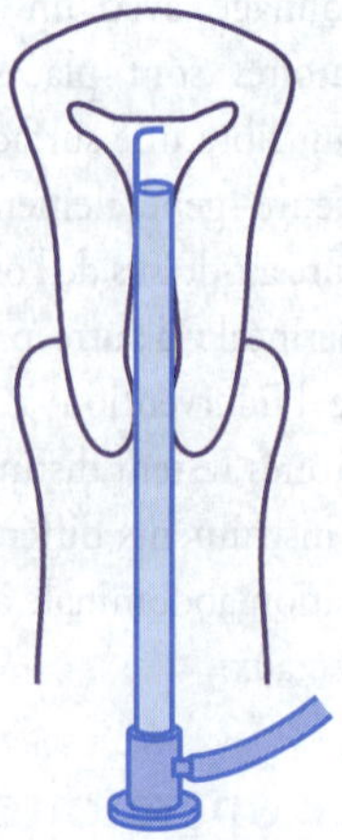

Schéma 15 : *Principe de l'hystéroscopie*

Préparation de l'opérée

La patiente doit être à jeun depuis au moins 6 heures.
Le matin de l'intervention, l'infirmière doit s'assurer que le dossier de la patiente est complet et que les examens biologiques demandés ont été récupérés.
Un sédatif léger est souvent prescrit à titre de prémédication une heure avant le départ pour le bloc opératoire.
Vérifier si le chirurgien a prescrit des prostaglandines (Cytotec®) la veille ou le jour de l'intervention pour faciliter la dilatation du col.

Installation de l'opérée

La patiente est installée en position gynécologique, en veillant à ce que les appuis des jambes ne se fassent pas sur la face externe, pour éviter une compression secondaire des nerfs sciatiques poplités externes.
La colonne de matériel, qui comprend l'insufflateur de gaz carbonique, la source de lumière froide, la caméra et la télévision, est placée en général contre le flanc droit de l'opérée.
Après badigeonnage avec un antiseptique, les champs opératoires sont placés pour recouvrir l'opérée, laissant libre la région périnéale.

Technique opératoire

La sonde urinaire est placée stérilement par l'opérateur.
Après pose d'un spéculum, le chirurgien dilate le col de l'utérus avec des bougies de calibre croissant pour permettre l'introduction de l'hystéroscope (11 mm en général pour un hystéroscope opératoire).
L'irrigation de la cavité utérine est nécessaire pour éliminer le sang et permettre une vision nette. Elle se fait au glycocolle (milieu isolant pour éviter de créer des arcs électriques, dont les quantités administrées et réaspirées sont systématiquement notées).
Après une exploration complète de la cavité utérine, l'opérateur coupe avec l'anse électrique les tissus à enlever, puis les récupère avec une curette.

Complications

Perforation utérine

C'est la complication la plus fréquente, qui peut survenir soit lors de la dilation du col, soit lors de la résection trop profonde d'un fibrome dont la base était trop près de la séreuse utérine (d'où l'importance du repérage précis de la localisation à l'échographie).
Lorsque le chirurgien se rend compte qu'il a perforé l'utérus, il arrête l'intervention et surveille les saignements. S'ils sont abondants, il pratique en urgence une suture de l'utérus soit par cœlioscopie, soit par laparotomie. Le plus souvent, ils sont peu abondants et la patiente est surveillée avec un traitement antibiotique systématique pour prévenir l'infection. La perforation non diagnostiquée en peropératoire est beaucoup plus grave et non exceptionnelle. Elle peut se manifester par des saignements anormaux, des douleurs abdominales et de la fièvre, voire des troubles du transit s'il y a eu brûlure d'une anse digestive. Ces signes survenant en postopératoire d'une hystéroscopie opératoire difficile doivent conduire à une cœlioscopie diagnostique en urgence.

Hyponatrémie

Elle est la conséquence d'un passage intravasculaire important du glycocolle. Elle survient le plus souvent après des interventions longues, où la quantité de glycocolle réaspirée est très inférieure à celle introduite dans l'utérus. Ce glycocolle passe dans les trompes et s'accumule dans la cavité péritonéale, où il est réabsorbé dans le sang, provoquant notamment une hyponatrémie qui se manifeste par des troubles de la conscience (confusion puis coma, parfois convulsions). Un ionogramme est donc systématiquement pratiqué quelques heures après une hystéroscopie opératoire lorsqu'il existe une « perte » importante de glycocolle en peropératoire.

Chirurgie par voie basse

Définition

Chirurgie réalisée par une incision périnéale, sans incision abdominale. Elle peut être réalisée sous anesthésie générale ou locorégionale (rachianesthésie ou péridurale).

Indications

Hystérectomies et cures de prolapsus, conisation du col.

Préparation de l'opérée

La patiente doit idéalement être à jeun depuis au moins 6 heures.
Le matin de l'intervention, l'infirmière doit s'assurer que le dossier de la patiente est complet et que les examens biologiques demandés ont été récupérés.
Un sédatif léger est souvent prescrit à titre de prémédication une heure avant le départ pour le bloc opératoire.

Installation de l'opérée

La patiente est installée en position gynécologique, en veillant à ce que les appuis des jambes ne se fassent pas sur la face externe, pour éviter une compression secondaire des nerfs sciatiques poplités externes. Les cuisses sont fortement fléchies sur l'abdomen, et les fesses sont juste au niveau du bord de la table.

Après badigeonnage avec un antiseptique, les champs opératoires sont placés pour recouvrir l'opérée, laissant libre la région périnéale.

Technique opératoire

Une sonde urinaire est généralement placée stérilement par l'opérateur.

À l'aide de valves, l'opérateur visualise la cavité vaginale et pratique les incisions nécessaires selon le type d'intervention *(voir les prolapsus dans « Pathologie de l'utérus », chapitre 1).*

Il n'y a pas de pansement, parfois une mèche vaginale compressive dont l'heure d'ablation prévue doit être notée sur la fiche de transmission postopératoire.

Complications

Hémorragie

Elle est le plus souvent extériorisée, de diagnostic facile, mais peut aussi, en cas de lâchage d'un pédicule vasculaire intra-abdominal, provoquer un hémopéritoine, qui se traduit par des douleurs abdominales irradiant dans les épaules, une pâleur, une tachycardie et une anémie qui nécessitent une reprise chirurgicale en urgence.

Plaie vésicale

Elle est fréquente. Lorsqu'elle est suspectée en peropératoire, elle est confirmée par le remplissage de la vessie au bleu de méthylène qui visualise la fuite, et est suturée immédiatement. La sonde urinaire est alors généralement laissée en place quelques jours, et les suites sont simples le plus souvent.

Lorsqu'elle passe inaperçue, elle se manifeste par des écoulements liquidiens permanents, et peut être visualisée à distance de l'intervention par un remplissage de la vessie avec du bleu. Elle nécessite presque toujours une reprise chirurgicale.

Plaie digestive

Elle n'est pas exceptionnelle et a déjà été décrite plus haut *(voir « Cœlioscopie »).* Sa gravité est majorée par un diagnostic tardif, au stade de péritonite.

Complications thromboemboliques

Elles sont aussi fréquentes qu'après une laparotomie et nécessitent le même traitement prophylactique.

Prise en charge infirmière

Approche relationnelle

- Quels que soient l'organe cible de l'intervention (vagin, col ou corps utérin, annexes) et la voie d'abord utilisée (transvaginale ou pariétale), la chirurgie gynécologique implique des soins qui ont trait à l'intimité de la femme et nécessitent tact et respect de sa pudeur. Dans tous les cas il faut se rappeler que l'on a en face de soi une patiente qui peut être :
  - anxieuse de par l'incertitude du diagnostic, la crainte de l'anesthésie ou du geste chirurgical, les conséquences attendues de l'intervention sur son devenir sexuel et obstétrical ;
  - fatiguée par la multiplication des explorations diagnostiques, voire une curiethérapie endocavitaire préalable à la chirurgie dans le cas de cancer invasif.

• **Patientes hospitalisées en vue d'une hystérectomie :** l'utérus est investi de toute une symbolique de la maternité et de la féminité qu'il faut prendre en compte dans l'approche relationnelle des femmes devant subir une hystérectomie, indépendamment de leur âge. Nombre d'entre elles (et/ou leur partenaire) sont convaincues par ailleurs d'une altération du plaisir dans les relations sexuelles liée à l'ablation de leur utérus. Les aider à lutter contre cette crainte non fondée implique une écoute attentive, dans une relation de confiance, et une information respectueuse de leurs valeurs et du vécu de chacune.

• **Chez une femme en âge de procréer**, le renoncement au désir de maternité, suite à une hystérectomie et/ou une ovariectomie bilatérale, représente un traumatisme supplémentaire. Pour celles dont le groupe d'appartenance ethnique et culturel valorise essentiellement la femme par sa fonction sociale de reproduction, l'hystérectomie entraînera une perturbation du rôle et un bouleversement du statut au sein de la communauté.

• Enfin, une **ovariectomie bilatérale chez une femme en période d'activité sexuelle** induit une ménopause postchirurgicale qui impose la contrainte d'un traitement substitutif, si toutefois ce dernier n'est pas contre-indiqué.

• Il s'agit donc de femmes qui ont à faire le deuil, non seulement d'une partie de leur corps et de la représentation qu'elles en avaient, mais éventuellement aussi d'un projet de vie qu'elles avaient élaboré seules ou en couple.

• Tout en respectant la pudeur des personnes à évoquer l'intimité de leur être et de leur vie relationnelle, les soignants tenteront de cerner chez chaque femme le ressenti de cette situation, afin de l'aider à la gérer en mobilisant toutes ses ressources.

Accueil et soins en période préopératoire

Particularité d'une intervention par cœlioscopie : l'hospitalisation est de courte durée, excédant rarement 72 heures ; la patiente est admise dans le service la veille ou le jour même de l'intervention.

Accueillir la patiente

• Lui présenter le service et les personnes référentes.

• L'installer confortablement dans sa chambre, l'informer des horaires de visite et des possibilités de communication avec l'extérieur.

• Vérifier que la patiente a bénéficié d'une consultation préalable en anesthésiologie et que son dossier contient :
– l'autorisation d'opérer (incluant l'accord de la patiente pour d'éventuels gestes complémentaires à une cœlioscopie) ;
– la carte de groupe sanguin avec Rhésus et recherche récente d'agglutinines irrégulières ;
– les résultats du bilan pré-anesthésie (notamment NFS, bilan d'hémostase, ionogramme sanguin, glycémie, créatininémie) ; s'assurer qu'ils ne présentent pas d'anomalie contre-indiquant l'intervention ;
– tous les résultats des examens complémentaires réalisés antérieurement.

• Compléter le bilan si besoin.

• Prendre connaissance des prescriptions préopératoires (anesthésiste et chirurgien) et effectuer leur mise en œuvre.

• S'informer auprès du médecin de ce que la patiente connaît précisément de son diagnostic et de l'intervention prévue, pour pouvoir répondre de façon adaptée à ses questions.

• Expliquer à la patiente, si besoin, le principe et le déroulement de la cœlioscopie, la rassurer sur les suites simples de l'intervention ; la prévenir qu'elle peut ressentir des douleurs abdominales et scapulaires en postopératoire, que celles-ci seront transitoires et qu'elles pourront être soulagées par des antalgiques.

Apprécier et surveiller l'état général de la patiente, et la préparer à l'intervention

- Contrôler les paramètres vitaux : pouls, pression artérielle, température.
- Noter si : douleurs, agitation ou prostration, fatigue, saignements (aspect et abondance), sueurs…
- Vérifier que la patiente a bien signalé en consultation d'anesthésie tout problème particulier, traitement en cours, allergie connue…
- Permettre à la patiente d'exprimer ses craintes et son ressenti, répondre à ses questions dans un climat sécurisant, l'informer des suites opératoires prévisibles.
- Être à l'écoute de ses vœux quant aux personnes de l'entourage à prévenir en cas d'urgence, les visites qu'elle accepte ou préfère différer…

➡ La veille de l'intervention

- Maintenir une atmosphère calme et sécurisante.
- Soins de propreté : douche ou bain, retrait du vernis à ongles…
- Selon l'abord chirurgical prévu et les gestes complémentaires envisagés : tonte pubienne, et abdominale si nécessaire.
- Avant une cœlioscopie, vérifier que la patiente a bien observé la prescription d'un régime alimentaire sans résidu depuis cinq jours.
- Assurer, sur prescription, la vacuité intestinale : préparation du côlon par un lavement évacuateur unidose type Normacol®, sauf si contre-indication (fragilisation après irradiation locale).
- Servir un dîner léger le soir et prévenir la patiente qu'elle devra rester à jeun à partir de minuit ; lui préciser qu'elle ne devra ni boire ni fumer.
- Donner un anxiolytique ou un hypnotique léger, avant la nuit, sur protocole ou prescription personnalisée pour une patiente très anxieuse.

➡ Le jour de l'intervention

- Si la patiente entre le jour même de l'intervention : lui faire préciser si elle est bien à jeun, et effectuer la tonte du champ opératoire.
- Douche antiseptique (Bétadine® moussante ou équivalent).
- Toilette intime stérile si nécessaire :
  - indications : hygiène des organes génitaux externes avant et après chirurgie gynécologique ;
  - préparation du matériel :
  - alèse ou cellulose pour la protection du lit,
  - bassin,
  - coton,
  - réniforme et sac jetable pour recueillir le matériel souillé,
  - gants et compresses stériles,
  - savon liquide stérile,
  - poche à perfusion de sérum physiologique à température ambiante et tubulure stérile,
  - garnitures stériles,
  - si malade porteuse d'une sonde vésicale : antiseptique pour nettoyer la sonde ;
- – **prévenir la patiente du soin**, et prévoir avec elle un slip de rechange ;
- – technique du soin :
  - se laver les mains,
  - installer la patiente sur le bassin préalablement désinfecté, en prenant soin de préserver sa pudeur et en protégeant les draps par une alèse ou de la cellulose glissée sous le bassin ;
  - disposer des tampons de coton dans les plis inguinaux, pour canaliser l'écoulement de l'eau et éviter de mouiller abusivement la patiente et le lit ;
  - fixer la poche de sérum physiologique au support ;
  - préparer des compresses stériles imprégnées de savon liquide ;

- mouiller largement le pubis et le périnée ;
- mettre les gants stériles et savonner successivement, en procédant toujours de la symphyse pubienne vers l'anus, sans retour, et en changeant de compresse à chaque passage : le haut des cuisses, le pubis, les grandes lèvres, les petites lèvres (en tenant de deux doigts les grandes lèvres écartées), le méat urinaire, l'anus ;
- rincer abondamment au sérum physiologique, en prenant soin de toujours diriger son écoulement du pubis vers l'anus ;
- sécher avec des compresses stériles, en respectant le même sens de procédure ;
- enlever les protections des plis inguinaux et sécher ;
- essuyer le siège de la patiente avec la protection de lit, en enlevant le bassin ;
- lui donner une garniture stérile et un slip propre, et l'aider à se réinstaller ;

– noter le soin et les observations éventuelles.

- Faire enlever bijoux et prothèse dentaire si la patiente en est porteuse.
- Faire revêtir la tenue de bloc opératoire (blouse « américaine », bonnet et chaussons à usage unique) ; sur prescription ou protocole, mise en place de bas de contention type « bas à varices ».
- Prémédiquer, sur prescription du médecin anesthésiste, 45 minutes à 1 heure avant le départ au bloc opératoire.
- Assurer une présence rassurante auprès de la patiente ou, si tel est son désir, respecter son besoin de solitude pour « se préparer » tout en la surveillant attentivement.
- Effectuer un ultime contrôle, avant le départ au bloc opératoire, des constantes qui serviront de base de référence à la surveillance postopératoire : pression artérielle, fréquence cardiaque et température.
- Vérifier que le dossier est complet avant de le transmettre.
- La préparation du champ opératoire, la pose de perfusion intraveineuse et de sonde vésicale sont généralement réalisées au bloc opératoire.

➡ Pendant l'intervention, préparer la chambre

- Réfection du lit, avec couverture supplémentaire (hypothermie postopératoire).
- Vérification du matériel de surveillance.
- Prévoir, en fonction de l'intervention pratiquée : fixateur de poche vésicale au lit, pied à sérum, fixations des drains et matériel pour oxygénothérapie en cas de nécessité.

Soins et surveillance au retour de la salle de réveil, J0

La patiente est porteuse d'une perfusion intraveineuse, souvent d'une sonde vésicale maintenue en place pendant 24 heures pour surveiller la diurèse. En fonction de l'intervention et des techniques opératoires du service, elle peut également avoir : 1 ou 2 drains aspiratifs (drainaflack, Redon, etc.), mèche ou lame vaginales.
Selon le caractère douloureux de l'intervention et les habitudes du service, la patiente peut également être porteuse d'une PCA (ou ACP, analgésie contrôlée par la patiente) lui délivrant un morphinique en continu et/ou à la demande par injection de bolus, à doses pré-programmées par le médecin anesthésiste.

Après une cœlioscopie

- Généralement, la sonde vésicale est retirée avant le retour en hospitalisation.
- L'incision sous-ombilicale d'environ 1 cm est fermée par un ou deux fils, agrafes, ou simplement par bandelettes stériles adhésives type Steristrip®, et protégée sous un pansement stérile.
- Parfois, l'intervention a nécessité la réalisation d'une micro-laparotomie sus-pubienne.
- Installer la patiente à plat dans son lit, en position latérale de sécurité de préférence si elle n'est pas totalement réveillée ; après une cœlioscopie, le réveil est habituellement plus rapide car l'anesthésie est généralement de plus courte durée, mais elle

peut varier en fonction de gestes associés ou de possibles complications peropératoires.

- Connecter les drainages et la perfusion à leur support respectif. Vérifier l'intégrité des systèmes, le reflux veineux de la perfusion et en régler le débit.
- Rassurer la patiente, lui signaler qu'elle est revenue dans sa chambre, mettre la sonnette d'appel à portée de sa main en cas de besoin, la prévenir de fréquentes visites des soignants pour assurer sa surveillance.
- Prendre connaissance de la feuille d'anesthésie, de l'intervention pratiquée, des éventuels incidents peropératoires et des prescriptions à mettre en œuvre.

Surveillance post-anesthésie générale

- Contrôler le pouls, la pression artérielle, la température, la fréquence respiratoire, la vigilance et les réactions aux stimuli : toutes les heures jusqu'au réveil complet, puis toutes les 3 heures.
- Observer le faciès de la patiente, ses réactions et la coloration de ses téguments.
- Signaler toute variation anormale des constantes et toute modification notoire du comportement ou de la vigilance.
- Surveiller le débit de la perfusion, le reflux et le trajet veineux.

Prise en charge de la douleur

- Dépister et traiter de possibles douleurs post-cœlioscopie :
  - l'abdomen peut être douloureux par suite de la distension per-cœlioscopique et des gestes pratiqués ;
  - le gaz carbonique insufflé pour réaliser le pneumopéritoine peut irriter la région sous-diaphragmatique et être responsable de douleurs scapulaires (irradiation aux épaules par excitation du nerf phrénique).
- Expliquer simplement à la patiente l'origine de ces douleurs et la rassurer sur leur caractère transitoire : elles vont disparaître en quelques heures avec la résorption du pneumopéritoine résiduel. L'aider à s'installer dans une position antalgique et calmer par l'apport d'antalgiques, sur prescription ou selon le protocole habituel du service.
- Pour toute chirurgie aux suites douloureuses : mettre en œuvre le protocole analgésique du service, ou la prescription individuelle d'antalgiques à doses efficaces et assurant une protection continue. Si PCA, surveiller le bon fonctionnement du pousse-seringue électrique informatisé, et alerter l'anesthésiste en cas de problème.
- Évaluer l'efficacité du traitement par une observation attentive de la patiente. Une analgésie insuffisante peut être dépistée sur les signes suivants : agitation ou au contraire prostration, crispation douloureuse du visage, plaintes, gémissements, pleurs, position antalgique.
- Lorsque la patiente est réveillée, lui demander si elle se sent suffisamment soulagée par le traitement institué. L'évaluation doit être systématique, quantitative et répétée plusieurs fois par jour pour ajuster le traitement ; elle peut être réalisée au moyen d'outils tels que l'échelle verbale simple, l'échelle numérique simple ou l'échelle visuelle analogique (EVA).

Dépister le risque hémorragique

- Surveillance locale du site d'intervention, aspect du ou des pansement(s) de paroi et saignements extériorisés à la vulve.
- Surveillance de la mèche ou de la lame vaginale le cas échéant.
- Noter l'aspect et le volume des sérosités recueillies dans les drains aspiratifs et changer les flacons selon protocole.
- Évaluer la diurèse en la comparant au volume des entrées (perfusion intraveineuse) : l'oligurie est un possible signe d'hémorragie non extériorisée. Surveiller l'aspect des urines, surtout la première miction, pour dépister une hématurie.
- Dépister les signes généraux suspects tels que soif intense, agitation ou prostration subite, pâleur, modification des constantes hémodynamiques, marbrures cutanées.

• Signaler en urgence : chute de pression artérielle, oligurie, saignement hémorragique ou brusque changement de comportement.

• Après une cœlioscopie, outre le risque d'hémorragie par insuffisance d'hémostase, dépister le risque de lésions vasculaires ou digestives non détectées en cours d'intervention et se manifestant par : des douleurs abdominales violentes, une défense locale, des troubles hémodynamiques voire un état de choc.

Prévenir et dépister le risque thromboembolique, accru dans toute chirurgie du petit bassin

• Bien que plus rare chez les patientes opérées par cœlioscopie, le risque ne doit pas être totalement écarté dans leur prise en charge.

• Prévenir le risque par des mouvements passifs et actifs des jambes, et un lever précoce le soir même ou le lendemain de l'intervention.

• Poursuivre l'application du protocole de prévention : port de bas de contention, et traitement anticoagulant par héparine de bas poids moléculaire à dose préventive (une injection sous-cutanée le soir). Celui-ci n'est pas toujours justifié après cœlioscopie, et dépend de la pathologie en cause et/ou des antécédents de la patiente.

• Dépister :

– les signes de phlébite :
  - locaux : fourmillements des orteils de localisation unilatérale, chaleur du mollet, diminution de son ballottement, douleur augmentée à l'effort ou à la dorsiflexion du pied… ;
  - généraux : dissociation pouls/température ;

– les signes d'embolie pulmonaire : douleur thoracique, fièvre, tachycardie, dyspnée, car la phlébite peut être pelvienne donc asymptomatique.

Prévenir le risque infectieux

• Préserver l'étanchéité du ou des pansements.

• Respecter strictement les règles d'asepsie lors de leur réfection si nécessaire, des manipulations des systèmes de drainage et de la perfusion intraveineuse ; surveiller le point d'introduction cutané.

• Si chirurgie par voie basse ou suture vaginale : faire une toilette intime stérile au moins une fois par équipe (plus, si nécessaire, notamment si sonde vésicale laissée en place, et après selle). Garnitures (parfois stériles) changées aussi souvent que nécessaire, mises à disposition de la patiente.

Lorsque la patiente est totalement réveillée

• Lui expliquer succinctement comment s'est déroulée l'intervention, répondre à ses questions dans la limite des compétences imparties et lui signaler au besoin que le chirurgien pourra lui donner plus amples informations.

• Lui transmettre d'éventuels messages de ses proches, et autoriser les visites si elle n'est pas trop fatiguée.

Soins et surveillance à J1 et suivants

Surveillance

• Elle est à poursuivre pendant plusieurs jours, en adéquation avec l'intervention subie et l'évolution.

• Contrôle des constantes au moins une fois par équipe.

• Dépistage du risque hémorragique retardé (lâchage de suture).

• Prévention et dépistage du risque thromboembolique : premier lever sous contrôle (pouls, pression artérielle, surveillance des réactions).

• Prévention et dépistage du risque infectieux, de manifestation plus tardive :

– maintien des mesures d'asepsie lors de la réfection du pansement ;

– dépistage sur les signes généraux : hyperthermie, sueurs, frissons ; faire des hémocultures si fièvre ;

– surveillance de la plaie opératoire si laparotomie, de l'incision sous-ombilicale si cœlioscopie (dépister une rougeur, un suintement), des pertes vaginales (aspect, odeur) et des sérosités recueillies dans les drainages.

- Surveiller la reprise du transit sur l'apparition de gaz autorisant la reprise d'une alimentation légère, puis selles. Dépister le risque occlusif, et les troubles digestifs pouvant être liés à une lésion digestive per-cœlioscopique.
- Après cure de prolapsus, dépister un risque de rétention urinaire.
- Surveillance biologique, selon prescription et état de la patiente : le bilan à J1 comporte au moins une NFS avec numération plaquettaire ; après traitement de grossesse extra-utérine avec conservation de la trompe on effectue une surveillance par dosage de ß-hCG.

Soins et information

- En cas de laparotomie, apprendre à la patiente à respirer amplement et à maintenir son abdomen lors d'efforts ou de toux.
- L'inciter à se lever, à marcher un peu dans la chambre et le couloir (prévention du risque thromboembolique et amélioration du transit intestinal).
- L'aider à la toilette le lendemain de l'intervention si besoin. En l'absence d'incision abdominale, elle peut prendre une douche dès qu'elle le souhaite.
- La perfusion est généralement enlevée à J1, après reprise de l'alimentation, et le relais des traitements est assuré *per os* ; elle peut être conservée plus longtemps en cas de maintien des traitements intraveineux (antalgiques, antibiotiques).
- Après cœlioscopie : à J1, simple pansement de propreté sur l'incision sous-ombilicale qu'on laisse à l'air libre ou qu'on protège par une compresse sèche, selon le protocole du service et/ou l'aspect local ; si la fermeture a été réalisée par fils non résorbables ou agrafes, leur retrait se fera entre le troisième et le septième jour postopératoire, en consultation externe.
- Après laparotomie : le pansement sera refait quotidiennement et, si l'évolution est bonne, la cicatrice sera laissée à l'air dès J2 (voire J1). Certains pansements compressifs ne seront refaits qu'à J2.
- Le plus souvent, les sutures sont réalisées avec des fils résorbables. Si agrafes, ablation vers le 5ᵉ jour, si fils non résorbables ablation vers le 8ᵉ jour : toujours commencer par le retrait de 1 sur 2 dans un premier temps, pour vérifier la solidarité des berges de la cicatrice avant de procéder à l'ablation totale le lendemain.
- Ablation des drains aspiratifs en général au 3ᵉ jour, sur prescription médicale si le volume des sérosités recueillies est inférieur à 30 mL.
- Un drain vaginal peut être maintenu en place plus tardivement : une lame doit être mobilisée progressivement, une mèche doit être humidifiée au sérum physiologique et mobilisée prudemment avant retrait.
- Après cure chirurgicale de prolapsus, la sonde vésicale sera conservée plusieurs jours pour surveiller l'élimination urinaire. Faire une épreuve de résidu vésical après ablation de la sonde : sondage après miction, résidu recueilli normalement inférieur à 50 mL (accepté jusqu'à 100 mL dans certains services).
- Être à l'écoute du questionnement de la patiente quant à son devenir sexuel, gynécologique et obstétrical, et y répondre de façon précise et authentique ; créer un climat de confiance qui l'autorise à formuler toutes ses croyances et ses craintes, et réajuster ses informations erronées si nécessaire.

Conseils de sortie

Suites

- La sortie est fonction du type d'intervention et de l'évolution clinique. L'hospitalisation excède rarement une semaine pour une hystérectomie ; après une intervention par cœlioscopie, la patiente peut être sortante le lendemain ou le surlendemain.
- Le traitement préventif du risque thromboembolique par héparine de bas poids moléculaire et bas de contention peut être maintenu pendant 15 jours après la sortie (notamment après hystérectomie) et

les contrôles biologiques seront prescrits en ambulatoire (NFS, plaquettes une fois par semaine pour dépister une thrombopénie secondaire).

• Au terme d'une convalescence de 15 jours à 3 semaines, la patiente pourra reprendre une activité normale.

• En cas de traitement complémentaire par chimiothérapie, curie-thérapie endocavitaire ou radiothérapie externe, la patiente sera suivie en service spécialisé.

Informations et conseils

• Les douches sont autorisées si les incisions cutanées d'abord chirurgical (cœlioscopie, laparotomie) sont propres et en voie de cicatrisation, en prenant soin de bien sécher les zones concernées par tamponnement.

• En cas de cicatrice vaginale (après hystérectomie, amputation intravaginale du col utérin, intervention par voie basse, etc.) : pas de bain avant 1 mois, pas de rapports sexuels avec pénétration vaginale avant 1 mois à 1 mois et demi.

• La patiente devra éviter les efforts violents et le port de lourdes charges pendant les deux premières semaines postopératoires.

• Après une cure de prolapsus, elle poursuivra la surveillance de l'élimination urinaire et intestinale.

• Après un curage ganglionnaire, surtout associé à une radiothérapie (LCHE), lui prodiguer des conseils pour prévenir le risque de lymphœdème des membres inférieurs :

– éviter la station debout prolongée, toute constriction (choix des vêtements) et/ou chaleur locale (attention au soleil et au chauffage par le sol) favorisant la stase veineuse et lymphatique ;

– traiter rapidement toute plaie des membres inférieurs pour limiter la réaction inflammatoire locale ;

– port de bas ou collant de contention conseillé ;

– drainage lymphatique manuel ou mécanique si nécessaire (en kinésithérapie).

• Si la patiente en âge de procréer n'a subi ni hystérectomie, ni ovariectomie bilatérale, s'assurer qu'une contraception a été envisagée avec le médecin avant la sortie.

• Dans tous les cas, vérifier que les rendez-vous de consultation ont été pris : en soins externes pour l'ablation de fils ou agrafes le cas échéant, pour la visite médicale de contrôle postchirurgical un mois plus tard.

• Si besoin, rappeler à la patiente les coordonnées du service, et lui conseiller de consulter rapidement un médecin en cas de douleurs persistantes, de fièvre ou de toute autre manifestation anormale.

• Après une intervention sur cancer ou état précancéreux, un suivi sera mis en place à raison d'une consultation mensuelle pendant 6 mois à un an, puis, si tout est normal, annuelle pendant 5 ans.

vous devez savoir faire...

Actes infirmiers

- Accueillir la patiente dans un climat sécurisant, et lui donner des informations fiables sur l'intervention et ses suites.
- Préparer la patiente à l'intervention prévue.
- Mettre en œuvre les soins et la surveillance postopératoires adaptés à l'intervention subie.
- Pour toute intervention modifiant l'aspect du sein, aider la patiente à intégrer cette modification en favorisant chez elle l'expression du ressenti.

Pour les patientes mastectomisées

- Prévenir et dépister la complication propre au curage axillaire large : le lymphœdème du bras.
- Aider la patiente à élaborer le deuil du sein perdu et à s'adapter progressivement à sa nouvelle image.
- En l'absence de reconstruction immédiate, lui donner des informations adaptées sur les possibilités de prothèses externes.
- Collaborer à sa rééducation (articulation de l'épaule) en lui faisant pratiquer les mouvements préconisés.
- Avant sa sortie, lui donner des conseils d'hygiène de vie adaptés, et lui indiquer la conduite à tenir pour prévenir les complications à moyen et à long terme.

Diagnostics infirmiers

- Anxiété.
- Peur.
- Fatigue.
- Douleur aiguë.
- Risque d'accident.
- Risque de déséquilibre de volume liquidien.
- Mécanismes de protection inefficaces.
- Diminution situationnelle de l'estime de soi.
- Image corporelle perturbée.
- Deuil dysfonctionnel.
- Rétablissement post-opératoire retardé.

donc vous devez savoir :

Connaissances requises

- Définir et expliquer succinctement : tumorectomie simple et élargie, mastectomie, curage axillaire.
- Énoncer les différents stades d'évolution d'un cancer du sein et préciser les indications d'une amputation mammaire.
- Expliquer succinctement les techniques opératoires de la mastectomie, en précisant les implications fonctionnelles et esthétiques.
- Nommer les complications de la mastectomie à dépister en postopératoire immédiat.
- Justifier, en regard de ces complications, l'installation spécifique de la patiente dans son lit, la surveillance et les soins à mettre en œuvre.
- Énoncer les précautions à prendre lors du premier pansement.
- Expliquer la physiopathologie du lymphœdème du bras, et en citer les facteurs de risque.
- Énoncer en les justifiant les conseils d'hygiène de vie prodigués à une femme ayant subi un curage axillaire.
- Nommer les indications, les avantages et les inconvénients respectifs de la reconstruction immédiate, différée, et des prothèses externes.

Pathologies du sein

En France, une femme sur cinq sera opérée du sein au cours de sa vie, la moitié pour une tumeur cancéreuse. Il existe de nombreuses tumeurs bénignes du sein, mais la crainte du cancer en fera pratiquer l'ablation chirurgicale au moindre doute.

Fibro-adénome du sein

Il s'agit d'une tumeur bénigne extrêmement fréquente, surtout chez la femme jeune. La femme la découvre souvent elle-même, sous forme d'une « boule » roulant sous la peau, mesurant de quelques millimètres à plusieurs centimètres, sans modification de la peau en regard, parfois sensible à la palpation. Sa principale caractéristique est que sa taille varie en fonction du cycle menstruel. La mammographie et l'échographie retrouvent une image bien limitée, souvent ovalaire à grand axe horizontal. Chez la femme jeune, une simple surveillance clinique suffit, sauf chez les femmes très inquiètes qui préfèrent être opérées. L'exérèse sera indiquée d'emblée s'il existe des antécédents familiaux de cancer du sein, ou si la femme a plus de 40 ans. L'intervention consiste en une tumorectomie simple, avec examen histologique extemporané.

Kyste isolé du sein

Rare, il se manifeste par l'apparition d'une tumeur arrondie, ferme, souvent sensible. L'échographie retrouve une image purement liquidienne à parois fines et régulières. La cytoponction vérifie l'absence de cellules cancéreuses et peut suffire à faire disparaître le kyste. En cas de récidive, une exérèse sera envisagée.

Mastose fibrokystique

Il s'agit d'une anomalie de la structure du sein dont le tissu glandulaire est remanié, formé de travées fibreuses indurées et de zones kystiques. Il s'agit d'une anomalie fréquente, souvent familiale, qui rend les seins irréguliers à la palpation. Toute la gravité de cette pathologie est qu'elle prédispose au cancer du sein, et qu'en plus elle rend l'examen clinique et radiologique difficile à interpréter. Les seins sont souvent sensibles à la palpation, et les zones indurées se modifient souvent en fonction de la période du cycle menstruel. Le traitement repose sur les progestatifs à tropisme mammaire, et surtout sur une surveillance rigoureuse clinique, échographique et mammographique, avec ponctions guidées ou exérèse des zones suspectes en cas de modifications.

Abcès du sein

Il s'agit d'une pathologie fréquente dans les suites d'un allaitement ou d'une plaie cutanée. Il se manifeste par une tuméfaction rouge, chaude, douloureuse et s'accompagne souvent de fièvre. Des ganglions axillaires sont souvent présents, l'écoulement purulent par le mamelon est beaucoup plus rare. En l'absence de porte d'entrée cutanée, ou en cas d'abcès récidivants, un diabète doit être recherché. Avant la phase de collection de l'abcès, un traitement anti-inflammatoire et antibiotique à visée antistaphylococcique peut être tenté, mais, en cas de collection, le drainage chirurgical large suivi d'irrigations doit être pratiqué. L'intervention chirurgicale doit comporter impérativement une biopsie de la coque de l'abcès, car il peut s'agir d'un cancer.

Cancer du sein

Il s'agit du cancer le plus fréquent chez la femme. Les facteurs de risque sont :

• les antécédents familiaux (où parfois des mutations génétiques peuvent être trouvées) ;
• l'âge supérieur à 50 ans ;
• les antécédents personnels de cancer du sein ;
• l'absence de grossesse et d'allaitement ;
• certains traitements hormonaux.

Formes anatomiques

Le cancer du sein peut concerner soit la partie glandulaire du sein (on parle de cancer lobulaire), soit les canaux galactophores (on parle de carcinome canalaire). La lésion reste d'abord limitée à la glande (carcinome lobulaire *in situ*, CLIS, appelé également intralobulaire, CIL, ou carcinome intracanalaire, CIC), puis elle franchit la membrane basale et atteint le tissu adjacent (carcinome lobulaire infiltrant, CLI, ou canalaire infiltrant, CCI).

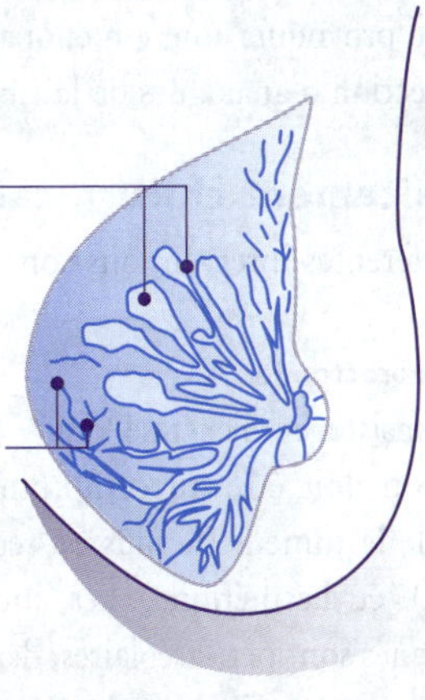

Schéma 16 : *Localisation des cancers du sein*

Le drainage lymphatique du sein s'effectue vers les chaînes ganglionnaires axillaires (ganglions palpables dans le creux de l'aisselle), sus-claviculaire et mammaire interne (non accessible à l'examen clinique). Les métastases se font préférentiellement vers l'os, le foie, le poumon et le cerveau.

Signes cliniques

Il peut s'agir d'une tumeur isolée de taille variable, souvent indolore. Elle est parfois adhérente au muscle pectoral en profondeur et surtout à la peau en surface qu'elle peut attirer (aspect de dépression localisée sur le sein à l'inspection) ou infiltrer (aspect de peau d'orange). Un aspect rétracté ou même simplement dévié d'un mamelon, ou encore un écoulement mamelonnaire sanglant, doivent également attirer l'attention. Certaines formes se révèlent d'emblée par un sein augmenté de volume, chaud et douloureux dans son ensemble (mastite carcinomateuse). Dans les formes négligées, qui sont fréquentes, il peut exister un envahissement cutané important avec un aspect nécrosé ou abcédé de la peau. Il faut rechercher la présence de ganglions axillaires ou sus-claviculaires associés.

Ponction pour examen cytologique

Lorsque l'on palpe une tumeur du sein, on peut réaliser directement une ponction pour rechercher des cellules cancéreuses. Cette ponction se fait en pinçant la tumeur d'une main et en ponctionnant directement dedans avec une aiguille fine reliée à une seringue, puis en effectuant des mouvements de va-et-vient pendant qu'un aide maintient une dépression en tirant sur le piston. Les sérosités recueillies sont étalées sur une lame. La découverte de cellules cancéreuses permet de confirmer le diagnostic et de pouvoir discuter des modalités de traitement avec la patiente avant l'intervention, et notamment de prévoir la pose d'une chambre implantable pour la future chimiothérapie lorsqu'elle est indiquée. Une ponction cytologique ou une biopsie stéréotaxique négatives n'éliminent pas le diagnostic de cancer.

Signes radiologiques

Dans la forme typique, la mammographie retrouve une tumeur dense, mal limitée, spiculée. Le cancer peut également se révéler par la présence de microcalcifications fines, regroupées en amas. Près d'un cancer sur deux est dépisté sur des microcalcifications isolées, qui justifient la réalisation de mammographies systématiques chez toutes les femmes après 50 ans. Lorsque les microcalcifications sont

suspectes et ne s'accompagnent d'aucune tumeur palpable, elles seront repérées juste avant l'intervention par le radiologue sous contrôle mammographique avec un harpon (petit fil de fer dont une extrémité recourbée est placée dans la zone de microcalcifications, l'autre sortant par la peau) pour guider le chirurgien.
L'échographie peut également aider au diagnostic en retrouvant une tumeur mal limitée, à grand axe le plus souvent vertical.
L'IRM est de plus en plus utilisée pour dépister les cancers débutants chez les femmes à risque ou chez celles déjà opérées et dont les cicatrices gênent l'interprétation des examens radiologiques ou échographiques.

Pronostic

Il est fonction :

- de la taille de la tumeur ;
- de sa localisation (les tumeurs derrière le mamelon ou dans la partie interne sont plus graves) ;
- du degré d'envahissement : les CIC, carcinomes intracanalaires, et les CLIS, carcinomes lobulaires in situ, sont de bons pronostics ;
- du degré de différenciation de la tumeur (score histologique de Scarff, Bloom et Richardson, SBR) et de son type histologique ;
- de l'existence ou non d'un envahissement de la peau et des ganglions, ou de métastases ;
- de la présence sur la tumeur à l'examen anatomopathologique de récepteurs hormonaux, qui permettent une hormonothérapie ultérieure efficace.

Traitement non chirurgical

Il associe selon les cas, la chimiothérapie, la radiothérapie et l'hormonothérapie.

Chimiothérapie

Elle est indiquée lorsque la tumeur est infiltrante, mal différenciée ou volumineuse, ou lorsque les ganglions sont envahis. Ses modalités sont détaillées en cancérologie. Elle nécessite le plus souvent la mise en place d'une chambre implantable.

Radiothérapie

Indispensable sur le lit tumoral en cas de tumorectomie, elle peut également intéresser selon les indications le creux axillaire, la région sus-claviculaire ou la chaîne ganglionnaire mammaire interne. Elle est précédée d'un repérage et réalisée en général sur 6 semaines, à raison d'une séance par jour.

Hormonothérapie

Son principe est d'empêcher la stimulation de la glande mammaire par les œstrogènes, et ainsi de diminuer le risque de récidive de cancer du sein. Elle fait appel le plus souvent à des anti-œstrogènes, type tamoxifène, et est poursuivie des années. Elle est d'autant plus efficace qu'il existe sur la tumeur des récepteurs aux œstrogènes et aux progestatifs.
De plus, chez les femmes non ménopausées, il faut bloquer la production d'œstrogènes par les ovaires, et donc provoquer une « ménopause artificielle » par injection d'analogues de la LH-RH.

Traitement chirurgical

Les différentes interventions sont décrites dans le *schéma 17*.

Tumorectomie

Elle consiste en l'exérèse d'une tumeur palpée. L'incision doit être un compromis entre l'abord facile de la tumeur (le plus en regard possible de celle-ci) et l'esthétique. Les incisions les plus esthétiques sont péri-aréolaires, dans le sillon sous-mammaire ou axillaires. Lorsque la tumeur est située dans les quadrants internes, à distance du mamelon, l'incision se fera en regard de celle-ci, en essayant de respecter le décolleté. On effectue ensuite un décollement entre la glande et la peau, puis on enlève toute la zone de sein entourant la tumeur, avec une marge plus ou moins grande selon les indications mais jamais inférieure à 2 mm. L'ensemble du sein est soigneusement palpé et l'hémostase réalisée avec soin. La pièce est généralement adressée en anatomopathologie pour un examen extemporané. Elle doit être soigneusement

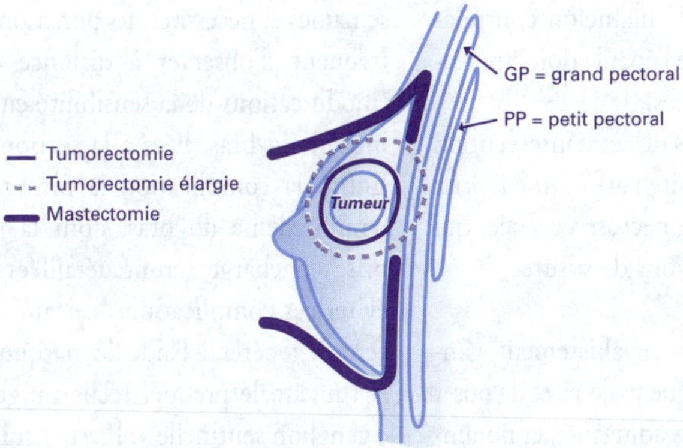

Schéma 17 : *Chirurgie des cancers du sein*

orientée pour permettre de reconnaître ses différentes limites, soit en l'épinglant sur une plaque de liège où le sein est préalablement dessiné, soit par des fils repérant par exemple la limite superficielle (côté peau), et la limite supérieure.

Si l'on ne retrouve pas de cellules cancéreuses, le chirurgien comble le vide laissé par la tumeur avec du tissu adjacent, puis met le plus souvent en place un drain aspiratif. Un pansement compressif est souvent réalisé car la principale complication de cette intervention est la constitution d'un hématome.

Si l'on retrouve des cellules cancéreuses, on réalisera selon les cas une tumorectomie élargie ou une mastectomie, et un curage axillaire.

➡ Tumorectomie élargie

Elle est pratiquée en cas de tumeur cancéreuse, lorsque son volume et celui du sein permettent d'envisager un traitement sans mastectomie, c'est-à-dire lorsque l'on peut enlever la tumeur avec une marge de tissu sain d'au moins 3 mm tout autour. Le chirurgien dissèque en général jusqu'au muscle pectoral et « soulève » par en dessous la tumeur pour être sûr de ne pas laisser de tissu malin en profondeur. Lorsque la tumeur est à moins de 3 mm des limites de la pièce d'exérèse (il est très important de savoir de quel bord il s'agit, donc d'avoir correctement orienté la pièce opératoire), on peut soit effectuer des recoupes de tissu qui seront alors également orientées, soit réaliser une mastectomie.

➡ Mastectomie

Elle consiste en l'ablation de la totalité du sein. En dehors d'indications très rares préventives (type CLIS), où l'on peut parfois réaliser une mastectomie sous-cutanée (c'est-à-dire conserver la peau et le mamelon et « évider » le sein à partir d'une incision péri-aréolaire en mettant immédiatement en place une prothèse), il s'agit d'une intervention mutilante. Elle doit être réalisée lorsque les lésions sont multifocales, ou lorsqu'un traitement conservateur (tumorectomie) n'est pas possible avec des limites d'exérèse ou un volume mammaire restant suffisants.

L'incision est thoracique oblique en bas et en dedans, du creux axillaire au sternum. Elle enlève une large portion de peau et le mamelon, et a la forme d'un « œil de biche ». Le chirurgien décolle la glande de la peau au-dessus de l'incision supérieure et au-dessous de l'incision inférieure. Ce décollement doit être minutieux car, si le chirurgien s'approche trop de la peau, il risque de la dévasculariser, entraînant un risque de nécrose cutanée, alors que, s'il s'en éloigne trop, il risque de laisser en place du tissu mammaire. Il décolle ensuite le sein du thorax en passant dans le plan de clivage entre la glande mammaire et le muscle pectoral, puis la pièce orientée est adressée en anatomopathologie. Un drainage aspiratif est mis en place avant la fermeture cutanée, puis un pansement compressif entourant la totalité du thorax

(une compresse protégeant le mamelon controlatéral) et croisant au-dessus de l'épaule doit être réalisé et laissé en place 48 heures.
Les principales complications de cette intervention sont l'hémorragie, qui nécessite parfois une reprise chirurgicale, l'infection et la nécrose cutanée, qui peuvent aboutir à des désunions de suture.

➡ Curage axillaire

Il permet de rechercher un envahissement ganglionnaire, élément pronostique majeur, et de poser les indications des traitements adjuvants, et notamment de la chimiothérapie.
L'incision peut être soit horizontale, un peu oblique en haut et en dehors, parfois dans le prolongement de celle de la mastectomie, soit verticale, au bord externe du muscle grand pectoral.
Le chirurgien ouvre l'aponévrose clavi-pectoro-axillaire, ce qui lui permet d'accéder au creux axillaire, limité par les muscles grand pectoral, grand dorsal et grand dentelé. Cet espace cellulo-graisseux contient de nombreux ganglions et vaisseaux lymphatiques, et est traversé par des nerfs et des vaisseaux. Le curage axillaire consiste à retirer tout le tissu cellulo-graisseux situé entre la veine axillaire en haut, le nerf du grand dentelé (appelé nerf de Charles-Bell) en dedans, et le nerf du grand dorsal en dehors. La dissection doit être minutieuse pour repérer ces éléments sans les léser. Il est impératif de réaliser une hémostase et une lymphostase soigneuses, le plus souvent à l'aide de clips. Le tissu ganglionnaire est adressé en anatomopathologie, puis un drainage aspiratif est le plus souvent mis en place avant la fermeture. Certains réalisent une plastie de rapprochement des trois muscles grand dorsal, grand dentelé et grand pectoral pour fermer l'espace de décollement et éviter le drainage.
Enfin, il existe une technique de curage axillaire endoscopique, utilisant une canule de liposuccion.
Les principales complications du curage axillaire sont l'hémorragie (parfois majeure lorsqu'il existe une plaie de la veine axillaire), l'infection, et surtout la lymphocèle (collection de lymphe dans le creux axillaire) qui peut persister pendant plusieurs semaines et nécessiter des ponctions itératives. Il est fréquent d'observer à distance des paresthésies (modifications de la sensibilité cutanée) de la face interne du bras, liées à la section de petits nerfs. Enfin, la complication la plus redoutable est le lymphœdème du bras, dont la prévention et la prise en charge seront détaillées plus loin. Pour éviter ces complications, certaines équipes s'efforcent de repérer, à l'aide de marqueurs injectés dans la tumeur, le premier relais ganglionnaire, appelé « ganglion sentinelle ». Il est ensuite enlevé chirurgicalement. S'il est envahi, le curage complet est réalisé ; s'il est sain, le curage complet n'est pas réalisé.

Zonectomie

Il s'agit d'enlever une zone de tissu mammaire contenant des lésions non palpables (microcalcifications ou opacité radiologique). L'intervention est précédée d'un repérage radiologique, puis la patiente doit être mobilisée le moins possible pour ne pas déplacer le harpon, notamment lorsque l'on enlève le pansement qui le recouvre. Le chirurgien enlève la zone entourant la pointe du harpon selon la même technique qu'une tumorectomie, puis la pièce opératoire orientée est adressée en radiologie pour vérifier que les lésions radiologiques y sont bien présentes. L'examen histologique extemporané n'est alors pas possible car l'anatomopathologiste doit examiner l'ensemble de la pièce.

Reconstruction du sein après mastectomie

Plusieurs techniques permettent de pallier le préjudice esthétique de l'ablation d'un sein. Elles doivent être abordées d'emblée en consultation par le chirurgien, même si elles sont le plus souvent réalisées à distance par des chirurgiens plasticiens spécialisés, souvent en plusieurs temps. Toutes comprennent la mise en place d'une prothèse dont le volume et la forme seront adaptés à la morphologie de la patiente. Ces prothèses sont constituées d'une enveloppe texturée très solide et remplies

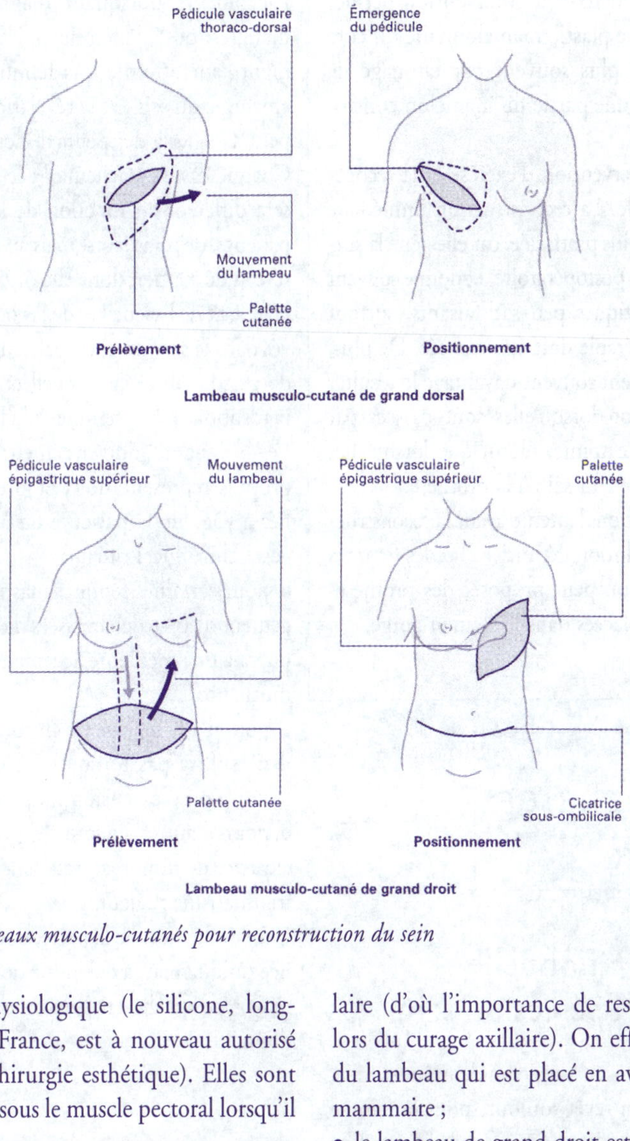

Schéma 18 : *Lambeaux musculo-cutanés pour reconstruction du sein*

avec du sérum physiologique (le silicone, longtemps interdit en France, est à nouveau autorisé mais réservé à la chirurgie esthétique). Elles sont placées idéalement sous le muscle pectoral lorsqu'il a pu être respecté.

Lorsque l'exérèse cutanée ou du muscle pectoral a dû être large, il est parfois nécessaire de réaliser un lambeau musculo-cutané pour recouvrir la prothèse :

- le lambeau de grand dorsal *(schéma 18)* est prélevé dans le dos, sous l'omoplate. Une pastille de peau de la surface voulue est découpée, puis disséquée en emportant le muscle sous-jacent qui reste vascularisé par son pédicule venant du creux axillaire (d'où l'importance de respecter cet élément lors du curage axillaire). On effectue une rotation du lambeau qui est placé en avant de la prothèse mammaire ;
- le lambeau de grand droit est prélevé sur l'abdomen, du sternum au pubis, par une incision verticale. La rotation se fait autour du pédicule vasculaire épigastrique. Ces deux types de lambeaux, surtout le second, sont de moins en moins utilisés en raison des multiples complications (hémorragie, infection, nécrose, désunion) qu'ils entraînent.

Il est souvent nécessaire de réaliser une symétrisation du sein controlatéral, quelques semaines après la mise en place de la prothèse pour la laisser se positionner. Cette deuxième intervention permet aussi de réaliser une plastie mamelonnaire du côté de la prothèse, le plus souvent par tatouage de l'aréole et greffe d'une partie du mamelon controlatéral.

Le délai entre l'intervention d'exérèse et la reconstruction est variable. La reconstruction immédiate est de moins en moins pratiquée, car elle gêne la surveillance du sein en postopératoire, et donne souvent des résultats esthétiques peu satisfaisants, surtout lorsqu'une radiothérapie doit être réalisée. De plus, les femmes apprécient souvent davantage le résultat d'une reconstruction lorsqu'elles sont passées par une phase de mastectomie, plutôt que lorsqu'elles passent d'emblée de leur sein à la prothèse.

Enfin, comme solution d'attente avant la reconstruction, ou comme solution définitive chez les femmes qui le souhaitent, on peut proposer des prothèses externes qui sont placées dans le soutien-gorge.

Prise en charge infirmière

Approche relationnelle des femmes opérées du sein

Qu'il s'agisse de tumorectomie ou de mastectomie, la chirurgie du sein revêt toujours pour la femme un caractère particulier, en ce qu'elle modifie l'image du corps et qui plus est d'une partie du corps hautement investie symboliquement : représentation de la féminité, attribut esthétique valorisé culturellement, objet de désir et zone érogène, sein nourricier relié à l'image de la maternité…

Sa perte, ou son atteinte, peut entraîner des répercussions psychologiques importantes (implique un travail de deuil), et une perturbation dans les relations de couple, familiales et sociales.

Par ailleurs, lorsqu'un diagnostic de processus malin est posé, la femme doit affronter simultanément cette atteinte à sa féminité que constitue la chirurgie du sein, et la révélation du cancer, qu'elle peut associer à des peurs d'incurabilité et de mort.

Chaque cas est particulier : le vécu de la situation sera différent en fonction de la personnalité de la patiente, de ses valeurs, mais aussi de son histoire, du réseau de soutien dont elle dispose dans son entourage… et de l'accueil et de l'écoute qui lui sont réservés dans le service. Il est particulièrement important de personnaliser cet accueil et de se centrer sur la perception que la femme a de l'événement.

Les soignants doivent mettre à distance leurs propres représentations et préjugés, par exemple liés à l'âge de la patiente ou à l'étendue réelle du geste chirurgical prévu :

- pour certaines femmes mastectomisées, le soulagement d'être « débarrassées de leur cancer » contribuera à une meilleure acceptation de l'intervention mutilante ;
- pour d'autres, le geste chirurgical aussi large soit-il ne suffira pas toujours à lever toute crainte de récidive ou d'extension du processus morbide ;
- pour d'autres encore, la présence d'une petite cicatrice de tumorectomie sera ressentie comme un traumatisme majeur.

Car l'évaluation de la perte, pour chacune, n'est pas liée uniquement à l'étendue de la mutilation réelle, mais à ce qu'elle en perçoit avec toutes ses autres données.

Accueil et soins en période préopératoire

Accueil et préparation psychologique

Le premier contact est déterminant dans la relation soignant(e)-soignée. La patiente est souvent anxieuse et déstabilisée soit par l'incertitude du diagnostic et du geste opératoire qui en résultera, soit par la connaissance avérée d'un diagnostic malin et la perspective d'une amputation partielle ou totale annoncée.

Il est nécessaire, pour la mettre en confiance et dédramatiser la situation, que l'infirmière référente se rende disponible dès son arrivée et l'accueille dans un climat serein et chaleureux.

Nous ne reprendrons pas ici les modalités d'accueil et contrôles d'usage (dossier, résultats d'examens) déjà développés dans les soins infirmiers aux patientes opérées du petit bassin, si ce n'est pour préciser que :

- en cas de chirurgie conservatrice (tumorectomie simple ou élargie) avec examen extemporané, il faut vérifier que la patiente ait donné son accord pour une éventuelle extension chirurgicale en fonction du résultat anatomopathologique de la pièce opératoire ;
- dans un certain nombre de cas (notamment en présence de microcalcifications) il est impératif de vérifier que toutes les radiographies faites préalablement sont bien dans le dossier.

La patiente a besoin d'écoute dans cette période de latence pré-opératoire, d'où l'importance de :

- laisser place à l'expression de ses sentiments et de ses peurs (anesthésie, intervention, traitements à venir…) et l'aider à gérer son anxiété ;
- répondre à ses questions, l'informer sur le déroulement de son séjour et les suites opératoires prévisibles, la rassurer sur la qualité de la prise en charge per- et postopératoire pour la sécuriser autant que possible ;
- dans le respect de sa demande, explicite ou implicite, favoriser la présence à ses côtés de personnes ressources, ou préserver son besoin d'isolement.

Soins et préparation à l'intervention

➡ La veille au soir

- Tonte atraumatique du creux axillaire et du mamelon si besoin (selon protocole, peut être effectuée le matin de l'intervention).
- Faire enlever vernis à ongles et bijoux (conseiller le dépôt au coffre de l'hôpital ou remise à l'accompagnant) si besoin.
- Douche antiseptique (Bétadine® moussante ou équivalent).
- Repas léger le soir et jeûne complet à partir de minuit (si fumeuse : arrêt également du tabac).
- Anxiolytique ou sédatif léger avant la nuit, sur prescription.

➡ Le jour même

- Nouvelle douche antiseptique, puis faire revêtir la tenue de bloc opératoire.
- Si prothèse dentaire mobile : faire enlever.
- Prémédiquer 45 minutes à 1 heure avant l'intervention, suivant prescription de l'anesthésiste.
- Procéder à une nouvelle vérification du dossier (dont radiographies) avant de le transmettre.
- Juste avant le départ au bloc opératoire effectuer un contrôle ultime des pulsations cardiaques et de la pression artérielle.
- Accompagner par une présence disponible et sécurisante jusqu'au départ.
- Dans la plupart des services, actuellement, pose de voie d'abord veineux et sondage vésical sont effectués au bloc opératoire.
- En prévision du retour de la patiente, préparer sa chambre pendant son séjour au bloc opératoire et en salle de réveil (séjour minimum médico-légal de 2 heures).

Installation, surveillance et soins au retour de la salle de réveil

Au retour de la patiente

La patiente est porteuse de :

- selon l'extension chirurgicale, un pansement modérément compressif sur une partie du sein (tumorectomie simple ou élargie), ou recouvrant l'hémithorax opéré (mastectomie) et d'un pansement compressif dans le creux axillaire si association d'un curage ganglionnaire ;

- en cas de reconstruction immédiate par greffe de lambeau du grand dorsal ou du grand droit : pansement sur le site de prélèvement du greffon, dorsal ou abdominal ;
- un ou deux drains aspiratifs, en fonction de la technique opératoire : un dans le site d'intervention mammaire, un dans le creux axillaire si curage (absence totale de drain dans certaines techniques récentes) ;
- une perfusion intraveineuse ;
- éventuellement une sonde vésicale (surtout si reconstruction par lambeau), non systématique.

Installer la patiente

- En décubitus, bras du côté opéré en abduction et légèrement surélevé sur un oreiller (soulagement de la douleur et prévention de l'œdème), et jambes légèrement fléchies (coussin placé sous les genoux) si prélèvement de lambeau abdominal.
- Si elle est encore somnolente, l'informer qu'elle est revenue dans sa chambre et tester ses réponses aux stimuli.
- Vérifier les constantes hémodynamiques, la perfusion (reflux et débit) et les drainages.
- Veiller à son confort : couverture supplémentaire si elle est encore sous l'effet de l'hypothermie post-anesthésie générale.
- Prendre connaissance du dossier d'anesthésie, de l'intervention pratiquée et de son déroulement, des prescriptions à mettre en œuvre dont protocole antalgique.

Surveillance

- Mesure des paramètres vitaux et de la vigilance, toutes les heures jusqu'au réveil complet puis toutes les trois heures si évolution satisfaisante ; ne pas utiliser le bras du côté opéré pour les contrôles de pression artérielle.
- Vérifier que le pansement de thorax et la position n'entravent pas l'amplitude des mouvements respiratoires.
- Dépister d'éventuels symptômes d'altération sensorimotrice : faiblesse musculaire, engourdissement, picotements.
- Procéder à l'évaluation de l'efficacité du traitement antalgique par EVA (échelle visuelle analogique) ou autre outil selon le service, et demander un réajustement de la prescription si nécessaire.
- Poursuivre les traitements sur prescription, et la surveillance de la perfusion.

Surveillance locale

➡ Dépister le risque hémorragique et l'apparition d'œdème

- Aspect des pansements.
- Observation des parties visibles du thorax, et du bras.
- Volume et aspect des sérosités recueillies par drainage, changement des flacons selon protocole.

➡ En cas de greffe de lambeau (grand dorsal ou grand droit)

Surveillance de sa couleur et de sa chaleur toutes les 3 heures pendant les 48 premières heures.

Dès que la patiente est totalement réveillée

- Elle peut boire après test du réflexe de déglutition.
- Si l'intervention pratiquée a été plus étendue que prévue initialement : s'assurer de la présence d'un médecin pour l'en informer et répondre à ses questions ; assister à l'entretien ou demander une transmission de son contenu pour pouvoir ensuite reformuler les informations si nécessaire, répondre aux questions complémentaires et apporter si besoin un soutien adapté. La participation du conjoint est souhaitable, si la patiente n'y est pas opposée.
- Premier lever et reprise d'une alimentation légère sont possibles le soir même, sauf contre-indication spécifique. En cas de reconstruction par greffe de lambeau (surtout abdominal), le lever et l'alimentation sont généralement retardés à J2, et la sonde vésicale maintenue en place durant 48 heures.

Soins et surveillance à J1 et suivants

Surveillance générale

• **Retrait de la perfusion** généralement dès reprise de l'alimentation, plus tardive si poursuite de traitement intraveineux ou si reconstruction par lambeau musculo-cutané.

• **Surveillance biologique** suivant prescriptions : bien que les nouvelles techniques opératoires limitent le risque de lymphœdème du bras, éviter autant que possible les prélèvements veineux du côté opéré (garrot et geste invasif contre-indiqués).

• **Aide à la toilette** à J1 et suivants si nécessaire : éviter la mobilisation importante du bras jusqu'à l'ablation des drains, mais encourager la patiente à se servir de ses deux bras et veiller à ce qu'elle ne prenne pas de position vicieuse pour protéger le côté opéré. La douche est autorisée dès l'ablation des drains, si pas de problème de cicatrisation.

• Poursuite des traitements et de la **surveillance, notamment des complications possibles :**

– **hémorragie** : saignement au niveau de la plaie opératoire et/ou excessif dans les drains aspiratifs ;
– **nécrose cutanée** du site opératoire : blancheur et froideur locales, ou au contraire peau violacée ;
– **infection** : hyperthermie, sueurs, frissons, aspect et odeur des sérosités recueillies dans les drains, aspect de la cicatrice lors de la réfection des pansements ;
– rare mais possible **thrombose du membre supérieur :** fourmillement des doigts, douleur, chaleur, rougeur du bras… ;
– **thrombose du membre inférieur** si facteur favorisant et immobilisation prolongée après prélèvement de lambeau du grand droit, ce geste augmentant lui-même le risque ;
– **un œdème post-chirurgical** peut se développer sur la paroi thoracique, à dépister car il peut gêner la respiration par compression sous pansement, retarder la cicatrisation (voire provoquer la désunion des berges de la plaie chirurgicale) et favoriser la formation d'adhérences ; un drainage efficace en limite le risque ;
– la formation d'une **lymphocèle** (collection de lymphe) **axillaire** peut survenir après ablation des drains ; elle se résorbe dans la majorité des cas mais est à surveiller car peut être responsable d'une menaçante tension cicatricielle ou de compression veineuse et lymphatique. Son importance peut nécessiter des ponctions itératives.

• **Prévention du blocage réflexe de l'épaule,** réaction antalgique, surtout après curage axillaire, avec risque de rétraction tendineuse :

– mobilisation douce mais précoce du bras du côté opéré, dès J1 inciter la patiente à effectuer des mouvements d'abduction au cours des auto-soins (toilette, coiffage) ;
– après ablation des drains à J3-J4 sur prescription (quand volume recueilli inférieur à 30 cc), la rééducation fonctionnelle sera entreprise avec un kinésithérapeute (mobilisations passives, puis actives comme monter chaque jour un peu plus haut le bras le long d'un mur en s'aidant de repères) pour maintenir une amplitude maximale de l'épaule et prévenir le risque d'œdème de stase au niveau de l'avant-bras et de la main.

Prévention du lymphœdème du bras

Bien qu'en nette régression avec les progrès des techniques chirurgicales il reste à craindre après un curage axillaire large, surtout associé à une radiothérapie de complément, et peut apparaître à court, moyen ou long terme. Il résulte de la stase lymphatique liée à l'évidemment axillaire, les capillaires veineux ne suffisant pas à assurer la résorption des liquides interstitiels, et à l'obstacle mécanique réalisé par la fibrose cicatricielle.

Outre le préjudice esthétique il peut générer une importante gène fonctionnelle, d'où l'intérêt de sa prévention. Celle-ci doit être précoce et prolongée. Elle repose sur les principes suivants :

• favoriser le drainage veineux et lymphatique du bras en le maintenant le plus souvent possible surélevé et en abduction, éviter toute compression et toute source de vasodilatation favorisant la stase veineuse et lymphatique ;
• prévenir toute cause d'inflammation locale, traumatique ou infectieuse.
Veiller au respect de ces principes durant l'hospitalisation et éduquer la patiente à les observer lors du retour à domicile.
Effectuer une surveillance clinique pour dépister toute modification du bras ou de la main.

Réfection du ou des pansements et accompagnement de la patiente

La réfection du pansement dépend de l'intervention :
• tumorectomie simple ou élargie : pansement à J1 ou J2, cicatrice laissée rapidement à l'air et ablation des fils si non résorbables entre le 5e et le 8e jour (souvent en ambulatoire, l'hospitalisation étant de courte durée) ;
• la première réfection de pansement de mastectomie est faite généralement à J2, souvent avec (ou par) le chirurgien ;
• reconstruction avec prothèse (de moins en moins pratiquée dans le même temps opératoire) : pansement spécifique pour maintenir la prothèse vers le bas et en dedans, première réfection en présence du plasticien.

➡ Préparation de la patiente au premier pansement

Pour la patiente, notamment en cas de mastectomie, c'est un moment crucial de confrontation à sa nouvelle image, un choc visuel presque toujours inévitable même après reconstruction immédiate :
• la mastectomie sans reconstruction est une preuve tangible de la maladie et de la mutilation ;
• la reconstitution par lambeau impose l'altération d'une autre zone corporelle avec présence d'une cicatrice importante, et peut être mal tolérée ;
• la reconstruction immédiate avec prothèse occulte la mutilation mais n'exclut pas la difficulté à s'approprier ce nouveau sein (modification de l'apparence, absence d'aréole, décalage éventuel entre le résultat espéré et la réalité). Elle peut par ailleurs favoriser le déni de la maladie, ou au contraire susciter des craintes de récidive liée à la présence d'un corps étranger.
Dans tous les cas il faut **préparer la patiente à ce qu'elle va voir,** lui expliquer qu'œdème et rougeur liés à la réaction inflammatoire des tissus lésés vont disparaître progressivement.
Si elle refuse de regarder sa cicatrice dans un premier temps, **respecter ses défenses**, confirmer que sa réticence est normale et attendre qu'elle soit prête en l'amenant progressivement à cette évolution lors des pansements ultérieurs (notamment évoquer l'amélioration de l'apparence au fur et à mesure de la régression de la réaction inflammatoire). Le soutien des personnes clés de son entourage peut aussi l'aider dans ce cheminement.
Au cours du soin, le soignant doit être attentif à ce que peut exprimer son propre non-verbal observé par la patiente ; ce premier regard de « l'autre » sur son sein opéré peut avoir un effet-miroir à prendre en compte.

➡ Prévention et surveillance lors des pansements

• Respecter strictement les règles d'asepsie.
• Observer l'aspect local et signaler au chirurgien toute anomalie :
– inflammation locale, suintement (faire un prélèvement), désunion des berges cicatricielles ;
– épanchement, œdème ;
– nécrose cutanée, revascularisation insuffisante au niveau d'un lambeau (froid et décoloré) ;
– hématome de paroi : traitement percutané si hématome superficiel, si profond peut imposer une ponction, la pose d'une lame ou une reprise chirurgicale ; un hématome extensif sur drain bouché peut nécessiter un décaillotage secondaire ;
– possible abcès de paroi : prévoir des prélèvements aérobie et anaérobie si décision de drainage.
• Couvrir d'un pansement sec, parfois pansement gras sur prescription, notamment après reconstruction par lambeau ou nécrose d'une zone de décollement cutané.

- Très rapidement, dès consolidation des sutures, les plaies chirurgicales seront laissées à l'air libre pour une meilleure cicatrisation.
- La plupart des chirurgiens utilisent des fils résorbables pour les sutures cutanées. Sinon, l'ablation des fils après mastectomie est possible à partir du 7e jour, plus tardive (12e-15e jour) si radiothérapie ou chimiothérapie associée.

Accompagnement de la patiente dans son cheminement

- Être très attentif(ive) à ses réactions verbales et non verbales, favoriser son expression par une attitude empathique, apporter du soutien sans protection excessive, l'aider à s'adapter au changement, répondre à ses questions de manière authentique et cerner ses demandes sous-jacentes (peur du regard de l'autre, questionnements concernant sa vie de couple, les réactions de ses enfants et de son entourage, ou l'adaptation de ses habitudes vestimentaires…).
- L'informer si besoin sur les possibilités de prothèse externe et la conseiller sur son utilisation concrète.
- Selon son souhait, la mettre en relation avec d'autres opérées ayant vécu une situation similaire, telles les visiteuses de l'association « Vivre comme avant » ou lui laisser leurs coordonnées pour une prise de contact ultérieure en cas de besoin.
- Lui proposer éventuellement de rencontrer l'infirmière clinicienne pour un suivi post-hospitalisation.
- Si relation de couple et conjoint présent lors de l'hospitalisation : favoriser les situations propices au dialogue entre eux et la relation avec les soignants pour le maintien d'une communication aidante et le réajustement si nécessaire face à des craintes ou croyances erronées.
- Reconnaître le cas échéant une situation de détresse dépassant le champ de compétences infirmières pour en référer à l'équipe de soins et orienter vers une prise en charge adaptée.

Conseils d'hygiène de vie avant la sortie

- Proscrire les bains pendant le premier mois, pour une meilleure cicatrisation : douches préférables, avec un savon naturel ; les produits parfumés sont à éviter car irritants. Bien sécher la cicatrice par tamponnements après la douche.
- Mobiliser doucement les cicatrices par massage, pour éviter les adhérences de la peau aux plans sous-jacents.
- Éviter les mouvements vigoureux et répétitifs (frotter, pousser, tirer) avec le bras du côté opéré, et proscrire les sports tels que tennis, golf… pendant 6 mois.
- **Poursuivre la rééducation fonctionnelle de l'épaule :** effectuer des exercices actifs de rotation et les douze séances de rééducation prescrites avec un kinésithérapeute, privilégier les mouvements d'abduction dans les gestes de la vie quotidienne.
- **Favoriser le drainage veineux et lymphatique du bras par :**
  - la position : éviter de garder longuement le bras pendant le long du corps, le surélever sur un coussin pour dormir ;
  - l'éviction des facteurs de compression tels que port de sac lourd sur le bras ou l'épaule, bijou faisant constriction, manche de vêtement trop serrée aux articulations… ;
  - l'éviction des sources de chaleur ou d'irritation locale (douche ou bain trop chauds, exposition prolongée au soleil, sauna, déodorant corporel alcoolisé, tissus synthétiques favorisant la macération, etc.), et de l'exposition au grand froid ;
  - la prévention des risques d'agression cutanée, de traumatisme et de blessure dans les gestes de la vie quotidienne : porter des gants protecteurs pour l'utilisation de produits détersifs puissants, la cuisine, le bricolage ou le jardinage, un dé de protection digitale en cas de couture manuelle ; pour les soins de manucure, préférer le coupe-ongles aux ciseaux et éviter d'arracher les petites cuticules autour des ongles ; ne pas utiliser de

rasoir mécanique pour épilation du creux axillaire ; se préserver au maximum du risque de piqûres d'insectes (crème ou lotion protectrice si séjour en région exposée) ;
– lors de voyages prolongés en avion, le port conseillé d'une manche de contention.

• En cas de prélèvement veineux, injection ou vaccin, demander qu'ils soient effectués sur l'autre bras. Possibilité de porter un bracelet d'alerte au lymphœdème.

• Veiller à la mise à jour de la vaccination antitétanique, désinfecter rapidement toute blessure, même bénigne, et protéger par un pansement stérile.

• Consulter un médecin sans attendre en cas d'apparition d'œdème ou de signes locaux d'inflammation (rougeur, chaleur, douleur). Un lymphœdème constitué répond mal au traitement curatif : le drainage lymphatique manuel et/ou mécanique doit être alors institué de manière répétitive, voire quotidiennement dans les cas les plus évolués, et a une efficacité souvent limitée.

• **Pratiquer régulièrement l'auto-examen du sein contro-latéral** (risque accru) et du sein opéré en cas de chirurgie conservatrice.

• La durée d'hospitalisation est variable : de 5 jours pour les cas les plus simples à 10 jours dans les cas de reconstruction avec lambeau.

• **Avant la sortie :**
– s'assurer de la prise de rendez-vous pour la consultation postopératoire, au maximum 2 semaines après l'intervention ;
– vérifier que le bilan immédiat d'extension d'un cancer, et pré-chimiothérapie (dont ECG et échographie cardiaque si traitement prévu par Adriamycine®), a été prescrit, et expliquer si besoin l'importance du suivi à long terme dans un but préventif.

• Ce bilan d'extension, répété à fréquence décroissante, vise à dépister :
– une éventuelle localisation secondaire ou des métastases sur les organes cibles (foie, poumons et os) par l'examen clinique et les examens complémentaires : radiographie pulmonaire, échographie hépatique (la patiente devra être à jeun depuis 6 heures), scintigraphie osseuse (elle devra ensuite éviter tout contact avec les femmes enceintes et les enfants de moins de 4 ans, pendant 48 heures) et dosage plasmatique des marqueurs tumoraux ACE et CA 15.3 ;
– une récidive sur le sein contro-latéral et/ou sur le sein opéré en cas de chirurgie conservatrice : mammographie de dépistage, échographie, voire IRM.

Notes

vous devez savoir faire ...

Actes infirmiers

- Évaluer, et réajuster si nécessaire, les connaissances d'un individu ou d'un groupe sur la physiologie de la reproduction.
- Adapter une démarche informative à un interlocuteur, en tenant compte de son âge, de son niveau de connaissance, de sa culture, de ses valeurs et croyances, et de son mode de vie.
- Expliquer à une personne ou à un groupe de personnes les limites de fiabilité, les indications et le mode d'utilisation d'une contraception par les méthodes dites naturelles, chimiques et par les méthodes de type mécanique.
- Leur expliquer le mode d'action, les indications et la mise en place d'un dispositif intra-utérin ou stérilet.
- Leur expliquer les particularités et les indications des différents types de pilules anticonceptionnelles, en indiquant les consignes à respecter dans la prise d'une contraception par voie orale.
- Indiquer à une femme la surveillance clinique et biologique adaptée à la méthode contraceptive qu'elle utilise.
- Répondre de façon éclairée aux questions concernant la « pilule du lendemain ».

Diagnostics infirmiers

- Connaissances insuffisantes.
- Motivation à améliorer ses connaissances.
- Habitudes sexuelles perturbées.
- Dysfonctionnement sexuel.
- Non observance des consignes d'utilisation du mode de contraception choisi et/ou de la surveillance conseillée.
- Peur (d'une grossesse non désirée).

→ sur les différentes méthodes contraceptives

donc vous devez savoir :

Connaissances requises

- Définir en dissociant : contraception, stérilisation.
- Citer les différents modes de contraception, en les regroupant par catégories de méthodes « naturelles », chimiques, mécaniques, hormonales.
- Expliquer le principe et le mode d'action de chaque méthode, en les reliant aux données anatomo-physiologiques de la femme et de l'homme, et à la physiologie de la reproduction.
- Énoncer les limites de fiabilité, et les conditions à respecter dans l'utilisation des méthodes dites naturelles, chimiques et mécaniques.
- Expliquer le principe d'action d'un stérilet.
- Énoncer les contre-indications formelles à la pose d'un stérilet, les conditions de sa mise en place, et les contrôles qu'il nécessite.
- Expliquer le mode d'action d'une pilule contraceptive, et la législation en vigueur pour la prescription d'une contraception par voie orale à une mineure.
- Citer les contre-indications formelles et relatives à la prescription d'une pilule œstro-progestative.
- Définir et donner des exemples de pilules séquentielles et de pilules microdosées.
- Énoncer les règles à respecter dans la prise d'une contraception par voie orale, et les examens cliniques et biologiques à effectuer pour sa surveillance.
- Définir le mode d'action de la « pilule du lendemain » en l'opposant aux pilules contraceptives classiques.

La contraception se définit comme l'ensemble des procédés mis en œuvre pour éviter une conception lors des rapports sexuels. La méthode utilisée doit être transitoire et réversible, permettant un retour à la fécondité normale quand une grossesse est désirée, ce qui exclut par définition le recours à la stérilisation volontaire.

Par opposition, la stérilisation volontaire peut se définir comme une suppression délibérée de la fécondité, à caractère en principe définitif, sans atteinte des autres fonctions sexuelles ou endocrines. Il faut la distinguer de la castration qui se réfère à l'ablation des gonades.

Méthodes contraceptives

Toutes les méthodes s'orientent vers un même but : contrôler la fécondité féminine et permettre la planification de grossesses désirées.

D'efficacité inégale, elles offrent par leur variété une souplesse d'adaptation à chaque cas en fonction des données médicales, de la tolérance propre à chaque femme, mais aussi des valeurs morales et des convictions religieuses des personnes concernées, de leur profil psychologique et de leur sexualité.

Méthodes dites « naturelles »

Les méthodes naturelles :
- sont les plus aléatoires en termes d'efficacité ;
- imposent une discipline contraignante au couple utilisateur ;
- ont une totale innocuité et réversibilité ;
- sont tolérées par certaines religions qui opposent un interdit à toute autre méthode.

Coït interrompu

C'est le retrait du pénis hors du vagin avant l'éjaculation, méthode la plus ancienne.

Cette méthode a un taux d'échec élevé :
- lors de rapports répétés, des spermatozoïdes restés dans l'urètre peuvent passer dans les sécrétions urétrales, même avant l'éjaculation. L'homme doit alors uriner pour « laver » l'urètre ;
- nécessite une grande maîtrise de soi lors de l'acte sexuel ;
- des spermatozoïdes très actifs peuvent remonter, même si l'éjaculation se produit au niveau de la vulve ;
- prive le couple d'une pleine satisfaction sexuelle.

Continence périodique

C'est l'éviction totale des rapports sexuels durant la période féconde du cycle, soit du 10e au 17e jour pour une sécurité maximale.

Cette méthode est basée sur l'estimation de la date d'ovulation (ovocyte fécondable durant 24 à 36 heures en moyenne et jusqu'à 48 heures après l'ovulation) et sur la durée du pouvoir fécondant des spermatozoïdes après introduction dans l'organisme féminin (3 à 4 jours en moyenne, parfois plus jusqu'à 7 jours).

➡ Méthode Ogino et Knaus

C'est l'estimation approximative de la date d'ovulation et de la période fécondable, par calcul statistique après observation de plusieurs cycles (sur un an) :
- premier jour fécondable : 17 à 18 jours avant les règles du cycle le plus court ;
- dernier jour fécondable : 11 à 13 jours avant les règles du cycle le plus long.

➡ Méthode des températures

La surveillance quotidienne de la température matinale permet de déterminer *a posteriori* la date d'ovulation, par repérage du décalage thermique (ascension de 4 dixièmes de degré).

Les rapports sexuels ne sont autorisés qu'en deuxième partie de cycle, du 3e-4e jour après l'ovulation jusqu'aux règles suivantes.

➡ Méthode mixte

Elle associe le calcul du premier jour fécondable selon la méthode Ogino et du dernier jour fécondable d'après la courbe thermique.

Ces méthodes sont à réserver aux femmes ayant des cycles menstruels très réguliers.
Elles imposent un délai d'abstinence d'autant plus long que les cycles sont irréguliers.
Elles ont un taux d'échec important du fait :
- de la difficulté à déterminer précisément la date d'ovulation (certaines femmes ont une courbe thermique non interprétable) ;
- de la variabilité de durée de vie des spermatozoïdes et de l'ovule.

Méthodes chimiques locales, utilisation de spermicides

Ce sont des agents tensioactifs dont le pouvoir bactéricide présente un intérêt non négligeable dans la prophylaxie des maladies sexuellement transmissibles.

Présentations

Ovules secs : ils doivent être introduits dans le vagin 10 à 20 minutes avant le rapport, délai nécessaire à la libération de leur principe actif. Ils ont une durée d'action limitée à 3 heures.

Formes galéniques	Noms de spécialités
Crèmes et gels	Alpagelle® crème, en tube et en doses unitaires Pharmatex® crème, en tubes-canules doses unitaires
Ovules et mini-ovules Capsules et comprimés vaginaux	Pharmatex® (ovules et mini-ovules), capsules molles vaginales et comprimés vaginaux Théramex® ovules
Éponges	Pharmatex® tampons vaginaux imprégnés

Crème, gelée, crème unidose : efficacité immédiate et durée d'action plus longue.
Tampons imprégnés de produit : efficacité immédiate et action prolongée (24 heures).

Mode d'action

Il est double :
- chimique : ils immobilisent et détruisent les spermatozoïdes, en agissant sur leur flagelle et en lysant leur membrane ;
- physique : ils obturent le col utérin et empêchent la migration de spermatozoïdes survivants.

Intérêt et inconvénients

Bonne efficacité (1 à 2 % d'échec) à condition de respecter les délais d'action.
Innocuité quasi totale (possible allergie locale, mais rare).
Peuvent être utilisés en complément d'une contraception mécanique (diaphragme, condom ou préservatif féminin), ou seuls en relais d'une autre méthode, pour une activité sexuelle épisodique, en *post-partum* ou aux âges extrêmes de la vie génitale.
Leur emploi contraint à des manipulations avant l'acte, voire à un délai d'attente, ce qui peut être frustrant et mal accepté.

Méthodes mécaniques

Obturateurs féminins

Ils empêchent le sperme d'entrer au contact du col utérin.

→ Diaphragme

Petite cupule de latex à bords flexibles, de diamètre variable (52 à 95 mm), que l'on insère au fond du vagin de manière à recouvrir le col utérin, après avoir enduit ses deux faces et son pourtour de crème ou gelée spermicide pour assurer la lubrification et renforcer son efficacité.
La taille, adaptée à l'anatomie de la femme, est déterminée par le médecin après examen du vagin et du col.
Le diaphragme doit être mis en place avant le rapport sexuel (maximum 4 heures) et conservé durant 4 à 8 heures après selon le spermicide utilisé.
Réutilisable après lavage et contrôle de son intégrité.

➡ Cape cervicale

Plus petite et plus bombée que le diaphragme, elle ne couvre strictement que le col utérin. Actuellement, on dispose d'une cape Oves® à usage unique, en silicone non allergique, dont la souplesse et la finesse de la paroi assurent une bonne adhésion au col et une efficacité immédiate.

➡ Intérêt et inconvénients

Efficacité satisfaisante, accrue par l'association de spermicides.

Le diaphragme est particulièrement indiqué :

- pour les femmes ayant une activité sexuelle occasionnelle ;
- en cas de contre-indication à l'emploi d'une contraception hormonale et du stérilet.

Il est moins utilisé en France que dans les pays anglo-saxons car :

- souvent considéré comme un obstacle dans la relation sexuelle, en raison des manipulations et de la programmation qu'il impose ;
- réticence de certaines femmes à introduire un corps étranger dans leur vagin.

Il nécessite un apprentissage de la mise en place.

Rare mais possible intolérance locale au latex.

Contre-indiqué en cas de :

- grossesse récente ;
- prolapsus ;
- cystite itérative ;
- étroitesse du vagin.

Condom ou préservatif masculin

➡ Présentation

Fourreau de latex souple, très fin et résistant, placé sur le pénis en érection dont il épouse exactement la forme ; nécessite l'utilisation d'un lubrifiant (proscrire l'utilisation de vaseline qui rend le latex poreux).

Les préservatifs actuels sont munis d'un réservoir à leur extrémité.

Après éjaculation l'homme doit se retirer avant toute détumescence du pénis, en maintenant la base du préservatif afin d'éviter une fuite de sperme dans le vagin de sa partenaire.

Un préservatif ne doit être utilisé qu'une seule fois.

➡ Intérêt et inconvénients

Déjà préconisé aux XVIIIe et XIXe siècles dans la lutte contre les maladies sexuellement transmissibles, le préservatif masculin est à l'heure actuelle le seul (avec le préservatif féminin) mode de protection efficace contre le risque de contamination par le VIH.

Correctement utilisé, il offre une efficacité contraceptive évaluée à 100 %, pour une presque totale innocuité (rare allergie locale au latex) ; il existe actuellement un préservatif en latex déprotéinisé (Manix crystal®) et un préservatif en polyuréthane (Avanti®).

Attention à la durée et aux conditions de stockage : le latex vieillit et résiste mal à la chaleur.

Il est particulièrement indiqué :

- en relais d'une autre méthode ;
- pour des rapports sexuels épisodiques ;
- pour les femmes changeant fréquemment de partenaire ;
- lors des 3 premiers mois d'une relation nouvelle, dans l'attente d'un dépistage VIH des deux partenaires ;
- dans les cas de contre-indication aux contraceptifs oraux et au stérilet.

Préservatif féminin (Fémidom®)

Manchon en polyuréthane qui se place dans le vagin, et dont la partie externe recouvre la vulve.

Sa surface de protection (des lésions sexuellement transmissibles) est plus large que celle du préservatif masculin.

Il est plus résistant que le latex, ne nécessite pas de lubrifiant et est très peu allergénique.

Il peut être mis en place plusieurs heures avant le rapport sexuel, et n'impose pas un retrait immédiat.

Ses indications sont identiques à celles du préservatif masculin, mais sa mise en place est plus complexe.

Stérilet ou dispositif intra-utérin (DIU)

Il a pour but d'empêcher la nidation de l'ovule fécondé dans l'utérus.

C'est un petit dispositif de forme et de taille variables, inséré au fond de la cavité utérine par le gynécologue.

→ Différents modèles

Le stérilet inerte en matière plastique n'est plus commercialisé en France actuellement.

Les stérilets bioactifs peuvent contenir du cuivre (efficacité pendant 5 à 10 ans), ou libérer de la progestérone (efficacité pendant 5 ans).

Type de DIU	Noms de spécialités
DIU au cuivre	Gynelle 375 Multiload Cu 375 standard et short Nova T Sertalia TT 380 UT 380 standard UT 380 short
DIU à la progestérone	Mirena (lévonorgestrel)

→ Mécanismes d'action

Action inflammatoire, constante et non spécifique, liée à la présence d'un corps étranger : a un effet spermatotoxique et empêche la nidation.

Action spermicide et blastocide* du cuivre.

Action de la progestérone : modification de la glaire cervicale, rendue impropre au passage des spermatozoïdes, et atrophie de l'endomètre impropre à la nidation.

→ Indications

Chez les patientes ayant un ou plusieurs enfants, ne désirant pas s'astreindre à la prise quotidienne d'une pilule contraceptive ou présentant une contre-indication à la contraception hormonale.

État psychiatrique ne permettant pas l'observance d'une prise de contraception orale (préférablement : contraception hormonale par voie intramusculaire).

→ Contre-indications

- Grossesse suspectée.
- Antécédents de GEU et/ou de chirurgie tubaire.
- Post-partum pendant 4 semaines.
- Maladie inflammatoire pelvienne (MIP).
- Saignements génitaux non expliqués.
- Pathologie vaginale en cours ou récente.
- Situations à risque d'infection : antécédent d'infection génitale haute datant de moins de 3 mois ou récurrente, IST, infection du post-partum, avortement septique… traitements immunosuppresseurs et patientes immunodéprimées.
- Hypersensibilité à l'un des composants.

→ Mise en place

Tous les stérilets sont présentés avec un dispositif applicateur qui facilite leur insertion par le col utérin.

Un entretien et un examen clinique préalables permettent de :

- déceler toute contre-indication et définir le type de stérilet adapté à la patiente ;
- vérifier l'absence d'infection ;
- contrôler que le col est sain, que l'isthme et le corps utérin sont normaux ;
- mesurer la taille de la cavité utérine, au moyen d'un hystéromètre ;
- vérifier si l'utérus est antéversé ou rétroversé pour limiter les risques de perforation.

La mise en place s'effectue pendant la période pré-ovulatoire, de préférence juste après la fin des règles. Ce choix :

- permet d'éliminer tout risque de grossesse ou de GEU ;
- est favorable à l'insertion car moins douloureuse, l'isthme utérin étant alors ouvert.

Chez les patientes très anxieuses, il est préférable de prescrire des antispasmodiques avant la pose pour prévenir un malaise vagal lors du passage du col. Ils sont également indiqués en cas de contractions utérines réactionnelles à la pose, afin de limiter le risque d'expulsion.

Les fils de contrôle, au niveau de l'orifice externe du col utérin, doivent être coupés à une longueur calculée pour :
- qu'ils ne restent pas accrochés par des tampons de protection menstruelle, au risque de mobiliser le stérilet dans la cavité utérine ;
- qu'ils ne soient pas perçus de façon gênante par le pénis du partenaire lors des rapports sexuels ;
- permettre une surveillance exercée par la femme elle-même, et par le médecin lors des visites ;
- faciliter le retrait du dispositif le moment venu (toujours en période post-menstruelle, plus aisé et moins douloureux).

➡ Incidents et accidents

Risque d'expulsion juste après la pose, ou plus tardivement.

Risque de migration du stérilet, possible même après plusieurs mois.

Ménorragies et méno-métrorragies* favorisées par la réaction inflammatoire.

Douleur à type de dysménorrhée.

Maladie inflammatoire pelvienne (MIP) limitée essentiellement aux 3 semaines suivant l'insertion.

Risque accru d'infections chroniques et aiguës (endométrite, salpingite) mettant en jeu le pronostic obstétrical.

Grossesse intra-utérine (risque faible) dont le diagnostic peut être retardé du fait d'un petit saignement.

Grossesse extra-utérine (GEU).

➡ Interactions médicamenteuses

Les corticoïdes et les anti-inflammatoires non stéroïdiens (AINS) diminuent l'efficacité du DIU et augmentent le risque de GEU.

Les anticoagulants accroissent le risque de métrorragies.

L'aspirine cumule ces deux types d'interaction.

➡ Surveillance

Autosurveillance par vérification de la perception des fils au fond du vagin.

Visite médicale systématique après les règles qui suivent la pose ou au moins dans les trois premiers mois, en milieu de cycle pour vérifier la qualité de la glaire cervicale, la tolérance au DIU par absence de signe infectieux notamment et la position du DIU.

Puis visite de contrôle tous les 6 à 12 mois :
- l'examen au spéculum permet de contrôler la présence des fils, l'absence de métrorragies ou d'infection, et l'état du col utérin ;
- le toucher vaginal assure que la mobilisation de l'utérus est indolore et que les annexes sont libres.

Au moindre doute, le médecin fera pratiquer une échographie pelvienne qui précisera la position du stérilet dans la cavité utérine et permettra de dépister une GEU (ou une grossesse intra-utérine), un hydrosalpinx ou un pyosalpinx.

Méthode hormonale

Contraceptifs oraux

Ce sont des hormones de synthèse, administrées par voie orale, sous forme de pilules délivrées exclusivement sur prescription médicale après entretien (recherche des contre-indications) et examen gynécologique.

➡ Œstro-progestatifs

Ils associent un œstrogène (éthinyl-estradiol ou EE) et un progestatif (variable, *voir tableau*).

Les termes « climat mixte » désignent un rapport équilibré entre œstrogène et progestatif ; lorsque l'influence du progestatif est prépondérante, on parle de « climat progestatif ».

Les œstro-progestatifs combinés sont présentés en plaquettes de 21 ou 28 comprimés ; les formes dites séquentielles ne sont plus utilisées actuellement.

La première prise doit avoir lieu le 1er jour des règles d'un cycle physiologique.

La prise doit être quotidienne pendant 21 jours, puis arrêtée pendant 7 jours. Bien que le sevrage hormonal produise des saignements comparables aux règles, la protection persiste durant cette période d'interruption.

La date de reprise du contraceptif doit intervenir au 8e jour suivant l'arrêt, indépendamment de la date de survenue des saignements de privation (2 à 5 jours après le dernier comprimé de la plaquette).

Œstro-progestatifs

Nom de spécialité	Ethinyl-estradiol (en µg)	Progestatif et dosage (en mg)		Posologie en jours/cycle
Normodosés				
Planor	50	Norgestriénone	2	21
Stédiril	50	Norgestrel	0,5	21
Minidosés				
- monophasiques				
Cilest	35	Norgestimate	0,25	21
Cycléane 20	20	Désogestrel	0,15	21
Cycléane 30	30	Désogestrel	0,15	21
Effiprev	35	Norgestimate	0,25	21
Harmonet	20	Gestodène	0,075	21
Jasmine	30	Drospirénone	3	21
Ludeal Gé	30	Levonorgestrel	0,15	21
Meliane	20	Gestodène	0,075	21
Melodia	15	Gestodène	0,060	24 + 4 neutres
Mercilon	20	Désogestrel	0,15	21
Minesse	15	Gestodène	0,060	24 + 4 neutres
Minidril	30	Norgestrel	0,15	21
Minulet	30	Gestodène	0,075	21
Moneva	30	Gestodène	0,075	21
Ortho-Novum	35	Noresthistérone		21
Varnoline	30	Désogestrel	0,15	21
Varnoline continu	30	Désogestrel	0,15	21 + 7 neutres
- biphasiques				
Adépal	30/40	Norgestrel	0,15/0,20	7/14
Miniphase	30/40	Noresthistérone	1/2	11/10
- triphasiques				
Daily Gé	30/40/30	Levonorgestrel	0,05/0,075/0,125	6/5/10
Phaeva	30/40/30	Gestodène	0,05/0,07/0,125	6/5/10
Triafémi	35/35/35	Norgestimate	0,18/0,215/0,250	21
Tricilest	35/35/35	Norgestimate	0,18/0,215/0,250	21
Triella	35/35/35	Noresthistérone	0,5/0,75/1	7/7/7
Tri-Minulet	30/40/30	Gestodène	0,05/0,07/0,1	6/5/10
Trinordiol	30/40/30	Norgestrel	0,05/0,075/0,125	6/5/10

Les œstro-progestatifs minidosés Mélodia®, Minesse® et Varnoline® continu sont présentés en plaquettes de 28 comprimés, dont 4 ou 7 neutres (Placébo), et se prennent tout au long du cycle sans interruption.

- **Mode d'action**

Il est triple :

- blocage de l'ovulation par inhibition de la sécrétion des gonadotrophines. Les stéroïdes exogènes exercent un rétro-contrôle négatif sur l'axe hypothalamo-hypophysaire ;
- modification de la glaire cervicale qui, prématurément coagulée, gêne la pénétration des spermatozoïdes ;
- atrophie de la muqueuse utérine, rendue impropre à la nidation par l'apport de progestérone dès le début de cycle.

- **Œstro-progestatifs normodosés à 50 µg d'EE**

Efficacité excellente, même en cas d'oubli accidentel « rattrapé » le lendemain, grâce à la sécurité supplémentaire conférée par l'atrophie de l'endomètre et l'imperméabilité de la glaire cervicale.

De plus, on note des effets bénéfiques :
– régularisation des cycles et réduction des pertes menstruelles ;
– action thérapeutique sur les dysménorrhées, le syndrome pré-menstruel, les kystes fonctionnels de l'ovaire, l'endométriose ;
– effet protecteur diminuant l'incidence des cancers de l'endomètre (lutéinisation dès le début du cycle) et des tumeurs de l'ovaire.

Effets secondaires indésirables :
• gain pondéral (1 à 3 kg) ;
• nausées ;
• céphalées, migraines, vertiges ;
• mastodynies ;
• métrorragies à type de spottings (petits saignements) ;
• jambes lourdes et aggravation de varices pré-existantes ;
• risque plus élevé de vaginites mycosiques ;
• diminution de la tolérance au glucose et augmentation de l'insulinémie ;
• anovulation secondaire, pouvant persister plusieurs mois après l'arrêt du traitement ; spontanément réversible dans la plupart des cas, elle doit être explorée si elle persiste au-delà de trois mois.

Incidents réversibles à l'arrêt du traitement :
• hypertension artérielle (HTA) ;
• ictère (rare) ;
• augmentation du cholestérol et des triglycérides (proportionnelle à la dose d'EE) ;
• acné, chloasma.

Accidents potentiels :
• accidents thromboemboliques, artériels ou veineux dans n'importe quel territoire ;
• accidents vasculaires cérébraux (AVC), parfois précédés de céphalées.

Contre-indications :
• allaitement ;
• antécédents d'accident thromboembolique veineux ou artériel, ou d'AVC ;
• HTA sévère ;
• cardiopathies valvulaires, coronaropathie, hyperlipidémie ;
• antécédents de cholestase gravidique ou de prurit récidivant pendant la grossesse ;
• hépatite récente, jusqu'à normalisation des transaminases ;
• maladie migraineuse, tumeur hypophysaire ;
• dysplasie atypique et tumeurs malignes de l'utérus et du sein ;
• hémorragie utérine d'origine indéterminée.

Méthode contraceptive fortement déconseillée en cas de :
• tabagisme ;
• obésité ;
• diabète insulinodépendant (ID) et non insulinodépendant (NID) ;
• antécédents familiaux de phlébite, d'HTA, de diabète, d'où recherche de facteurs de risque et bilan biologique avant prescription ;
• fibromyome ;
• varices importantes.

Surveillance :
• contrôle de la pression artérielle, un mois après le début du traitement, surtout si antécédents familiaux d'HTA ;
• examen clinique et bilan biologique trois mois après le début du traitement, puis tous les douze mois :
– pesée, calcul de l'indice de masse corporelle (IMC),
– contrôle de la pression artérielle,
– inspection de la circulation veineuse,
– palpation du foie,
– examen des seins,
– examen gynécologique et frottis cervical en cas de rapports sexuels antérieurs,
– contrôle du métabolisme glucidique : glycémie à jeun, glycémie post-prandiale si antécédent familial de diabète ou excès pondéral,
– contrôle du métabolisme lipidique : cholestérolémie totale et triglycérides.
• en cas d'immobilisation prolongée ou d'intervention chirurgicale programmée, arrêter la prise de pilule un mois avant (risque thromboembolique).

En cas d'urgence, une prévention par traitement anticoagulant à faible dose peut être envisagée ;

• l'action des œstro-progestatifs peut être diminuée, voire supprimée (minidosés) par des interactions médicamenteuses avec :

– les inducteurs enzymatiques qui augmentent le métabolisme hépatique, dont certains anticonvulsivants (sauf Dépakine®), antituberculeux (Rifanpicine®), la griséfuline et le millepertuis ;

– certains inhibiteurs de protéases du VIH (Nelfinavir®, Elfavirenz®, etc.) qui diminuent le taux d'œstrogènes.

• Œstro-progestatifs minidosés (20 à 40 µg d'EE)

Ils peuvent être :

– *monophasiques* (20 à 35 µg d'EE) : doses uniformes d'EE et de progestatif tout au long du cycle ;

– *biphasiques :* dosage progressif d'EE (30 µg en première partie de cycle, puis 40 µg), association continue de progestatif avec augmentation en deuxième partie de cycle ;

– *triphasiques :* doses modulées d'EE avec augmentation (40 µg) de J7 à J11, suivie d'une diminution à 30 µg, association de doses croissantes de progestatif.

Ils empêchent l'ovulation tout en réalisant un cycle plus approchant du cycle physiologique.

Intérêt et inconvénients :

• les œstro-progestatifs minidosés doivent être pris à heure relativement fixe (pas d'alternance entre soir et matin) ;

• la sécurité contraceptive est moins absolue en cas d'oubli « rattrapé » le lendemain ;

• ils présentent moins de risques que les œstro-progestatifs normodosés mais peuvent :

– induire des métrorragies, ou au contraire l'absence de saignement de privation, par atrophie de l'endomètre ;

– favoriser la dystrophie polykystique des ovaires, en raison d'une sécrétion constante d'un certain taux de LH sans pic pré-ovulatoire.

➡ Progestatifs purs

• Microdosés ou micro-pilules

Ils ont une action essentiellement utérine :

– modification de la glaire cervicale ;

– atrophie de l'endomètre, rendu impropre à la nidation.

Ils n'inhibent pas l'ovulation de façon constante (sécrétion de FSH et de LH persistante).

Ils sont administrés en continu à raison de 1 comprimé chaque jour sans interruption, à dose de progestatif faible et constante, et doivent être pris à heure fixe (à 3 heures près).

Intérêt et inconvénients :

• ils ont peu d'effets métaboliques, ce qui autorise leur utilisation dans des cas de contre-indication aux œstro-progestatifs et en *post-partum* immédiat ;

• leur efficacité est relative et ils accroissent le risque de GEU.

• Leur efficacité est diminuée par les inducteurs enzymatiques et certains inhibiteurs de protéases du VIH en cas d'association.

Effets secondaires indésirables :

• troubles du cycle fréquents (saignements intermenstruels et aménorrhée) ;

• risque de dysovulation et de kyste ovarien fonctionnel ;

• douleurs pelviennes et œdèmes cycliques ;

• risque de mastodynies par insuffisance de l'inhibition gonadotrope.

Ils sont contre-indiqués en cas d'affection mammaire et/ou utérine, de dysfonctionnement ovarien, d'antécédent ou de risque de GEU.

• Progestatifs normodosés

Ils ont une action comparable à celle des œstro-progestatifs : anti-ovulatoire, anti-glaire, anti-nidatoire.

Ils sont administrés en discontinu à raison de 1 comprimé par jour, 20 à 21 jours sur 28.

Ils n'ont pas reçu l'agrément de mise sur le marché au titre de contraceptifs oraux, et sont surtout indiqués chez les femmes présentant une insuffisance lutéale symptomatique (hyperplasie de l'endomètre et mastopathie bénigne).

Ils ont alors un double intérêt : contraceptif et thérapeutique.

Contre-indications :

– antécédents thrombo-emboliques veineux et/ou artériels ;
– tumeur sensible aux progestatifs (sein, endomètre) ;
– hémorragie génitale non expliquée ;
– antécédent de pathologie hépatique sévère.

Effets secondaires indésirables :

- perturbation du métabolisme des hydrates de carbone ;
- saignements inter-menstruels ;
- atrophie endométriale et aménorrhée secondaire à court terme ;
- à long terme, action délétère sur l'os par hypoestrogénie.

Progestatifs microdosés

Nom de spécialité	Progestatif et dosage/cp (µg)		Posologie
Cérazette Microval Milligynon	Désogestrel Lévonorgestrel Acétate de noréthistérone	75 30 600	1 cp/jour En continu Tout au long du cycle

Principaux progestatifs normodosés utilisés en contraception

Nom de spécialité	Progestatif et dosage/cp (mg)		Posologie
Dérivé de la 17-OH progestérone Lutéran	Acétate de chlormadinone	10	1 cp/jour du 5e au 25e jour du cycle
Dérivés de la 19 nor-progestérone Lutényl Surgestone	Acétate de nomégestrol Promégestone	5 0,5	1 cp/jour du 5e au 25e jour du cycle
Norstéroïde Primolut-Nor	Acétate de noréthistérone	10	1 cp/jour du 5e au 25e jour du cycle

Autres modes d'administration

→ Implant sous-cutané

Il s'agit d'une contraception par microprogestatifs en continu, mais, pour éviter les retards ou les oublis de prise, les hormones sont délivrées en continu par un petit bâton plastifié glissé sous la peau de l'avant-bras. La pose et l'ablation se font sous anesthésie locale en consultation. L'implant peut être laissé en place pendant 4 ans.

Implants sous-cutanés

Nom de spécialité	Progestatif et dosage (mg)		Posologie
Implanon	Etonogestrel	68	1 implant sous-cutané efficace 3 ans

Progestatifs injectables[1]

Nom de spécialité	Progestatif et dosage (mg)		Posologie
Depo-Provera	Acétate de médroxyprogestérone	150	1re inj. : 1 amp. en début de cycle (3e-5e j) puis 1 amp./ 3 mois

1. Prescrits en injection intramusculaire profonde lorsqu'il n'est pas possible d'utiliser d'autres méthodes contraceptives

→ Voie transdermique : patch auto-adhésif matriciel

Délivré en pharmacie, sur prescription médicale, dans les mêmes conditions qu'une contraception orale après entretien et examens.

Les concentrations plasmatiques hormonales obtenues sont à peu près identiques à celles de la pilule œstro-progestative minidosée monophasique Cilest®. Efficacité établie uniquement pour les femmes de 18 à 45 ans, diminuée chez les femmes ayant un poids supérieur à 90 kg.

Patch auto-adhésif matriciel

Nom de spécialité	Éthynil-estradiol (en µg)	Progestatif et dosage (mg)		Posologie
Evra®	600	Norelgestromine	6	1 patch hebdomadaire pendant 3 semaines consécutives, 1 semaine d'intervalle libre (à partir du 22e jour du cycle) 1re mise en place au 1er jour d'un cycle, changement à jour fixe de la semaine (8e et 15e jour du cycle)

→ Anneau vaginal

Premier œstro-progestatif mensuel à faibles doses, délivré en pharmacie, sur prescription médicale, dans les mêmes conditions qu'une contraception orale après entretien et examens.

Il s'agit d'un petit anneau souple qui contient des œstrogènes et de la progestérone et qui est placé au fond du vagin par la femme (comme un tampon). Il est laissé en place pour 3 semaines, puis jeté. Une semaine plus tard, la patiente en place un nouveau.

Il peut être enlevé quelques heures par jour, notamment pendant les rapports sexuels.

Date de délivrance inscrite sur la boîte par le pharmacien ; ne peut pas être conservé plus de 4 mois, dans son conditionnement d'origine et à une température ne dépassant pas 30 °C.

Effets secondaires indésirables : céphalées, vaginites et leucorrhées. Cette administration par voie muqueuse diminuerait les effets secondaires du traitement hormonal.

Les contre-indications et les interactions médicamenteuses sont identiques à celles des œstro-progestatifs oraux.

Anneau vaginal

Nom de spécialité	Éthynil-estradiol (en mg)	Progestatif et dosage (mg)	Posologie
Novaring®	2,7 Délivre 15 µg d'EE/24 h	Etonogestrel 11,7 Délivre 120 µg d'etonogestrel/24 h	1 anneau vaginal pour 3 semaines, 1 semaine d'intervalle libre 1re insertion entre le 1er et le 5e jour du cycle Retrait après 3 semaines et pose d'un nouvel anneau une semaine plus tard, à jour et heure fixes

La contraception aux différentes étapes de la vie génitale

Contraception et adolescence

Depuis 1974 la loi française permet aux mineures d'avoir accès à une contraception sans autorisation parentale et d'une totale gratuité.

Adolescente affiliée à la Sécurité sociale : prise en charge intégrale des examens cliniques et biologiques, et des moyens contraceptifs choisis.

Si l'adolescente est ayant-droit de ses parents et ne souhaite pas qu'ils soient informés, ou si elle n'a pas de couverture sociale : les centres de planification familiale assurent la prise en charge de la contraception et de sa surveillance.

La consultation permet d'aborder en entretien singulier les questions afférentes à sa vie sexuelle, de rappeler si besoin les précautions à prendre pour se protéger des MST, de déterminer avec elle le mode contraceptif le mieux adapté, de lui en préciser les règles d'emploi et la surveillance.

➡ **Préservatif masculin**

Indiqué dans tous les cas de relations épisodiques ou instables (prévention des IST, dont le Sida).

➡ **Contraception hormonale**

Elle est indiquée dans le cadre d'une activité sexuelle régulière et stable :

- après une période de relations protégées, supérieure ou égale à trois mois, au terme de laquelle les deux partenaires ont effectué des tests de dépistage HIV qui se sont révélés négatifs ;
- si les données recueillies au cours de l'entretien et l'examen médical ont permis d'écarter *a priori* les risques de contamination sexuelle.

En l'absence de contre-indication, la prescription médicale est fonction de la régularité des cycles menstruels :

- de préférence des micro-progestatifs purs (n'inhibent pas l'ovulation) pour les jeunes filles aux cycles encore irréguliers ; mais il faut insister sur l'observance stricte de la prise en continu car risque d'échec plus élevé ;
- les œstro-progestatifs ont un effet bénéfique en cas de syndrome prémenstruel, de dysménorrhée ou de kystes fonctionnels de l'ovaire.

En pratique, on conseille souvent l'emploi, en association, d'une contraception hormonale et du préservatif masculin.

Contraception en *post-partum*

Le choix de la méthode est fonction de l'état clinique et biologique de la femme, de son souhait, de sa tolérance au moyen contraceptif utilisé avant la grossesse, et de son choix d'allaiter ou non son enfant.

Les œstro-progestatifs normodosés majorent le risque thromboembolique du *post-partum* et sont par ailleurs contre-indiqués en cas d'allaitement.

Si la patiente allaite :

Pas de méthode œstro-progestative avant 6 mois.

L'allaitement exclusif ou quasiexclusif est une méthode fiable et efficace jusqu'au 6e mois après l'accouchement. En cas d'allaitement mixte ou d'arrêt de l'allaitement, les progestatifs seuls peuvent être donnés à partir de la 4e semaine.

Le stérilet est possible dans les mêmes conditions que sans allaitement.

En l'absence d'allaitement :

Les œstro-progestatifs sont déconseillés dans les 3 premières semaines. Les progestatifs seuls peuvent être donnés immédiatement après l'accouchement.

La pose d'un **stérilet** est possible dans les 48 heures après l'accouchement, puis contre-indiquée jusqu'à la 4e semaine *post-partum.*

L'emploi de diaphragme, cape et éponge est contre-indiqué en *post-partum* comme en *post-abortum.*

En termes de choix parental, la contraception hormonale est la référence pour une contraception de confort entre deux grossesses programmées, tandis que le stérilet est plus indiqué pour une contraception à long terme chez une femme qui ne désire plus d'enfant.

Contraception et préménopause

La fécondité commence à diminuer vers 40 ans, mais une grossesse reste en moyenne possible jusqu'à 45 ans. Si la femme veut se prémunir d'une grossesse tardive, il est souhaitable qu'elle bénéficie d'une contraception adaptée.

Contraception hormonale

Les œstro-progestatifs peuvent être prescrits (ou prolongés) s'il n'existe pas de contre-indication, mais nécessitent une surveillance clinique et biologique renforcée (semestrielle).

Ils présentent l'intérêt de corriger les troubles de la préménopause tels que bouffées de chaleur et sécheresse vaginale. La femme peut ainsi aborder plus confortablement cette étape de sa vie génitale.

On prescrit généralement une forme mini-dosée à climat mixte, du fait des risques métaboliques et cardiovasculaires majorés à cet âge.

En raison de ces risques, tabagisme et obésité doivent inciter à proscrire l'emploi d'œstro-progestatifs au-delà de 40 ans.

En cas d'insuffisance lutéale (cycles irréguliers, hémorragies fonctionnelles, dystrophie mammaire), les progestatifs normodosés sont plus indiqués, bien qu'ils risquent de provoquer des métrorragies ou une aménorrhée par atrophie ; leur emploi impose une surveillance régulière.

Dispositif intra-utérin

L'emploi d'un stérilet est possible mais limité en raison de la plus grande fréquence des pathologies utérines à cet âge.
En cas de ménorragies ou de métrorragies, on choisira un stérilet à la progestérone (Mirena®) qui entraîne une atrophie de l'endomètre et qui diminue donc le volume des règles.

La contraception d'urgence ou « pilule du lendemain »

La « pilule du lendemain » est à dissocier des autres méthodes contraceptives en ce qu'elle est définie comme une contraception *a posteriori*, réservée aux cas d'urgence.
Elle offre un recours ponctuel en cas de :
- rapport sexuel occasionnellement non protégé et susceptible d'être fécondant ;
- accident de contraception comme une rupture de diaphragme ou de préservatif masculin.

Son action n'est pas abortive, mais anti-nidatoire.
En pratique, le traitement doit être institué le plus rapidement possible, au maximum dans les 72 heures qui suivent le rapport.
L'efficacité n'est pas assurée à 100 %. Une contraception locale doit être utilisée jusqu'aux règles suivantes. En cas de retard de cinq jours sur la date prévue, la conduite à tenir est une consultation en gynécologie et la réalisation d'un test de grossesse.

Tétragynon®

Pilule œstro-progestative dosée à 50 µg d'éthinylestradiol et 250 µg de lévonorgestrel, sur ordonnance médicale uniquement :
- 2 comprimés le plus tôt possible, au plus tard dans les 72 heures suivant le rapport ;
- puis 2 comprimés 12 heures après la première prise.

Contre-indications identiques à celles des pilules œstro-progestatives classiques.
Associer des antiémétiques en raison des nausées et vomissements induits par le traitement.

Norlevo®

Progestatif pur (lévonorgestrel dosé à 750 µg), disponible sans ordonnance et gratuitement pour les mineures, après entretien avec le pharmacien ; l'anonymat peut être préservé, dans ce cas le pharmacien ne note que la date de naissance de la jeune fille. Pour les femmes majeures, il est délivré sur ordonnance et remboursé à 65 % par la Sécurité sociale.
Peut être délivré en cas d'urgence par les infirmières scolaires et les centres de planning familial :
- 2 comprimés dosés à 750 µg pris en une seule fois ou 1 comprimé à 1,5 mg, si possible dans les 12 h et au plus tard dans les 72 heures suivant le rapport sexuel non protégé.

Pas de contre-indication. Inefficacité en cas de grossesse débutante.

Vikela®

Progestatif pur (lévonorgestrel dosé à 750 µg) :
- 2 comprimés le plus tôt possible après le rapport sexuel, si possible dans les 12 heures et au plus tard dans les 72 heures.

Peut être délivré sans ordonnance mais non remboursé ; gratuit pour les mineures.

Le stérilet d'urgence, méthode la plus efficace mais moins utilisée que la « pilule du lendemain », s'oppose à la nidation dans l'endomètre : DIU au cuivre, à insérer dans les 5 jours suivant le rapport non protégé.

Prise en charge infirmière

• L'infirmière contribue à diffuser l'information sur les méthodes contraceptives :
– en consultation de gynécologie ;
– en hospitalisation, notamment auprès des femmes en *post-partum* ou ayant subi une interruption volontaire de grossesse (IVG) ;
– mais aussi, en fonction de son lieu d'exercice ou des missions qui lui sont confiées en santé publique :
- en milieu scolaire ;
- en service médical d'entreprise ;
- dans les dispensaires, les centres de santé et les centres de PMI ;
- dans les centres de planification familiale.

• Son rôle en ce domaine est de permettre aux utilisatrices :
– de faire le choix éclairé d'une méthode adaptée à leurs besoins et à leurs choix de vie, tout en étant averties des méthodes nécessitant un avis médical ;
– d'assurer un taux optimum d'efficacité à la méthode retenue, par l'appropriation de son mode d'emploi ;
– de préserver leur santé par l'observance stricte des contrôles cliniques et biologiques liés à l'emploi d'une contraception hormonale ou d'un dispositif intra-utérin (DIU).

Donner une information fiable et précise

• L'infirmière doit donner une information fiable et précise sur les différentes méthodes, adaptée à la demande et au niveau de compréhension des interlocutrices :
– principe d'action, rapporté à la physiologie génitale et à la fécondation,
– fiabilité de la méthode,
– conditions et règles d'emploi,
– nécessité d'une prescription médicale et d'un bilan préalable pour certaines (diaphragme, DIU, contraception hormonale),
– contre-indications,
– effets secondaires possibles et risques,
– rythme et modalités de la surveillance.

• L'information peut être individuelle, ou s'adresser à un groupe de personnes. Elle sera formulée dans un langage simple et accessible à toute personne.

• La prise en compte des réactions et des questions posées, dans une attitude dénuée de tout jugement de valeur, permettra à l'infirmière d'identifier les savoirs erronés, de procéder à un réajustement, et d'apporter une réponse satisfaisante aux attentes de son public.

Aider les femmes (ou les couples) à orienter leur choix

• Par une écoute attentive et respectueuse de leurs préférences, de leurs craintes (non-efficacité, effets secondaires…), mais aussi d'éventuelles réticences fondées sur des valeurs culturelles, des interdits religieux ou des tabous personnels.

• Par une bonne analyse de leurs besoins et une évaluation de leur aptitude à se conformer aux règles d'utilisation préconisées et à un suivi médical régulier quand nécessaire.

• Cette aide à la décision nécessite l'instauration d'une relation de confiance, car elle fait appel à des données de la vie intime des personnes. L'entretien individuel offrira un climat plus propice à une telle démarche.

Favoriser l'accès aux produits contraceptifs

- Rappeler que les préservatifs sont en vente libre, non seulement en pharmacie, mais également dans les rayons de parapharmacie des grandes surfaces commerciales et dans les distributeurs installés dans divers lieux publics.
- Nommer les spécialités spermicides disponibles en pharmacie.
- Indiquer si besoin les coordonnées locales et/ou régionales de centres de planification familiale ou de consultations où les femmes pourront bénéficier d'un accès gratuit aux examens médicaux et aux prescriptions.
- Spécifier aux adolescentes qu'elles n'ont pas besoin d'autorisation parentale pour avoir accès à une prescription médicale de contraception, leur signifier que les soignants sont soumis au respect du secret professionnel et assureront la confidentialité de l'entretien.

Enseigner la conduite à tenir dans les situations concrètes pour une efficacité optimale de la méthode choisie

Retrait ou coït interrompu

Mettre en garde contre le risque de fécondation lors de rapports sexuels successifs, même lorsque l'éjaculation se fait hors des voies génitales féminines. Conseiller dans ce cas : miction de l'homme et toilette locale entre deux rapports.

Abstinence temporaire

Apprendre aux utilisatrices à réaliser une courbe de température, à y reconnaître le moment de l'ovulation et à calculer la période fécondable sur un cycle moyen. Les prévenir que cette méthode n'est pas fiable.

Méthodes chimiques locales

Insister sur le respect des conditions d'emploi nécessaires à la pleine efficacité de chaque produit et indiquées sur la notice d'accompagnement (différent selon les présentations) :
- délai et durée d'action ;
- délai d'attente avant toute irrigation vaginale ou toilette locale au savon, pour ne pas annuler l'action du spermicide.

Méthodes mécaniques

Expliquer si besoin la procédure de mise en place et de retrait dans de bonnes conditions du matériel utilisé.

➡ Diaphragme

- La mise en place peut être effectuée dans les 2 à 6 heures qui précèdent le rapport sexuel, mais au-delà d'un délai de 3 heures l'application de spermicide devra être renouvelée pour conserver une bonne efficacité.
- Installation :
  - localiser l'orifice du col de l'utérus, à l'aide d'un doigt introduit dans le vagin ;
  - enduire le diaphragme de crème ou gelée spermicide, pincer le diaphragme entre deux doigts pour en replier les bords (armature souple), et l'introduire dans le vagin ;
  - pousser le diaphragme au fond du vagin, de manière à ce qu'il recouvre totalement le col utérin ;
  - d'un doigt, vérifier sa position : en arrière du col il doit être engagé dans le cul-de-sac vaginal postérieur, en avant il s'appuie sur le bord rétro-pubien. À travers sa fine membrane on doit sentir l'orifice cervical au toucher.
- Si la mise en place est correcte, le diaphragme ne sera pas senti lors des rapports sexuels.
- En cas de rapports répétés, il est conseillé de rajouter un peu de spermicide sans retirer le diaphragme.
- Retrait du diaphragme :
  - attendre 6 à 8 heures après le dernier rapport sexuel ;

– ne pas pratiquer d'injection vaginale ni utiliser de savon durant cette période d'attente ;
– retirer le diaphragme en le saisissant précautionneusement d'un doigt et le faire glisser doucement hors du vagin ;
– laver le diaphragme à l'eau tiède ou froide et au savon, le sécher et le talquer, le ranger à l'abri des sources de chaleur.

● Un diaphragme en bon état peut être utilisé de manière répétée pendant environ un an. En vérifier l'intégrité avant chaque usage (absence de fissure ou de perforation).

● Après une grossesse, il peut être nécessaire d'en changer la taille.

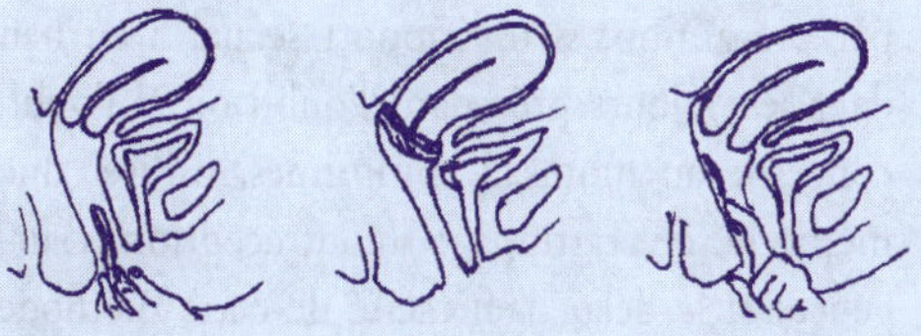

1. Introduction du diaphragme
2. Positionnement sur le col utérin
3. Retrait du diaphragme

➡ Cape Oves® à usage unique

La première mise en place est effectuée par le médecin (ou la sage-femme) qui en détermine la taille adaptée et apprend à la patiente comment la poser. Son efficacité est immédiate et prolongée ; la conserver environ 6 heures après le dernier rapport sexuel. Elle peut être maintenue en place 3 jours sans risque (non allergique) puis doit être jetée.

➡ Préservatif masculin

● Son utilisation peut être associée à celle d'un spermicide pour en augmenter l'efficacité.

● Procéder à sa mise en place avant toute pénétration vaginale, car risque de fécondation par les spermatozoïdes présents dans les sécrétions du pénis :
– le préservatif, dans son conditionnement, se présente comme un petit disque plat dont les bords sont enroulés sur eux-mêmes ;
– le positionner sur le pénis en érection, le dérouler dans sa totalité afin qu'il recouvre entièrement le pénis.

● Après l'éjaculation, l'homme doit se retirer rapidement (pénis encore en érection) en maintenant fermement la base du préservatif pour éviter tout risque de fuite du sperme dans le vagin.

● Nouer la base du préservatif usagé, de manière à emprisonner le sperme dedans, avant de le jeter (respect de l'environnement).

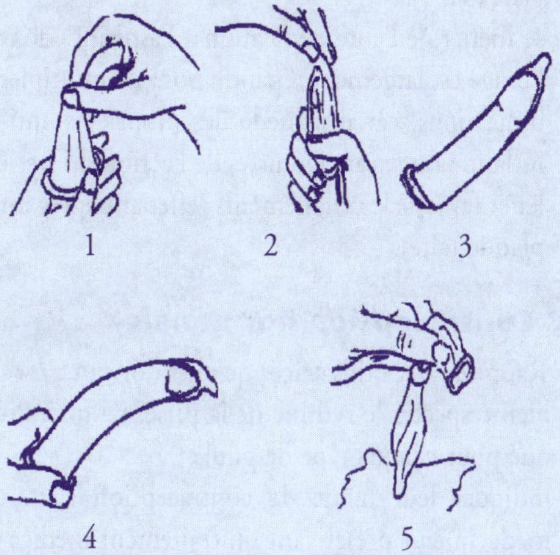

1. Pincer l'extrémité pour chasser l'air
2. Positionner sur le pénis en érection
3. Dérouler jusqu'à la base du pénis
4. Tenir la base du préservatif pendant le retrait
5. Nouer le préservatif usagé avant de le jeter

➡ Préservatif féminin

● Introduire précautionneusement le préservatif jusqu'au fond du vagin, bien positionner l'anneau interne (partie fermée) sur le col utérin et rabattre les bords de l'anneau externe (partie ouverte) sur la vulve.

● Retrait : relever les bords de l'anneau externe pour dégager la vulve, les réunir entre deux doigts et tirer doucement sur le préservatif pour l'extraire du vagin en le faisant glisser contre les parois.

➡ Stérilet ou DIU

• L'efficacité contraceptive est acquise dès la mise en place et ne nécessite pas de précautions particulières, hormis le contrôle régulier de la perception des fils au niveau du col utérin par toucher vaginal.

• Indiquer aux femmes qu'elles doivent :
- signaler au médecin le port d'un DIU en cas de prescription d'antibiotiques (les tétracyclines altèrent l'effet du cuivre), de corticoïdes ou d'AINS ;
- se méfier de l'automédication à l'aspirine, dont l'usage est largement répandu pour de multiples indications, car il possède des propriétés anti-inflammatoires antagonistes de l'action du stérilet et favorise les saignements (effet antiagrégant plaquettaire).

Contraception hormonale

• Rappeler aux utilisatrices qu'elles doivent :
- bien respecter le rythme de la prise, tel qu'indiqué pour chaque type de pilule ;
- indiquer leur mode de contraception à tout médecin leur prescrivant un traitement médicamenteux.

• Pour éviter les oublis, leur conseiller d'associer l'ingestion de la pilule à un geste quotidien (exemples : au moment de se laver les dents après le dîner, ou au moment de se coucher…).

➡ Pilules œstro-progestatives (selon les recommandations de l'ANAES) :

• La protection est immédiate, dès le début de la prise. L'horaire de la prise quotidienne peut subir quelques variations sans incidence néfaste sur l'efficacité.

• En cas d'oubli constaté dans les 12 heures suivant l'horaire habituel de la prise, prendre immédiatement le comprimé oublié et poursuivre le traitement à l'heure habituelle, même si 2 comprimés doivent être pris le même jour (il peut s'ensuivre une petite métrorragie qui ne doit pas inquiéter la femme).

• Si l'on constate l'oubli plus de 12 heures après l'horaire habituel de prise :
- prendre immédiatement le comprimé oublié ;
- poursuivre le traitement à l'heure habituelle, même si 2 comprimés doivent être pris le même jour ;
- en cas de rapport sexuel dans les 7 jours suivants, utiliser simultanément une seconde méthode contraceptive non hormonale (par exemple préservatif) ;
- si la période de sécurité des 7 jours avec préservatif s'étend au-delà du dernier comprimé actif de la plaquette en cours, supprimer l'intervalle libre et démarrer la plaquette suivante le jour suivant la prise du dernier comprimé actif ;
- par précaution, si un rapport sexuel a eu lieu dans les 5 jours précédant l'oubli ou si l'oubli concerne au moins 2 comprimés, utiliser une méthode de rattrapage (contraception d'urgence) si le délai d'efficacité de cette méthode n'est pas dépassé.

• En cas de vomissement ou de diarrhée dans les 4 heures suivant la prise du comprimé, il est nécessaire d'en reprendre un. Il est donc prudent de toujours posséder une plaquette de dépannage pour ne pas être en déficit avant la fin du cycle. Si les vomissements ou la diarrhée se prolongent sur plusieurs jours, il est recommandé d'utiliser simultanément une autre méthode contraceptive de type mécanique jusqu'à la plaquette suivante.

➡ Pilules œstro-progestatives minidosées

Tout retard de plus de 4 heures dans la prise compromet l'efficacité contraceptive. Il faut réparer l'oubli et continuer la prise tout en se protégeant par l'association d'une autre méthode jusqu'au début de la plaquette suivante.

➡ Qu'il s'agisse de pilules normo- ou minidosées

• En cas de dépassement de l'intervalle d'interruption entre deux plaquettes (plus de 8 jours), l'efficacité contraceptive est compromise. Il faut utiliser une protection locale complémentaire (ou pratiquer l'abstinence) jusqu'au cycle suivant.

• À l'inverse, exceptionnellement la femme peut absorber deux plaquettes consécutives, sans délai d'interruption, pour éviter la survenue des saignements de privation si ceux-ci lui posent problème (par exemple, en voyage). Cette pratique n'est pas préjudiciable à sa santé, à condition de ne pas continuer ce blocage au-delà de 2 ou 3 cycles (risque de métrorragies par atrophie endométriale).

➡ Micro-pilules progestatives

• L'effet est également immédiat, dès la première prise au premier jour des règles, mais l'efficacité est inférieure à celle des œstro-progestatives.

• Sauf mention spéciale de l'AMM :

– l'oubli d'un comprimé constaté dans les 3 heures suivant l'horaire habituel de la prise doit être immédiatement compensé par la prise du comprimé oublié et le traitement poursuivi à l'horaire habituel, même si 2 comprimés doivent être pris le même jour ;

– en cas de délai supérieur à 3 h, il faut prendre immédiatement le comprimé oublié, poursuivre le traitement à l'heure habituelle et associer une autre méthode contraceptive non hormonale pour tout rapport sexuel dans les 7 jours suivants ;

– si un rapport sexuel a eu lieu dans les 5 jours précédant l'oubli, par précaution il est recommandé d'utiliser une méthode de rattrapage.

➡ Pilules progestatives normodosées prescrites au titre de la contraception dans des cas spécifiques

• L'efficacité est comparable à celle des pilules œstro-progestatives, à condition de respecter les jours, horaires et doses de prescription.

• En cas d'oubli, suivre le même schéma compensateur.

➡ Patch auto-adhésif Evra®

Le principe actif est inclus dans l'adhésif. Pour en assurer l'efficacité : bien respecter les conditions de mise en place, les changements à jour fixe hebdomadaires et le délai d'intervalle libre.

Le patch doit être posé sur une peau propre, saine et sèche, sans pilosité, dans une zone qui ne subira pas de frottement par des vêtements trop serrés : fesses, abdomen, face externe du bras, partie supérieure du torse mais jamais sur les seins. Appuyer fermement pour bien le faire adhérer à la peau mais ne pas utiliser d'adhésif supplémentaire pour le maintenir, et contrôler quotidiennement son adhérence. Varier les sites à chaque changement. Ne pas utiliser de crème, lotion ou maquillage sur la zone cutanée où il est collé.

Le contact avec l'eau (douche, piscine), un décollement accidentel de moins de 24 heures ou un retard de changement de patch inférieur à 48 heures n'ont pas d'incidence sur les taux d'hormones plasmatiques et l'efficacité. Pour un délai de décollement égal ou supérieur à 24 heures ou un retard au changement de 48 heures ou plus : interrompre le cycle de contraception en cours, entamer immédiatement un nouveau cycle et utiliser simultanément une autre méthode contraceptive non hormonale pendant les 7 premiers jours de ce nouveau cycle.

Appliquer la même conduite en cas de dépassement de l'intervalle libre sans patch supérieur à 7 jours.

➡ Anneau vaginal Novaring®

Mise en place : pincer l'anneau entre deux doigts et l'insérer dans le vagin jusqu'à ne plus percevoir aucune gêne ; l'effet est assuré quelle que soit sa place.

Retrait après 3 semaines : passer l'index dans l'anneau ou le saisir entre index et majeur ; mettre l'anneau dans son sachet d'origine avant de le jeter avec les déchets domestiques.

Bien respecter les jour et heure fixes de mise en place et de retrait, et le délai d'intervalle libre.

Pour les femmes qui n'étaient pas précédemment sous contraception hormonale : dans les 7 premiers jours du premier cycle de traitement, il faut utiliser simultanément une autre méthode contraceptive telle que le préservatif.

En cas d'expulsion accidentelle avant la fin de la 3e semaine : rincer l'anneau à l'eau froide ou tiède (jamais chaude) et le réinsérer immédiatement (délai maximum inférieur à 3 heures).

Si le délai d'intervalle libre est dépassé (supérieur à 7 jours) : mettre un nouvel anneau et associer une méthode contraceptive complémentaire (préservatif) pendant les 7 jours suivants.
Si l'anneau est laissé en place durant 4 semaines au lieu de 3, son efficacité est conservée : maintenir l'intervalle libre d'une semaine avant la pose d'un autre anneau. Au-delà de 4 semaines, il sera nécessaire de vérifier l'absence de grossesse avant la mise en place de l'anneau suivant.
Il est possible, exceptionnellement pour éviter la survenue des règles, de supprimer l'intervalle libre entre deux cycles de traitement.

Responsabiliser les femmes dans la surveillance inhérente à la méthode employée

Méthodes naturelles, chimiques et mécaniques locales

- Du fait de leur innocuité et de leur réversibilité immédiate à l'arrêt, elles ne nécessitent pas de surveillance particulière.
- On conseille néanmoins à toute femme une consultation régulière (une fois par an ou tous les deux ans, selon les facteurs de risque) pour examen clinique et dépistage des infections génitales et des lésions du col.

Stérilet

- Enseigner à une femme porteuse d'un stérilet ou DIU l'autosurveillance de la présence des fils au niveau du col utérin, et lui indiquer les signes cliniques devant la conduire à consulter : non-perception des fils, aménorrhée, métrorragies ou leucorrhées inhabituelles, fièvre ou douleur inexpliquée.
- L'inciter à respecter le rythme des contrôles médicaux préconisés.

Contraception hormonale

- Signaler de possibles nausées ou céphalées au début de la prise, sans caractère de gravité et appelées à disparaître rapidement quand la contraception est bien tolérée.
- Indiquer la nécessité :
  - de consulter en cas d'apparition ou d'aggravation de migraines préexistantes, de troubles oculaires inhabituels ou persistants, de répétition anormale des nausées, d'apparition d'ictère ou de signe suspect sur un trajet veineux (chaleur et rougeur locale, douleur et/ou œdème du mollet) ;
  - de respecter le rythme des contrôles médicaux institués pour dépister tout signe d'intolérance ou effet secondaire.

Apporter des réponses adaptées aux craintes d'infertilité post-contraception ou de grossesse sous contraception

Possibilité de grossesse après contraception

- La réversibilité de l'action d'un stérilet est immédiate après son retrait.
- L'arrêt d'une contraception hormonale peut être suivi d'une aménorrhée rarement supérieure à trois mois, et dans la plupart des cas réversible sans traitement particulier. Il est inutile d'interrompre la prise de pilule pendant quelques mois au bout de plusieurs années de contraception. Cet arrêt ne présente aucun intérêt du point de vue physiologique, et fait courir le risque d'une grossesse non désirée.

Grossesse sous contraception

- L'efficacité d'une méthode est habituellement exprimée par l'indice de Pearl (taux d'échec en % années/femmes = nombre de grossesses survenues chez 100 femmes bénéficiant du même contraceptif pendant 12 cycles), ou en taux actuariel.

L'efficacité reconnue varie selon les études conduites et le respect plus ou moins strict des règles d'utilisation.

• La survenue d'une grossesse, en dehors des interactions médicamenteuses qui diminuent l'efficacité des pilules contraceptives ou du stérilet, est le plus souvent liée à un défaut d'utilisation (spermicides, diaphragme, préservatif) ou à un oubli de pilule non compensé.

• En cas de grossesse, les femmes se retrouveront face à un choix :

– soit la grossesse ne sera effectivement pas souhaitée :

- mais le risque en sera perçu rapidement (moins de 72 heures après le rapport supposé fécondant) et elles doivent être averties de l'existence de la pilule « du lendemain » qui peut leur éviter le recours à une IVG traumatisante ;

- une grossesse confirmée fera l'objet d'une IVG à la demande de la femme, dans les limites légales ;

– soit la grossesse, bien que non volontaire, sera bien acceptée et les femmes ont besoin d'être rassurées sur ses possibilités de développement normal :

- préciser que la contraception hormonale n'a aucun effet tératogène sur l'embryon ;

- en cas de grossesse chez une femme porteuse d'un stérilet, la présence de celui-ci peut provoquer un avortement retardé, ou bien la grossesse peut évoluer jusqu'à terme sans incident. L'échographie orientera la conduite à tenir en précisant la situation du sac ovulaire et du stérilet ;

- le stérilet pourra être retiré sans risque en début de grossesse s'il est bas situé (par rapport à l'œuf) et que les fils sont apparents à l'examen clinique ;

- si cette manœuvre présente un risque pour l'œuf, il sera laissé en place avec une surveillance accrue (risque majoré d'infection et de fissuration des membranes).

vous devez savoir faire...

Actes infirmiers

- Évaluer les connaissances de la patiente en ce qui concerne l'acte d'IVG, et réajuster si besoin.
- Clarifier ses propres valeurs pour mieux respecter celles de la patiente et ne pas porter de jugement.
- Favoriser l'expression des sentiments de la patiente par une écoute active et une attitude empathique ; évaluer son besoin d'aide tout au long du processus et y répondre de façon adaptée.
- Assurer la surveillance et les soins avant et après l'interruption de grossesse.
- Avant la sortie, donner des conseils adaptés et, si nécessaire, des informations sur les différentes méthodes contraceptives.

Diagnostics infirmiers

- Anxiété.
- Connaissances insuffisantes.
- Conflit décisionnel.
- Diminution situationnelle de l'estime de soi.
- Risque d'accident.

donc vous devez savoir :

Connaissances requises

- Énoncer les délais et la procédure légale à respecter pour une IVG.
- Citer et définir dans leur principe les méthodes d'interruption volontaire de grossesse.
- Pour chacune de ces méthodes, énoncer les risques possibles et la surveillance à mettre en œuvre.

Aspects législatifs de l'IVG

L'IVG est autorisée en France, sous certaines conditions réglementaires, depuis la loi du 17 janvier 1975 (dite loi Veil), votée de façon provisoire pour une durée de 5 ans, et définitivement adoptée le 31 décembre 1979. L'ultime délai légal pour avorter était alors de 10 semaines de gestation, soit 12 semaines d'aménorrhée.

Ce délai a été allongé à 12 semaines de grossesse, soit 14 semaines d'aménorrhée, par la loi du 4 juillet 2001 et la circulaire DGS/DHOS du 28 septembre 2001 relative à la mise en œuvre de ses dispositions. Les objectifs de cette nouvelle loi sont une modification et une actualisation des dispositions légales antérieures, destinées à faciliter l'accès des femmes à l'IVG et à améliorer leur information.

L'avortement médical à domicile est autorisé par la loi du 3 mai 2002, et son application rendue effective après publication au *Journal officiel* d'un arrêté ministériel en date du 28 juillet 2004.

Conditions réglementaires

L'IVG par technique instrumentale doit être impérativement pratiquée par un médecin, dans un établissement de santé public ou privé ayant reçu l'agrément de la DASS. La limitation du nombre d'IVG réalisées dans les établissements privés, telle qu'elle était prévue dans le cadre de la loi de 1975, est supprimée par la loi de 2001. Pour un avortement médical à domicile, la femme peut s'adresser à un gynécologue libéral ou à son médecin généraliste.

La demande doit être faite, auprès du médecin de son choix, par la femme enceinte qui s'estime « dans une situation de détresse » du fait de son état ; elle est seule juge de sa décision, sur laquelle elle peut revenir à tout moment sans avoir à se justifier, et dispose à cet effet d'un délai obligatoire d'une semaine de réflexion entre les deux consultations médicales imposées par la loi. Ce délai d'une semaine peut être supprimé lorsqu'il entraîne un dépassement du terme légal d'IVG.

Lors de cette semaine de réflexion, la femme peut bénéficier d'un entretien social destiné à lui permettre de « s'exprimer librement » ; cette consultation sociale a perdu son caractère obligatoire inscrit dans la loi de 1975, mais doit lui être systématiquement proposée.

La nouvelle loi de 2001 prévoit également une deuxième consultation sociale proposée à toutes les femmes après la réalisation de l'IVG.

Si la femme est mineure et non mariée : le principe du consentement obligatoire de l'un des deux parents ou de la personne qui exerce l'autorité parentale, posé par la loi de 1975, demeure la règle. Mais c'est en dehors de leur présence que la mineure devra énoncer sa propre décision d'avorter, face au médecin qui doit s'assurer qu'elle n'a pas fait ce choix sous une contrainte morale ou matérielle.

Toutefois, la loi de 2001 prévoit une dérogation possible à ce principe d'autorisation parentale, dans certains cas exceptionnels où la mineure non émancipée est confrontée à une situation familiale telle qu'il lui est préférable de garder le secret. La loi prévoit alors que « la mineure se fait accompagner dans sa démarche par la personne majeure de son choix », qui peut être un membre de sa famille, un proche ou une personne qualifiée membre d'une association. Dans ce cas, les frais afférents à l'IVG sont pris en charge par l'État selon une procédure qui garantit l'anonymat de la patiente.

Les conditions spécifiques d'accès à l'IVG en France pour les femmes étrangères sont abrogées par la loi de 2001. Auparavant, seules les réfugiées politiques bénéficiaient du même droit que les françaises, les autres femmes devant prouver (présentation du titre de séjour) qu'elles résidaient en France depuis au moins 3 mois avant la date prévue de l'IVG.

Procédure à respecter

Lors de la première consultation médicale, le médecin doit informer la femme des démarches nécessaires à effectuer, des méthodes d'IVG, de leurs éventuels risques de complication et de leurs effets secondaires potentiels.
Il lui remet une attestation de consultation, ainsi qu'un dossier-guide regroupant des informations relatives à l'IVG, aux techniques utilisées et aux structures de prise en charge.
Le médecin n'étant pas tenu de donner suite à la demande, ni de pratiquer lui-même l'IVG, en cas de refus il doit en avertir la patiente dès cette première consultation afin de ne pas retarder ses démarches.
L'entretien social est gratuit et peut avoir lieu dans un centre de planification familial, un service social, un établissement de consultation ou de conseil familial, ou tout autre organisme agréé par la DASS. La femme est toujours reçue seule dans un premier temps, condition édictée par la loi pour éviter toute influence du partenaire ou autre accompagnant. Il s'agit d'un temps de parole, d'écoute, d'information, notamment sur toutes les autres possibilités envisageables au regard de la situation de chaque femme, et d'aide à la décision dans le respect de ses choix et de ses valeurs.
La deuxième consultation médicale est soumise à un délai imposé par la loi : une semaine au moins après la première consultation. Si la femme maintient sa décision, elle doit la confirmer par écrit.
Cette deuxième consultation a lieu le plus souvent dans l'établissement où l'IVG sera pratiquée. Dans le cas contraire, le médecin doit remettre à la patiente un certificat destiné au service choisi pour l'intervention.
Dans le cadre d'une IVG médicale à domicile, le médecin remet le protocole de soins à la patiente.

Méthodes d'IVG

Le choix de la technique utilisée est fonction de l'âge de la femme, de son état de santé et du terme de la grossesse.
Depuis l'allongement du délai légal par la loi de 2001, l'Agence nationale d'accréditation et d'évaluation en santé (ANAES) indique que, pour un terme de 10 à 12 semaines de grossesse (12 à 14 semaines d'aménorrhée), la technique de choix est la méthode instrumentale, qui requièrt une formation spécifique du médecin.

Technique instrumentale

La technique instrumentale, par aspiration, peut être réalisée sous anesthésie générale ou sous anesthésie locale, voire sous simple prémédication s'il s'agit d'une mini-aspiration de Karman sans dilatation du col pour un terme inférieur à 8 semaines d'aménorrhée.
L'intervention se fait le plus souvent sous prophylaxie antibiotique, par perfusion intra-veineuse peropératoire et flash d'antibiotique à la sortie ou prescription d'antibiothérapie postinterventionnelle.
On associe généralement la prise de 1 comprimé de Mifégyne® (dosé à 200 mg de mifépristone) 36 à 48 heures avant l'intervention pour favoriser l'ouverture du col et diminuer le risque de déchirure.
Pour les IVG du premier trimestre, on peut également faciliter la dilatation cervicale par l'utilisation d'analogues des prostaglandines :

- par voie vaginale : mise en place d'un ovule Cervagène® (dosé à 1 mg de géméprost) dans le cul-de-sac postérieur, 3 heures avant l'aspiration ;
- ou par voie veineuse : 500 µg de Nalator® en perfusion sur 3 à 6 heures, intervention 6 à 12 heures après le début de la perfusion.

L'hospitalisation est de courte durée :

- une IVG sous simple prémédication peut être pratiquée en ambulatoire, suivie d'une surveillance de 2 à 4 heures ;
- hospitalisation de 12 à 24 heures pour une IVG pratiquée avec dilatation extemporanée, sous anesthésie locale ou générale. En termes de risque, l'anesthésie locale est préférable à l'anesthésie générale, mais celle-ci peut être pratiquée sur demande de la femme avec accord du médecin, ou décidée en cours d'IVG si complication ;
- l'hospitalisation sera prolongée en cas de complications per- ou post-IVG (déchirure du col, perforation utérine, hémorragie, etc.), devenues exceptionnelles grâce au progrès des techniques.

Une visite médicale de contrôle est préconisée 8 jours à 3 semaines après l'IVG.

Méthode médicamenteuse

La méthode médicamenteuse, de plus en plus pratiquée depuis une dizaine d'années, est réservée aux IVG précoces, avant 7 semaines révolues d'aménorrhée, soit 5 semaines de grossesse.

Cette technique associe l'utilisation par voie orale de la mifépristone (Myfégyne® anciennement RU486) qui bloque l'action de la progestérone, hormone nécessaire au maintien de la grossesse, déclenche les contractions utérines et l'ouverture du col, et des analogues des prostaglandines (Gymiso® *per os* ou Cervagène ovule vaginal), qui augmentent les contractions utérines.

Elle est généralement contre-indiquée chez les femmes de plus de 35 ans, chez les fumeuses et chez celles qui présentent des antécédents d'affections cardio-vasculaires.

La méthode médicamenteuse se décompose en deux temps :

- Premier temps, en présence du médecin (hospitalier ou libéral) : prise de 3 comprimés de Mifégyne® dosés à 200 mg, soit 600 mg de mifépristone dont l'action intervient après 30 minutes. La patiente rentre chez elle et doit être prévenue que les saignements qui peuvent survenir n'attestent pas de l'interruption de la grossesse.
- Deuxième temps, 36 à 48 heures plus tard : administration par voie orale de 400 µg de misoprostol (2 comprimés de Gymiso®) ou par voie vaginale de 1 mg de géméprost (1 ovule Cervagène®). Soit la femme prend ce traitement chez elle (IVG à domicile), soit elle est hospitalisée durant 3-4 heures pour une surveillance médicale des effets provoqués par le traitement : saignements, contractions utérines. L'expulsion de l'œuf survient dans les 4 heures qui suivent la prise du traitement.

Une consultation post-IVG doit être impérativement prévue, dans le respect de la loi, entre le 14e et le 21e jour suivant l'IVG : le médecin contrôle que la grossesse est bien interrompue. En cas d'échec avéré de la méthode (moins de 5 % des cas), il faut avoir recours à la méthode instrumentale et pratiquer un curetage utérin.

Quelle que soit la méthode utilisée

Si la femme est de groupe sanguin Rhésus négatif, on prévient le risque d'immunisation anti-D par injection intraveineuse ou intramusculaire de gammaglobulines anti-D : une dose de 100 mcg dans les 72 heures suivant l'IVG. Un dosage des anticorps passifs résiduels doit être pratiqué pour contrôle 24 à 48 heures plus tard.

La prescription d'une méthode contraceptive est envisagée avant la sortie ; dans la plupart des cas, pour le premier mois post-IVG, le médecin prescrira une pilule contraceptive fortement dosée en progestérone, dans le but de reconstituer la muqueuse utérine, de diminuer les saignements et d'éviter les adhérences. Chez les patientes qui se disent incapables à la prise orale de contraceptif et qui subissent des IVG à répétition, la pose d'un Implanon peut être proposée et réalisée pendant l'IVG instrumentale.

On recommande à la patiente de surveiller sa température corporelle pendant quelques jours et on lui indique qu'elle doit consulter sans attendre en cas de malaise, d'hyperthermie, de fortes douleurs abdominales ou de saignements trop abondants.

Prise en charge infirmière

Accueil et approche relationnelle

Quel que soit le motif ayant conduit à l'IVG, la situation est potentiellement génératrice de stress. L'infirmière, en collaboration avec les autres membres de l'équipe soignante, peut aider la femme à le gérer par une attitude empathique et une écoute bienveillante.

Au moment de l'hospitalisation, la femme a confirmé sa décision après délai légal de réflexion et entretien social. On peut donc considérer qu'il s'agit d'un choix raisonné, préférable pour elle à toute autre solution envisagée, mais ceci n'implique pas une « facilité » de choix.

L'IVG peut renvoyer à un échec de la contraception, et aux interrogations qu'il suscite quant à l'ambivalence entre désir inconscient d'être enceinte et refus conscient de maternité.

Elle s'inscrit dans la complexité de l'histoire individuelle de la femme, sa relation à l'autre et à elle-même.

Elle peut induire une culpabilisation à l'égard de l'enfant refusé, du partenaire, des ascendants…

Elle peut être vécue, selon les cas, comme un réel échec de vie, ou comme un événement maturant chez une femme qui avait besoin de se rassurer sur sa capacité de procréer.

Quel que soit l'éprouvé de la patiente, il importe de lui offrir un espace de parole rassurant, dans une relation dénuée de tout jugement de valeur, qui lui permette de verbaliser en toute confiance ce qu'elle ressent.

L'infirmière, par sa présence attentive et une écoute respectueuse de la personne, peut favoriser l'élaboration structurante de cette étape dans l'histoire de la femme, et limiter le traumatisme de ce vécu.

Information, préparation et surveillance de la patiente

Le rôle infirmier est fonction de la méthode employée, instrumentale ou médicamenteuse, en rapport avec le terme de grossesse et le choix convenu entre la femme et le médecin.

Quelle que soit la méthode, à l'arrivée de la patiente il convient de vérifier la validité de sa carte de groupe sanguin, avec Rhésus et recherche d'agglutinines irrégulières.

Méthode instrumentale par aspiration endo-utérine

➡ Conduite à tenir à l'arrivée de la patiente

- En cas d'anesthésie générale, s'assurer que la femme est à jeun.
- Vérifier que la consultation préalable en anesthésiologie a bien été respectée et que les résultats d'examens figurent dans le dossier (bilan préopératoire classique).
- Préparer et poser, le cas échéant, la perfusion de Nalator®.
- Donner la prémédication, si prescrite, environ 20 minutes avant l'intervention.
- Répondre aux questions de la patiente, lui réexpliquer si besoin le principe de l'aspiration et la rassurer.
- Contrôler les paramètres vitaux (pulsations cardiaques, pression artérielle, température) et les noter sur la feuille de surveillance pour avoir une base de référence à la surveillance post-IVG.

Surveillance clinique après l'aspiration

- Contrôler et noter les paramètres vitaux ainsi que fréquence respiratoire, réflexes et niveau de conscience après anesthésie générale.
- Observer le faciès et les réactions de la patiente, dépister et soulager les douleurs pelviennes par les antalgiques prescrits tout en rassurant la patiente sur leur caractère transitoire.
- Surveiller le volume et l'aspect des métrorragies ; celles-ci peuvent être immédiatement consécutives à l'IVG ou ne survenir que 24 à 48 heures après. Il faut prévenir la femme de cette éventualité, lui signaler qu'elle saignera un peu plus que lors des menstruations et que ces saignements dureront en moyenne 5-6 jours.
- Dépister les complications :
  - hémorragie pouvant être liée à une blessure per-IVG non détectée en cours d'intervention, à une rétention placentaire, à un défaut de rétraction utérine ;
  - infection due à une inoculation septique (faute d'asepsie lors de l'aspiration) ou à la contamination ascendante d'une infection vaginale non traitée avant l'intervention ; en dehors d'une évolution brutale, les manifestations cliniques seront plus tardives et apparaîtront généralement après le retour à domicile, mais toute persistance d'un fébricule doit conduire l'infirmière à demander un avis médical.

Avant la sortie

- Prévenir la patiente d'un possible syndrome post-IVG pouvant survenir entre le 3e et le 5e jour, durant généralement moins de 12 heures et associant : contractions utérines, métrorragies mêlées de caillots et poussée fébrile à 38 °C.
- L'informer qu'elle doit proscrire, pendant une dizaine de jours, les injections vaginales et l'utilisation de tampons hygiéniques à usage interne, et qu'il est préférable d'éviter les rapports sexuels avec pénétration dans la première semaine post-IVG.

Méthode médicamenteuse en hospitalisation

L'hospitalisation se situant au deuxième temps du protocole, la prise de mifépristone 36 à 48 heures plus tôt n'a pas nécessairement produit de signes observables.

La patiente peut avoir déjà saigné et s'en inquiéter, ou au contraire être anxieuse en raison de l'absence de manifestation clinique.

Il faut la rassurer, lui expliquer ce qui peut se produire dans les heures suivantes, accompagner son attente et surveiller les effets secondaires du traitement.

Conduite à tenir

- Surveiller les pulsations cardiaques et la pression artérielle.
- Dépister et traiter un éventuel malaise vagal lié à la douleur et au stress.
- Les douleurs, inconstantes, peuvent être majorées par un état anxieux : calmer, rassurer sur leur caractère normal en expliquant qu'elles sont dues aux contractions utérines, et soulager par antalgiques si nécessaire.
- Surveiller l'importance des métrorragies, expliquer à la patiente que les saignements répondent à l'effet recherché mais ne suffisent pas à attester de l'efficacité du traitement dont seule l'expulsion pourra témoigner ; celle-ci pouvant être favorisée par la mobilisation active, inciter la femme à marcher dans la chambre ou dans le couloir, tout en la surveillant.

Avant la sortie

- Signaler à la patiente que les saignements dureront une semaine ou plus, que l'expulsion peut être retardée et survenir après son retour à domicile.
- Confirmer la prise de rendez-vous pour la consultation de contrôle, 14 à 21 jours plus tard, et rappeler si besoin à la patiente qu'en cas d'échec de la méthode une autre solution existe : celle d'une aspiration endo-utérine.

Contrôles et conseils avant la sortie, indépendamment de la méthode utilisée

- Signaler à la patiente qu'elle doit consulter un médecin rapidement en cas de malaise ou de signes pouvant témoigner d'une infection et/ou d'une rétention ovulaire partielle, voire totale avec la méthode médicamenteuse : métrorragies d'abondance anormale ou se prolongeant au-delà d'une semaine, persistance des douleurs pelviennes et/ou de contractions utérines, température supérieure à 38 °C pendant plus de 24 heures.
- Lui donner les coordonnées du service, le nom des personnes référentes, médecin et infirmière, ainsi que les horaires durant lesquels elle pourra les joindre en cas de besoin ; lui indiquer où s'adresser en cas d'urgence.
- La mettre en garde contre l'automédication par aspirine ou dérivés, en cas de douleurs, en lui expliquant que ces médicaments favorisent les saignements.
- Pour les femmes ayant un groupe Rhésus négatif, vérifier que l'injection de gamma-globulines anti-D a bien été faite et donner le rendez-vous pour le test de contrôle dans les 48 heures, en précisant à la patiente l'intérêt de cet examen en cas de grossesse ultérieure
- S'assurer :
  - qu'une contraception adaptée a été prescrite par le médecin, en expliquer les modalités si besoin et répondre aux questions de la femme ;
  - que la consultation post-IVG a été programmée, et insister auprès de la patiente sur la nécessité de respecter ce rendez-vous. Lui rappeler que l'examen médical permettra de contrôler l'efficacité de la méthode et la vacuité utérine, de vérifier l'absence de complication ou de traiter les complications si elles existent, et de réajuster si besoin la prescription contraceptive.

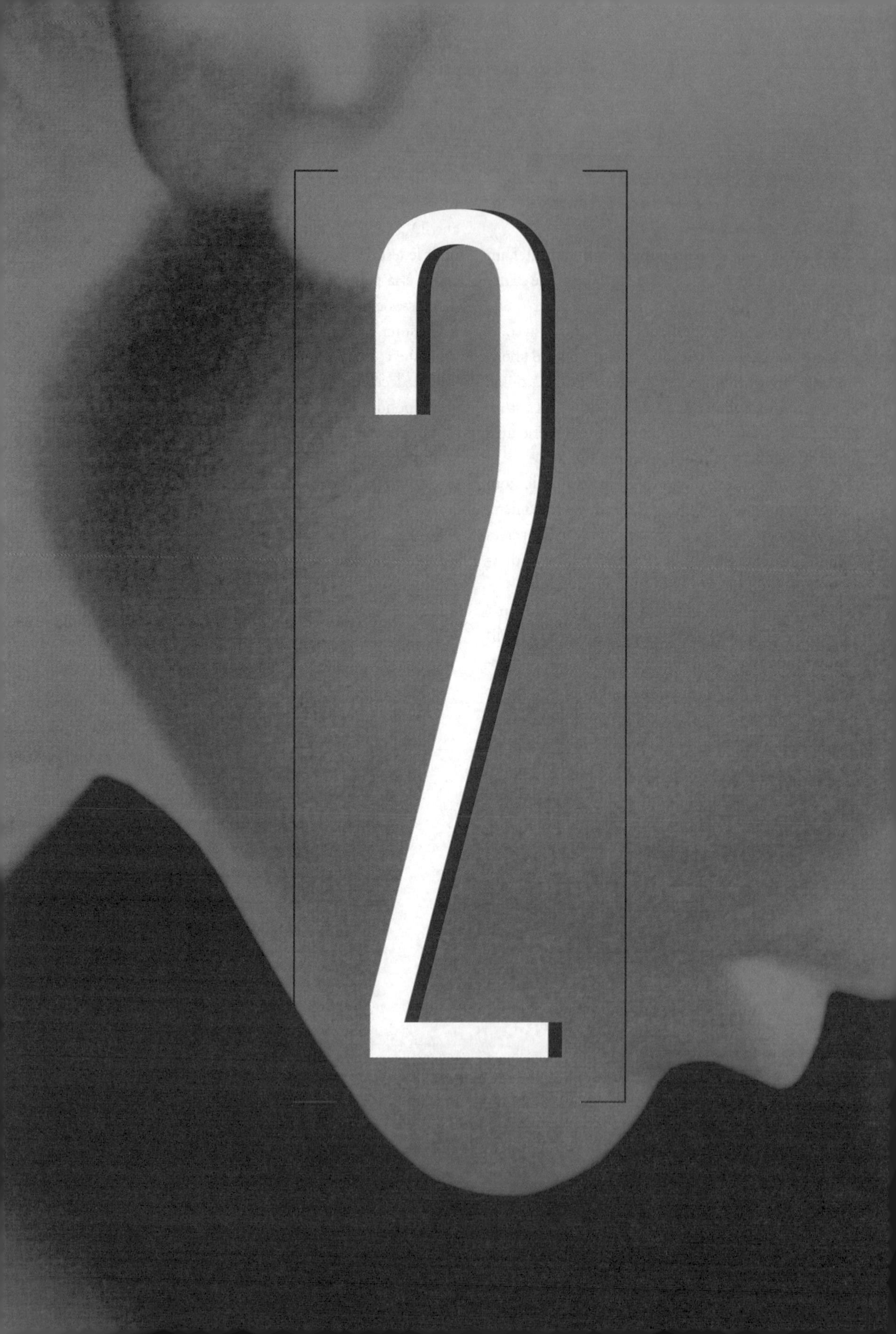

2

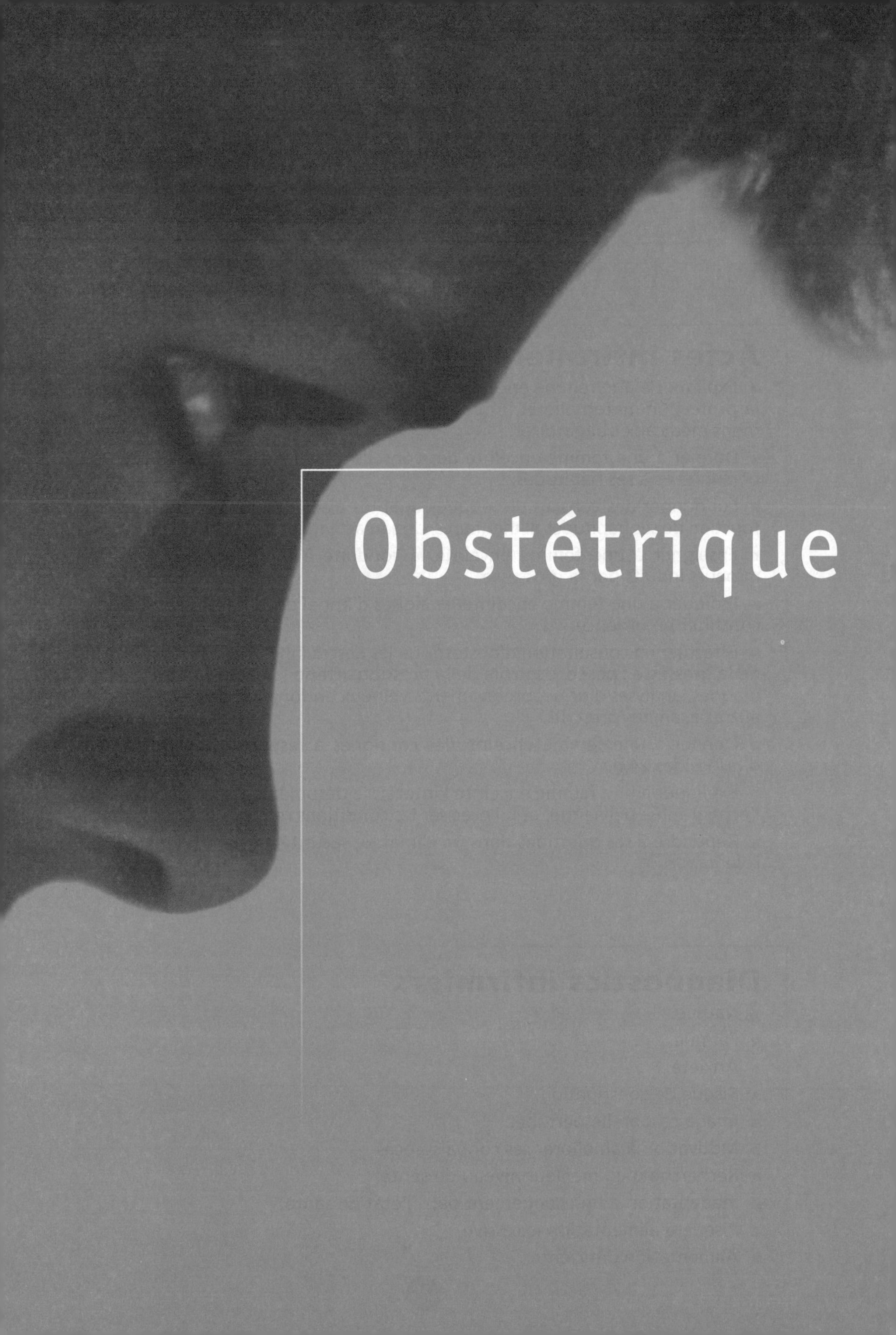

Obstétrique

8 participer à la surveillance et à l'éducation d'une femme enceinte

vous devez savoir faire ...

Actes infirmiers

- Expliquer à une femme enceinte la législation en vigueur, dans le cadre de la protection maternelle et infantile (PMI) : déclaration de grossesse et examens médicaux obligatoires.
- Donner à une femme enceinte des conseils d'hygiène de vie adaptés à sa personne et à ses habitudes.
- Lui donner des conseils diététiques adaptés à ses besoins nutritionnels en fonction de ses habitudes alimentaires, de son activité et du terme de grossesse.
- Enseigner à une femme enceinte la conduite à tenir face aux troubles mineurs induits par la grossesse.
- Indiquer à une femme enceinte les signes d'appel devant lesquels elle doit consulter en urgence.
- Effectuer en consultation d'obstétrique les gestes inhérents à la surveillance de la grossesse : pesée, contrôle de la pression artérielle et des pulsations cardiaques, analyses d'urine, prélèvements veineux en fonction des sérologies et autres examens prescrits.
- Donner à une femme enceinte les consignes à respecter dans le recueil d'urines des 24 h.
- Expliquer à une femme enceinte l'intérêt, le déroulement et l'innocuité de l'échographie pelvienne, et lui préciser les conditions requises pour l'examen.
- Répondre à ses questions dans un climat de sécurité, et dans les limites du rôle imparti.

Diagnostics infirmiers

- Nausée.
- Fatigue.
- Anxiété.
- Risque de constipation.
- Image corporelle pertubée.
- Motivation à améliorer ses connaissances.
- Recherche d'un meilleur niveau de santé.
- Inadaptation à un changement dans l'état de santé.
- Risque d'alimentation excessive.
- Alimentation déficiente.

→ durant les neuf mois de gestation (grossesse normale)

donc vous devez savoir :

Connaissances requises

- Nommer les sites de fécondation de l'ovule et de nidation de l'œuf, en précisant le délai de migration de l'ovule fécondé.
- Indiquer les modifications morphologiques d'un utérus gravide.
- Énoncer le rôle du placenta dans les échanges fœto-maternels.
- Préciser la composition et le rôle du liquide amniotique.
- Citer le délai limite à respecter pour une déclaration de grossesse.
- Nommer les sérologies obligatoires et fortement conseillées lors de la première consultation obstétricale.
- Citer les principaux éléments de surveillance médicale d'une femme enceinte au cours des consultations instituées.
- Situer les trois échographies systématiques dans le suivi de la grossesse, et préciser pour chacune d'elles l'intérêt des informations fournies.
- Citer les critères d'hygiène corporelle, vestimentaire, et de mode de vie adaptés à la grossesse.
- Indiquer les valeurs moyennes de la prise de poids au cours de la grossesse.
- Citer les troubles mineurs pouvant survenir aux différentes étapes de la grossesse, et indiquer la conduite à tenir face à ces troubles.
- Énoncer au moins huit signes cliniques pathologiques devant conduire la femme enceinte à consulter en urgence.
- Énumérer les effets nocifs de la consommation de tabac, d'alcool et de drogue sur le développement du fœtus, et l'incidence morbide de ces produits sur l'hypotrophie et la prématurité.

Introduction

L'obstétrique est la spécialité médicale centrée sur la grossesse et l'accouchement. Elle est pratiquée par les gynécologues-obstétriciens et par les sages-femmes, dont le rôle est théoriquement limité au suivi de la grossesse normale et au dépistage des pathologies. Il s'agit d'une spécialité fondée sur le dépistage et la prévention, car la grossesse n'est pas une maladie mais une étape physiologique de la vie des femmes.

Déroulement de la grossesse

Chez la femme, la grossesse dure en moyenne neuf mois à partir de la date de conception. Par habitude, on mesure le déroulement de la grossesse en semaines d'aménorrhée (SA), car la date des dernières règles était, avant l'ère du test de grossesse et de l'échographie, le seul repère pour dater le début de la grossesse. L'ovulation ayant lieu en moyenne 14 jours après le premier jour des règles, il existe un décalage de deux semaines entre le nombre de SA et le nombre de semaines de grossesse *(tableau).* Ce double décompte en SA et en mois de grossesse est une source fréquente d'incompréhension de la part des femmes enceintes.

Fécondation

La fécondation est la rencontre dans la trompe de l'ovocyte, ovulé quelques heures plus tôt, et d'un spermatozoïde (qui peut survivre plusieurs jours dans les voies génitales féminines, ce qui explique que la date de conception puisse être différente de la date du rapport sexuel fécondant). Dès la fécondation, l'œuf commence à se diviser activement dans la trompe pour donner le blastocyste, qui migre vers l'utérus.

Nidation

La nidation a lieu vers le 6e jour postconceptionnel et correspond à l'implantation du blastocyste dans la cavité utérine, où l'endomètre, sous l'influence des hormones sécrétées par le corps jaune ovarien (cicatrice de l'ovulation), est prêt à l'accueillir. À ce

Correspondance entre semaines d'aménorrhée et mois de grossesse

Mois de grossesse	1	2	**3**	4	5	**6**	7	8	**9**
Semaines d'aménorrhée	6	10,5	**15**	19,5	23,5	**28**	32,5	36,5	**41**

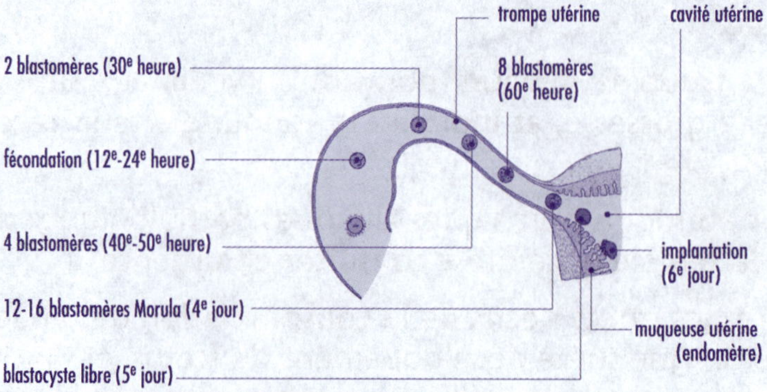

Schéma 19 : *Première semaine du développement de l'embryon*

stade, le blastocyste comporte deux populations cellulaires distinctes : les cellules du bouton embryonnaire, qui formeront l'embryon, et les cellules trophoblastiques, qui serviront à sa nutrition.

Période embryonnaire

La période embryonnaire dure environ jusqu'à la fin du deuxième mois de grossesse (10,5 SA). Elle est caractérisée par la multiplication active des cellules et surtout leur différenciation, tant au niveau de l'embryon, dont tous les organes se constituent progressivement, qu'au niveau des cellules trophoblastiques, qui aboutissent à la formation du placenta et des membranes qui entourent l'embryon.

Période fœtale

La période fœtale s'étend du 3e au 9e mois de grossesse (de 11 à 41 SA). C'est au cours de cette période que la différenciation fine des différents tissus (fœtaux et placentaires) se réalise, mais c'est surtout une phase de croissance fœtale.

Embryon, fœtus et annexes fœtales

Embryon

L'embryon se développe à partir des cellules du bouton embryonnaire qui se spécialisent progressivement pour donner les différents organes. Les premiers battements cardiaques ont lieu vers 5 SA, les premiers mouvements vers 8 SA. L'embryon mesure en moyenne, de la tête aux fesses (longueur cranio-caudale), 10 mm à 7 SA et 55 mm à 12 SA. Lorsque tous les organes sont formés, vers 15 SA, on parle de fœtus.

Fœtus

Le fœtus se développe rapidement, surtout lors du 3e trimestre de la grossesse. Il pèse en moyenne 1 200 g à 28 SA, 1 800 g à 32 SA et 3 200 g à terme. Ses mouvements sont perçus par la mère vers la fin du 4e mois en moyenne. Il est très mobile et change souvent de position jusqu'au 8e mois, où il se place généralement la tête en bas. Il perçoit les bruits vers le 6e mois et y réagit souvent. Il peut avoir le hoquet en fin de grossesse, ce qui est perçu par la mère sous forme de mouvements saccadés à intervalle régulier.

Liquide amniotique

L'embryon et le fœtus baignent dans le liquide amniotique, limité par la membrane amniotique, accolée à l'utérus maternel à partir de 13 SA. Le liquide amniotique est produit par le placenta, le cordon et le fœtus lui-même (transsudation à travers la peau jusqu'au 5e mois, et urines fœtales). Il est avalé par le fœtus tout au long de la grossesse et est indispensable au développement pulmonaire fœtal.

Placenta

Le placenta est constitué de cellules maternelles et fœtales. Il se constitue dès les premières semaines de grossesse à partir des cellules trophoblastiques et de l'endomètre maternel. Il occupe d'abord tout le

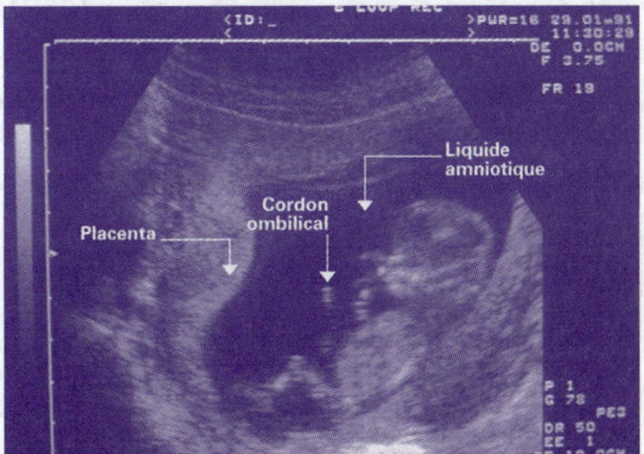

Schéma 20 : *Embryon à 12 semaines d'aménorrhée (3 mois)*

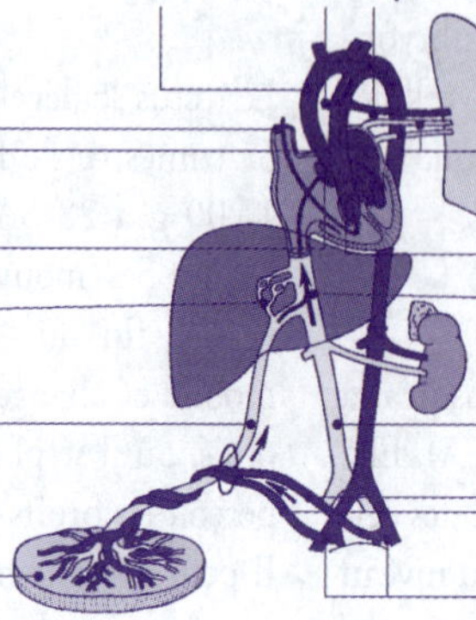

Schéma 21 : *Circulation fœtale*

pourtour de l'œuf (il s'appelle alors trophoblaste*) puis se localise dans une région de l'utérus (généralement le fond) sous forme d'une « galette » d'environ 20 cm de diamètre et 4 cm d'épaisseur à terme. C'est un espace vasculaire où les deux circulations sanguines maternelles et fœtales échangent des éléments sans jamais se mélanger. L'oxygène et les nutriments amenés par les artères utérines maternelles passent dans les veines ombilicales fœtales, puis par son cœur et sont distribués à tous les organes. Le sang fœtal pauvre en oxygène est renvoyé par l'aorte fœtale puis les artères ombilicales vers le placenta.

Le placenta est un véritable filtre à travers lequel passent certaines molécules alors que d'autres restent dans le sang maternel (notamment certaines hormones et certains médicaments). Le placenta a également un rôle endocrine *(voir « Physiologie de la grossesse »)*, encore imparfaitement connu.

Cordon ombilical

Le fœtus est relié au placenta par le cordon ombilical, qui contient deux artères et une veine, enroulées en spirale, et contenues dans une gelée. Il mesure environ 80 cm à terme. Il s'entortille très fréquemment autour du fœtus pendant la grossesse, ce qui est sans gravité car le fœtus ne peut s'étrangler puisqu'il ne respire pas. En revanche, il peut exceptionnellement se nouer et provoquer une mort fœtale *in utero* par arrêt des apports nutritionnels fœtaux. Il peut également gêner l'accouchement lorsqu'il s'enroule autour du fœtus.

Chronologie des principales pathologies pouvant survenir au cours de la grossesse

Fécondation

Anomalies chromosomiques.
Anomalies géniques.
Grossesses molaires.

Nidation

Fausses couches.
Grossesses extra-utérines.
Grossesses môlaires.

Période embryonnaire

Malformations par erreur de morphogenèse (liées à des toxiques, des rayonnements, des infections ou des causes inconnues).
Fausses couches ou arrêt de développement d'un jumeau.
Décollements du trophoblaste responsables de saignements.

Période fœtale

Malformations par destruction des organes formés ou défauts de développement (liées à des infections, des toxiques ou des causes inconnues).
Retard de croissance intra-utérin et maladies vasculaires placentaires avec ou sans complications maternelles (prééclampsie*).
Excès de croissance (macrosomie fœtale) parfois lié à un diabète maternel.
Anomalie de quantité du liquide amniotique.
Anomalies placentaires (placenta *praevia**, décollement du placenta).
Rupture des membranes.
Menace d'accouchement prématuré.
Mort fœtale *in utero.*

Physiologie de la grossesse

Modifications morphologiques de l'utérus gravide

En dehors de la grossesse, l'utérus mesure en moyenne 6 à 8 cm de hauteur sur 3 à 5 cm de large et 2 à 4 cm d'épaisseur. Son volume est donc inférieur à celui d'une grosse boîte d'allumettes, et il n'est pas accessible à la palpation abdominale.

Au premier trimestre de la grossesse, il devient plus globuleux, atteignant le volume d'une orange à 2 mois de grossesse, et celui d'un pamplemousse à 3 mois. Il devient palpable au dessus de la symphyse pubienne vers 2 mois 1/2, parfois plus tôt chez les femmes très minces. Pendant cette période, il change d'orientation, passant de sa position antéversée (couché sur la vessie en avant), chez les trois quarts des femmes, ou rétroversée (couché en arrière vers le rectum), chez un quart des femmes, à une position intermédiaire verticale. Ce changement de position tire sur les ligaments ronds qui fixent latéralement l'utérus, et peuvent provoquer des douleurs irradiant dans l'aine.
Entre le 4e et le 7e mois, l'utérus croît en moyenne de 4 cm par mois. La hauteur utérine, mesurée à l'aide d'un mètre souple depuis le haut de la symphyse pubienne jusqu'au fond utérin, est égale en moyenne au nombre de mois multiplié par 4 (20 cm à 5 mois, 28 cm à 7 mois) ou au nombre de semaines d'aménorrhée moins 4 (24 cm à 28 SA, soit 6 mois).
Pendant les deux derniers mois, l'utérus grandit en moyenne de 2 cm par mois, soit une hauteur utérine de 30 cm à 8 mois et de 32 cm à 9 mois.
L'utérus est discrètement basculé à droite et, en fin de grossesse, lorsque la patiente est couchée sur le dos, il peut comprimer la veine cave inférieure et provoquer des chutes tensionnelles ou des ralentissements du rythme cardiaque fœtal. On conseille

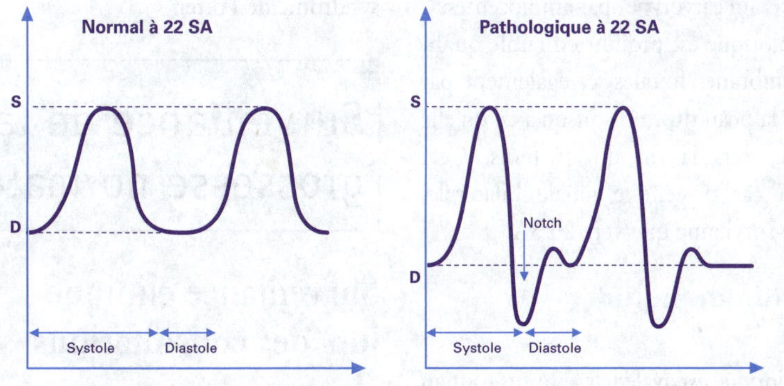

Spectre normal : $\frac{D}{S} \geq 0,4$ Spectre pathologique : $\frac{D}{S} < 0,4$ et incisure proto-diastolique (notch)

Schéma 22 : *Doppler utérin normal et pathologique*

donc aux femmes enceintes de se reposer si possible en décubitus latéral gauche.
La vascularisation de l'utérus se modifie au cours de la grossesse. Les artères utérines, qui sont habituellement de petit calibre avec une paroi musculaire tonique, voient leur calibre augmenter et leur résistance diminuer, ce qui se traduit par des modifications du tracé doppler réalisé lors des échographies (dans une grossesse normale, les notchs* physiologiques qui correspondent à l'aspect d'un tracé doppler d'artère à forte résistance doivent disparaître vers 4 mois de grossesse, soit 19 SA).

Placenta et échanges materno-fœtaux

Production du liquide amniotique

Le liquide amniotique est essentiellement produit par les urines fœtales. Il contient en majorité de l'eau, des ions, et d'autres éléments provenant des échanges materno-fœtaux. Il est le reflet du métabolisme fœtal et on peut y doser les enzymes digestives, la bilirubine lors des anémies hémolytiques fœtales, des marqueurs d'infection ou d'inflammation ou y rechercher des virus en cas de suspicion d'atteinte fœtale. Dans le liquide amniotique flottent également des cellules cutanées fœtales, ce qui permet de réaliser un caryotype* par amniocentèse*.
Le liquide amniotique est produit en faible quantité par les membranes fœtales, et également par exsudation par la peau du fœtus jusqu'à ce qu'elle soit kératinisée, vers la fin du 4e mois. Ceci explique qu'en cas d'agénésie rénale bilatérale, l'anamnios* ne survienne que vers 20 SA.

Élimination du liquide amniotique

Le liquide amniotique est avalé par le fœtus tout au long de la grossesse, et repasse dans sa circulation sanguine. En cas d'obstacle à la déglutition fœtale (atrésie de l'œsophage, goitre thyroïdien compressif, etc.) ou d'insuffisance cardiaque (malformation cardiaque, anémie sévère) le liquide amniotique s'accumule en excès (hydramnios*) ce qui provoque une surdistension de l'utérus et un risque d'accouchement prématuré.

Rôle du liquide amniotique

Le liquide amniotique (LA) est indispensable au bon développement du fœtus, mais pas à sa survie *in utero*. Ainsi, un fœtus atteint d'agénésie rénale bilatérale, et qui n'aura plus de LA à partir de 4 mois, pourra arriver au terme de la grossesse, mais mourra à la naissance d'insuffisance respiratoire.
Le LA est indispensable au développement pulmonaire fœtal. Il est dégluti par le fœtus dans son tube digestif mais également dans sa trachée puis vers ses bronches, où il induit le développement des alvéoles pulmonaires. S'il existe un anamnios avant 24 SA (pathologie rénale bilatérale ou rupture des membranes précoces), le fœtus n'aura pas un développement pulmonaire compatible avec une survie après la naissance.
Le LA permet les mouvements fœtaux. Lorsqu'il existe un anamnios prolongé, le fœtus a les articulations bloquées par absence de mouvement (arthrogrypose) avec des pieds et des mains déformés. Il a également une face très déformée, aplatie, avec un très grand front. L'ensemble de ces malformations induites par l'absence de LA s'appelle le syndrome de Potter.

Surveillance de la grossesse normale

Surveillance clinique lors des consultations

On conseille, en l'absence de pathologie, une consultation par mois aux femmes enceintes. Ces consultations ont pour but de veiller au bon déroulement de la grossesse et de dépister précocement les anomalies pouvant faire suspecter une pathologie maternelle ou fœtale. La mortalité maternelle et néonatale a considérablement diminué depuis que les grossesses sont suivies médicalement. En France, toutes les femmes enceintes, quels que soient leur nationalité, leurs revenus ou leur statut peuvent bénéficier d'un suivi gratuit de leur grossesse dans les centres de Protection maternelle et infantile (PMI). Elles doivent déclarer leur grossesse avant la fin du 3e mois (15 SA) à la CAF et à la Sécurité sociale pour bénéficier des droits accordés aux femmes enceintes.

Au cours de chaque consultation, on demande :

- si la femme sent bien bouger son fœtus tous les jours (à partir du 5e mois au plus tard) ;
- si elle n'a pas eu de saignement, de pertes vaginales anormales, ni de brûlures en urinant ;
- si elle a ressenti des douleurs abdominales ou des contractions utérines ;
- si elle a vu gonfler ses pieds, ses mains ou son visage (œdèmes) ;
- si elle a des troubles du sommeil, des angoisses, des troubles alimentaires…

On mesure :

- le poids de la patiente (prise en moyenne de 1 kg par mois au 2e trimestre, de 2 par mois au 3e trimestre) ;
- sa pression artérielle (normalement inférieure à 130 mmHg pour la systolique, à 90 pour la diastolique) ;
- sa hauteur utérine *(voir « Physiologie de la grossesse »).*

On écoute les bruits du cœur fœtaux, audibles avec un doppler à partir de la 2e moitié du 3e mois (13 SA).

On effectue un toucher vaginal pour apprécier la consistance et l'ouverture du col utérin, ainsi que la hauteur du fœtus et sa présentation (tête ou siège).

Lors de la première consultation, particulièrement importante, on recherche tous les antécédents ou facteurs de risque de pathologie pendant la grossesse (cicatrices sur l'utérus, grossesses antérieures compliquées, antécédent d'herpès génital, allergie médicamenteuse, antécédents de malformations ou de retard mental dans la famille, diabétiques dans la famille, consanguinité entre les parents, etc.).

Enfin, toute femme enceinte doit se voir proposée une consultation d'anesthésie, si possible avant la fin du 8e mois.

Surveillance biologique lors des consultations

Biologie urinaire

La recherche d'une **glycosurie** et d'une **protéinurie** est **obligatoire à chaque consultation :**

- elle se fait le plus souvent par une bandelette réactive à lecture instantanée ;
- une glycosurie doit faire rechercher un diabète mais peut être physiologique au cours de la grossesse ;
- une protéinurie doit faire rechercher une infection urinaire ou une pré-éclampsie par un dosage de la protéinurie sur 24 heures *(voir chapitre 9).*

Sérologies maternelles

Les sérologies de la **toxoplasmose**, de la **rubéole**, et de la **syphilis** (TPHA et VDRL) sont **obligatoires en début de grossesse**, sauf si elles sont connues antérieurement positives pour les deux premières :

- en cas de sérologie négative pour la toxoplasmose, les mesures préventives doivent être expliquées *(voir « Prise en charge infirmière »)* et la sérologie doit être contrôlée tous les mois ;
- en cas de sérologie rubéole négative, un contrôle est généralement effectué vers le 4e mois puis en fin de grossesse, et la patiente doit être vaccinée après l'accouchement sous couvert d'une contraception (vaccin vivant contre-indiqué chez la femme enceinte).

La recherche de l'**antigène HbS** (hépatite B) est **obligatoire** au cours de la grossesse, théoriquement au 6e mois mais souvent réalisée en début de grossesse. En cas de portage maternel du virus de l'hépatite B, l'enfant devra être vacciné à la naissance et la mère devra être adressée à un hépatologue.

Une **sérologie HIV** doit être **obligatoirement proposée** et conseillée en début de grossesse. En cas de sérologie positive, la patiente sera prise en charge par un infectiologue et des mesures seront prises pour diminuer le risque de transmission materno-fœtale.

La sérologie de l'hépatite C (anticorps anti-HCV) peut être réalisée en début de grossesse, soit systématiquement, soit uniquement chez les femmes à risque (toxicomanes, femmes transfusées, personnel médical et paramédical). Elle n'est pas obligatoire. Son intérêt est surtout de prévenir les blessures accidentelles du personnel soignant, car la transmission materno-fœtale est rare et la vaccination non disponible.

La sérologie du cytomégalovirus (CMV) est réalisée systématiquement dans certaines maternités, uniquement chez les femmes à risque (au contact de jeunes enfants) dans d'autres, et uniquement en cas de signes anormaux à l'échographie dans d'autres. En cas de sérologie négative, les mesures préventives doivent être expliquées *(voir « Prise en charge infirmière »)* et un contrôle est généralement effectué vers le 4e mois puis en fin de grossesse. L'absence de consensus sur l'intérêt d'un dépistage systématique est dû au fait qu'il n'existe pas de moyens de repérer avec certitude une atteinte fœtale en cas d'infection maternelle, et qu'il n'existe pas de traitement *in utero* (contrairement à la toxoplasmose).

Groupe sanguin. Recherche d'agglutinines irrégulières (RAI)

La détermination du groupe sanguin à deux reprises et la recherche d'agglutinines irrégulières (RAI) est **obligatoire en début de grossesse** :

- en cas de groupe sanguin Rhésus négatif, et quel que soit le groupe du conjoint, une RAI devra être réalisée tous les mois pour dépister une éventuelle immunisation anti-D ;
- en cas d'agglutinines irrégulières en début de grossesse, il faudra réaliser un typage de ces anticorps pour rechercher une allo-immunisation ancienne (anti-D, anti-c, anti-E...) ou des anticorps anti-publics, pouvant témoigner d'une transfusion ancienne. La présence d'agglutinines irrégulières pourra nécessiter la préparation de sang compatibilisé pour permettre une éventuelle transfusion lors de l'accouchement.

Marqueurs biologiques de la trisomie 21

Le dosage des marqueurs sériques de la trisomie 21 (triple test ou test HT21) doit être **systématiquement expliqué et proposé au 4e mois de la grossesse** (entre 14 et 19 SA) :

- il s'agit de doser dans le sérum maternel deux ou trois hormones d'origine placentaire, dont les taux sont statistiquement modifiés en cas de trisomie 21. Il ne s'agit pas d'un diagnostic de certitude, mais de l'estimation d'un risque, et le laboratoire rend un résultat sous forme de probabilité, qui tient compte des dosages hormonaux et de l'âge maternel ;
- si ce risque est calculé supérieur à 1/250, une amniocentèse, qui permet seule le diagnostic de trisomie 21, est proposée à la patiente et remboursée par la Sécurité sociale.

Hémostase

Un bilan d'hémostase est réalisé systématiquement au cours de la grossesse, essentiellement pour rechercher une contre-indication à la péridurale. Selon les équipes, il comprend un TP et un TCA (qui peut être réalisé en début de grossesse), une numération des plaquettes (qui doit idéalement dater de moins de 24 heures à l'accouchement) et un temps de saignement.

Dépistage du diabète gestationnel

Il est actuellement recommandé de **rechercher un diabète gestationnel** chez toute femme enceinte. Ce dépistage fait le plus souvent appel à une charge en glucose, plus rarement à une glycémie à jeun. Plusieurs tests sont possibles, les deux plus utilisés étant :

- le test de O'Sullivan : glycémie une heure après la prise orale de 50 g de glucose. Si elle est supérieure à 1,30 g/L (7 mmol/L), réalisation d'une hyperglycémie provoquée par voie orale (HGPO) qui consiste à réaliser une glycémie à jeun, puis 1 heure, 2 heures et 3 heures après la prise de 100 g de glucose. Deux valeurs sur les quatre glycémies doivent être pathologiques pour poser le diagnostic de diabète gestationnel ;
- le test OMS : glycémie à jeun et 2 heures après la prise orale de 75 g de glucose. Le diagnostic de diabète gestationnel est posé si la glycémie à jeun est supérieure à 1 g/L (5,5 mmol/L) ou si la glycémie postcharge est supérieure à 1,40 g/L (7,8 mmol/L).

En l'absence de facteurs de risque, le dépistage est généralement réalisé vers la fin du 6e mois (26-28 SA).

Examens bactériologiques et virologiques

Un prélèvement vaginal, réalisé par un écouvillon sec et éventuellement un étalement sur lame pour permettre un examen direct est réalisé en cas de prurit vulvaire ou de pertes vaginales anormales pour rechercher une infection vaginale, le plus souvent mycosique.

Ce prélèvement vaginal est désormais systématiquement recommandé vers 37 SA pour dépister les femmes porteuses de streptocoque B qui devront bénéficier d'une antibioprophylaxie à l'accouchement pour diminuer le risque d'infection néonatale à ce germe.

Un examen cytobactériologique des urines (ECBU) sera réalisé s'il existe des signes fonctionnels urinaires, une protéinurie, une fièvre ou une menace d'accouchement prématuré. En effet, les infections urinaires sont fréquentes au cours de la grossesse et souvent peu symptomatiques.

Un prélèvement vaginal ou cervical sur milieu spécial pour rechercher le virus de l'herpès sera réalisé sur toute lésion suspecte, et systématiquement à l'accouchement chez les femmes ayant un antécédent d'herpès génital. En cas de prélèvement positif à proximité de l'accouchement, une césarienne devra être réalisée pour éviter la contamination de l'enfant lors du passage dans la filière génitale, potentiellement responsable de méningo-encéphalite gravissime.

Diagnostic de rupture des membranes

En cas d'écoulement vaginal liquidien pendant la grossesse, on doit rechercher une rupture de la poche des eaux, soit par un écouvillon qui change de couleur en cas de pH basique (Amnicator®), soit par un réactif qui se positive en présence d'une protéine du liquide amniotique (PROM-test)®.

Examens d'imagerie

Surveillance échographique de la grossesse

→ Intérêt de l'échographie en obstétrique

Au cours du 1er trimestre (de préférence par voie endovaginale, donc sur vessie vide) :

- la présence d'un sac gestationnel est perceptible dès 5 SA, et sa taille permet de préciser le terme de grossesse à quelques jours près ;
- l'écho embryonnaire apparaît vers 6 SA ; la croissance de l'embryon peut être évaluée par la mesure de sa longueur cranio-caudale (entre 7 et 10 SA) ;
- sa vitalité est appréciée par la visualisation des battements du tube cardiaque, et plus tard (vers 9 SA) par ses mouvements actifs ;
- les villosités choriales sont visibles à 6 SA, et le placenta peut être nettement localisé vers 14-15 SA.

Au cours des 2e et 3e trimestres (par voie transpariétale) :

- l'échographie précise la localisation et la morphologie du placenta ;

- elle permet l'étude du ou des fœtus :
– morphologie (certaines malformations sont visibles dès 10-12 SA) ;
– croissance (mesure des diamètres bipariétal et abdominal transverse, et des périmètres céphalique et abdominal ; mesure de la longueur du fémur) ;
- elle apprécie :
– le volume du liquide amniotique ;
– la vitalité du fœtus (mouvements actifs et activité cardiaque) ;
– le bien-être fœtal, par la réalisation d'un score de Manning (mouvements globaux et tonus du corps fœtal + mouvements respiratoires + rythme cardiaque fœtal + volume du liquide amniotique) ;
- elle permet de mesurer la longueur du col utérin (par voie vaginale) pour apprécier le risque d'accouchement prématuré ;
- elle guide les prélèvements pour exploration complémentaire ;
- en fin de grossesse, elle précise la présentation fœtale.

➡ Échographie tridimensionnelle

L'échographie tridimensionnelle statique (3D) ou en temps réel, permet de suivre les mouvements du fœtus (4D) et d'obtenir des images en volume et non plus en coupe. Elle permet aux parents de mieux se représenter leur enfant et aux chirurgiens de mieux apprécier certaines malformations dépistées avant la naissance. Aujourd'hui, en dehors de son côté spectaculaire, ce type d'examen n'a pas montré sa supériorité pour dépister les anomalies fœtales.

L'échographie peut être couplée à l'effet doppler : modification de fréquence des échos réfléchis sur un objet en mouvement, qui peuvent être transformés en sons audibles (permet d'entendre les bruits du cœur fœtaux).

La vélocimétrie doppler :

- l'émission discontinue d'ondes ultrasonores dirigées sur un vaisseau et la codification couleur des flux doppler permettent de repérer sa topographie et de mesurer son débit (fréquence de l'onde réfléchie proportionnelle à la vitesse des hématies rencontrées) ;
- les rapports entre flux systolique et flux diastolique sont exprimés en index ;
- on peut ainsi évaluer la vascularisation utéroplacentaire et détecter une hypoxie fœtale, par l'étude de l'artère utérine et des artères ombilicales ;
- les vaisseaux fœtaux peuvent également être explorés sélectivement (aorte, artères cérébrales, rénales, mésentérique, canal veineux d'Arantius) ;
- elle aide à l'étude de l'architecture du cœur et des gros vaisseaux.

➡ Indications de l'échographie doppler

Confirmation du diagnostic de grossesse, précision du terme et du nombre d'embryons (grossesse gémellaire ou multiple visible dès 6 SA).
Suivi de la grossesse et dépistage systématique, conseillé à 12 SA, 22 SA et 32 SA.
Bilan diagnostique, sur signe d'appel ou en présence d'un ou plusieurs facteurs de risque identifiés, à tout moment de la grossesse.
Échoguidage de gestes diagnostiques (amniocentèse, biopsie de trophoblaste, cordocentèse et autres prélèvements fœtaux) ou thérapeutiques (exsanguino-transfusion *in utero* dans le cadre d'une allo-immunisation Rhésus).

➡ Résultats pathologiques

En début de grossesse, l'échographie permet de confirmer le diagnostic :

- d'une GEU (masse latéro-utérine à côté d'un utérus vide, épanchement sanglant derrière l'utérus) ;
- d'un œuf clair (sac ovulaire ne contenant pas de structure embryonnaire, à partir de 8 SA) ;
- d'une grossesse môlaire (utérus rempli d'échos « en flocons de neige », sans écho embryonnaire) ;
- d'une menace de fausse-couche spontanée (aspect plissé et affaissé du sac ovulaire) ;
- d'une anomalie chromosomique devant une augmentation de la clarté nucale entre la 12e et la 13e SA.

En cours et/ou en fin de grossesse, elle est l'examen de base dans le dépistage :

- d'un placenta bas inséré : central, marginal ou latéral ;
- d'une malformation fœtale (SNC, cœur et poumons, contenu abdominal, parois, membres…) ;
- d'une anomalie du liquide amniotique (oligoamnios, hydramnios) ;
- d'un retard de croissance intra-utérin ;
- d'une souffrance fœtale (diminution des mouvements actifs, perturbation du rythme cardiaque et des mouvements respiratoires) ;
- d'une mort fœtale *in utero* (disparition des mouvements actifs et des battements cardiaques).

Radiopelvimétrie

C'est un examen radiologique dont le but est de mesurer les dimensions du bassin osseux maternel. On prend deux mesures au niveau du détroit supérieur et une au niveau du détroit moyen (épines sciatiques).

Les valeurs normales sont :
- PRP (promonto-rétropublien) : > 10,5 cm ;
- TM (transverse médian) : >12,5 cm ;
- BE (bi-épineux) : > 10 cm.

On appelle indice de Magnin la somme de PRP et de TM ; il doit donc être supérieur ou égal à 23 cm.

Cet examen peut être réalisé soit par radiologie conventionnelle, soit par scanner.

Pour limiter les risques d'irradiation fœtale, il ne doit pas être réalisé avant la fin du 8e mois de grossesse.

Il est indiqué pour décider de la voie d'accouchement en cas d'utérus cicatriciel, de présentation du siège, de macrosomie fœtale ou d'antécédent de traumatisme du bassin.

Radiologie classique

Les radiologies classiques (radio pulmonaire, ASP) sont théoriquement contre-indiquées pendant la grossesse. Toutefois, en cas de nécessité absolue (suspicion de pneumopathie, d'embolie pulmonaire), une radio de thorax peut être réalisée chez une femme enceinte, à condition de protéger son abdomen avec un tablier de plomb.

Scanner

Il est théoriquement contre-indiqué chez la femme enceinte. Toutefois, dans certaines malformations osseuses, le scanner hélicoïdal peut être utilisé pour préciser la pathologie et le pronostic, avant par exemple de décider une interruption médicale de grossesse.

IRM (imagerie par résonance magnétique)

Elle peut être utilisée sans danger chez la femme enceinte. C'est surtout l'IRM cérébrale qui est utilisée en cas de suspicion de tumeur cérébrale, d'hématome ou de thrombophlébite cérébrale. Elle peut également servir à préciser des malformations complexes, notamment digestives ou pulmonaires.

Surveillance du bien-être fœtal

Enregistrement du rythme cardiaque fœtal

→ Technique

L'enregistrement du rythme cardiaque fœtal (RCF) se fait le plus souvent en plaçant un capteur à effet doppler sur le ventre maternel. Ce capteur, fixé par une sangle, est relié à un système électronique qui transcrit la fréquence cardiaque sous forme d'un tracé continu. Cet enregistrement a une grande valeur médico-légale.

Lorsque la paroi maternelle rend difficile l'enregistrement externe du RCF pendant le travail, on peut, lorsque les membranes sont rompues, la présentation céphalique et le col suffisamment ouvert, entortiller une électrode sur les cheveux du fœtus. La fréquence cardiaque est alors enregistrée comme sur un électrocardiogramme.

→ Indications

Pendant toute la durée du travail et de l'accouchement.

Lorsque l'on suspecte une pathologie fœtale (retard de croissance, infection, etc.).

En cas de pathologie maternelle pouvant retentir sur le fœtus (HTA, diabète, infection, etc.).

Interprétation

Le RCF normal a une fréquence de base comprise entre 120 et 150 bpm (battements par minute) :
- lorsque cette fréquence descend en dessous de 100 bpm, on parle de **ralentissement** ;
- lorsque le ralentissement dure au moins 10 minutes, on parle de **bradycardie** ;
- lorsque la fréquence est supérieure à 160 bpm, on parle de **tachycardie**.

Les ralentissements peuvent être le signe d'une souffrance fœtale.
La bradycardie est un signe très grave, elle nécessite une intervention en urgence car, si elle se prolonge, elle aboutit à la mort fœtale.
La tachycardie est souvent un signe d'infection fœtale.
Normalement, le RCF fluctue autour de la fréquence de base d'au moins 5 bpm. Lorsque cette fluctuation disparaît, on parle de RCF plat. Ceci représente un fort risque de souffrance fœtale.
En plus des fluctuations, le RCF normal a des phases d'accélération d'au moins 15 bpm, correspondant aux mouvements du fœtus. Lorsque ces accélérations disparaissent, on parle de RCF aréactif. Ceci peut correspondre à une phase de sommeil fœtal, mais, chez les fœtus à risque, l'absence de réactivité à des stimulations (on remue le ventre pour réveiller le fœtus) fait suspecter une souffrance fœtale.
Au total, le RCF est aujourd'hui le meilleur reflet du bien-être fœtal, surtout pendant le travail. Malheureusement, il est difficile à interpréter car les anomalies décrites ci-dessus n'ont pas toutes la même gravité, et ne doivent pas toujours entraîner une extraction fœtale en urgence. C'est la raison pour laquelle on a cherché des marqueurs de la souffrance fœtale pendant le travail plus spécifiques que les anomalies du RCF.

Oxymétrie de pouls fœtal

C'est une technique destinée à mesurer de façon continue la saturation en oxygène du sang fœtal, selon le même principe que les saturomètres qui sont placés sur le doigt d'un patient pendant une intervention chirurgicale par exemple.
Pour le fœtus, on utilise une électrode plate qui est glissée contre la tempe du fœtus lorsque le col est ouvert, les membranes rompues, et la présentation céphalique.
Pendant le travail, la saturométrie doit rester supérieure à 40 %, sinon on suspecte fortement une souffrance fœtale.

pH au scalp

Le pH sanguin diminue en cas de souffrance viscérale (acidose métabolique). Le pH artériel au cordon à la naissance est le meilleur indicateur de souffrance fœtale et est le critère le mieux corrélé aux séquelles neurologiques chez l'enfant.
Ce pH peut également être mesuré au cours du travail sur une présentation céphalique, en cas d'anomalies du RCF. Si le pH est inférieur à 7,20, il faut réaliser une césarienne en urgence.
Le prélèvement se fait au niveau du cuir chevelu du fœtus, en piquant la peau avec une aiguille pour faire sourdre une goutte de sang, qui est ensuite récupérée dans un capillaire. On peut également mesurer, avec un matériel moins coûteux, le taux de lactates dans le sang fœtal qui permettrait de rechercher une souffrance fœtale (acidose métabolique).

Prélèvements fœtaux

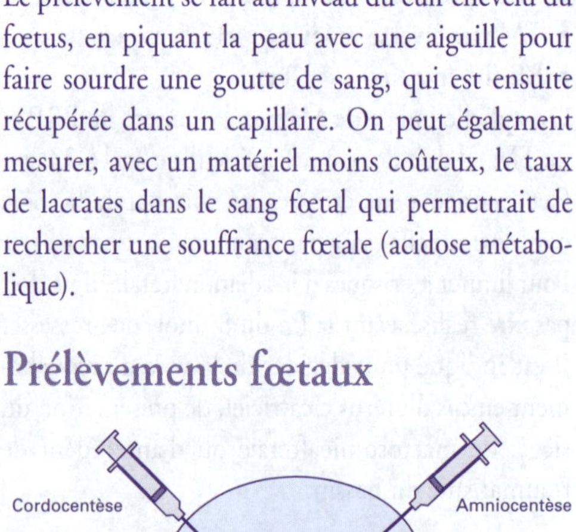

Schéma 23 : *Prélèvemens fœtaux*

Avant tout prélèvement fœtal :

- vérifier les sérologies virales (hépatite B et C, VIH) et le groupe sanguin ;
- s'assurer que la patiente a signé un consentement écrit l'informant des risques ;
- bien connaître avant de ponctionner la nature des prélèvements à réaliser pour connaître la quantité de liquide à prélever et le conditionnement des prélèvements selon le laboratoire destinataire ;
- rassurer la patiente sur le caractère indolore de l'examen, lui demander de ne pas bouger pendant la ponction ;
- ne pas oublier l'injection de gammaglobulines anti-D chez les femmes Rhésus négatif.

Amniocentèse

C'est une ponction de liquide amniotique à l'aiguille fine, sous contrôle échographique.
Elle est réalisable à partir de 16 SA et jusqu'à la fin de la grossesse.

→ Indications

Étude du caryotype fœtal (malformations dépistées à l'échographie, âge maternel avancé, augmentation des marqueurs sanguins de la trisomie 21, retard de croissance inexpliqué).
Recherche d'une maladie génétique dont la mutation est connue (mucoviscidose, drépanocytose, etc.).
Recherche d'un virus (CMV, rubéole) ou d'un parasite (toxoplasme) dans le liquide amniotique.
Dosage de la bilirubinamnie* dans les immunisations Rhésus.
Dosage des enzymes digestives en cas de suspicion de malformation intestinale.

→ Risques

Hématome au point de ponction (surtout si l'aiguille a dû traverser le placenta) pouvant aboutir à une rupture des membranes, dramatique à ce terme.
Infection du liquide amniotique pouvant aboutir à une fausse couche.
Globalement, le risque de fausse couche après amniocentèse est estimé autour de 0,5 à 1 %.

Biopsie de trophoblaste

→ Technique

C'est un prélèvement de quelques villosités du trophoblaste, réalisé le plus souvent à l'aiguille par voie transabdominale sous contrôle échographique. Plus rarement, le prélèvement est réalisé à l'aide d'une pince très fine à travers le col de l'utérus.
La technique est la même que pour l'amniocentèse, en aspirant dans le trophoblaste par une aiguille montée sur une seringue à laquelle on imprime des mouvements de va-et-vient.

→ Indications

Étude du caryotype fœtal ou d'une mutation génétique connue en cas d'anomalie à l'échographie du 1er trimestre (augmentation de la clarté nucale) ou de maladie génétique à risque élevé de récurrence.
L'immense avantage de cette technique est qu'elle est réalisable très tôt (entre 11 et 14 SA), et qu'un caryotype peut être obtenu en 48 heures (contre 3 semaines en moyenne pour une amniocentèse).

→ Risque

Le risque de fausse couche est estimé autour de 1 à 2 %.

Ponction de sang fœtal (cordocentèse)

C'est une ponction de sang fœtal dans le cordon ombilical, sous contrôle échographique.
Elle est réalisable entre 18 SA et l'accouchement.

→ Technique

La ponction est le plus souvent réalisée au bloc opératoire, par un médecin entraîné.
On badigeonne la peau avec un antiseptique et on met des champs stériles sur l'abdomen maternel.
Sous contrôle échographique, le médecin repère le cordon ombilical et y plante son aiguille.
On peut alors prélever du sang et éventuellement transfuser le fœtus ou injecter un médicament.

→ Indications

Anémie fœtale sévère (notamment incompatibilité Rhésus).

Suspicion d'infection virale dans certains cas douteux (pour doser les anticorps et chercher une cytolyse hépatique ou une thrombopénie).
Étude du caryotype dans certains cas très particuliers (trisomies en mosaïque).
Injection d'anesthésiques puissants en cas d'interruption de grossesse après 21 SA.

Risques

Le risque de fausse couche ou de mort fœtale est estimé entre 3 et 5 %.

Autres prélèvements fœtaux

Exceptionnellement, on peut réaliser :
- une ponction d'urines fœtales ;
- un prélèvement de peau fœtale ;
- la ponction d'un épanchement (pleural, thoracique, ascite).

Prise en charge infirmière

Approche relationnelle

- Si la grossesse n'est pas une maladie, elle n'en représente pas moins une période de bouleversement, tant physique que psychologique, qui fragilise la femme :
  - confrontée aux transformations de son corps, surtout au cours du troisième trimestre, elle peut vivre cette mutation comme un épanouissement ou au contraire comme une atteinte à son image ;
  - pour une primipare, la grossesse induit un changement de statut, de celui de fille à celui de mère, et, consciemment ou inconsciemment, la renvoie à sa propre enfance et au maternage (bon ou mauvais) dont elle a été l'objet, ce qui peut générer des interrogations angoissées sur son aptitude à être mère ;
  - la grossesse implique également un réaménagement dans la relation du couple qui doit faire place au tiers à venir ;
  - même vécue sans incident, elle est rarement exempte de questionnements et de craintes quant au développement normal du fœtus et au déroulement de l'accouchement. Les antécédents familiaux, le discours des femmes de l'entourage… jouent un rôle non négligeable dans la perception de cette maternité par la femme et son conjoint ;
  - la grossesse peut s'accompagner d'inconfort physique, nausées au début, douleurs et fatigabilité en fin d'évolution. Elle peut contraindre la femme à modifier son mode de vie, son activité professionnelle ou à renoncer momentanément à une pratique sportive incompatible avec son état ;
  - d'où une possible ambivalence de sentiments à l'égard de la grossesse, même lorsque celle-ci est pleinement désirée.
- Chez bon nombre de femmes enceintes, on perçoit une tendance au narcissisme et à une forme de régression affective qui se manifeste par un plus grand besoin d'attention ; elles font preuve d'instabilité émotionnelle et d'une sensibilité accrue aux manifestations de l'entourage. Ce comportement peut désemparer l'entourage, notamment le compagnon, qui se sent parfois rejeté et peut avoir des difficultés à trouver sa place et à investir son rôle de père.
- Dans l'accueil des femmes ou des couples en consultation d'obstétrique, il convient de prendre en compte toutes ces données et d'être attentif à ce qui se joue dans chaque situation pour mieux aider les personnes dans leur cheminement par une écoute et une information adaptées. Il est d'autant plus important de réduire le niveau de stress de la femme enceinte que l'on sait le fœtus précocement réceptif aux émotions de sa mère.
- L'infirmière, en collaboration avec le médecin et la sage-femme, sera conduite à :
  - expliquer les modifications physiologiques induites par la grossesse ;

– donner des conseils d'hygiène de vie adaptés aux besoins de chaque femme enceinte ;
– indiquer les conduites à tenir pour prévenir les troubles mineurs aux différentes périodes de la gestation ;
– aider les parents à se préparer à l'accouchement et à l'accueil de l'enfant dans la famille, dans le respect de leurs choix et de leurs valeurs culturelles.

Éducation des femmes enceintes à une hygiène de vie adaptée

• Inciter les femmes à vivre le plus normalement possible tout en respectant les règles destinées à préserver leur santé et celle de leur futur enfant.
• Tenir compte de leur mode de vie habituel et de leurs activités pour adapter les conseils à chacune en fonction de ses besoins.
• Répondre à leurs questions et leur enseigner les comportements requis, sans les culpabiliser.

Hygiène corporelle et soins

• Éviter les températures extrêmes lors des douches et des bains, ceux-ci pouvant être proscrits en fin de grossesse si le col est perméable au doigt lors de l'examen obstétrical.
• Attacher une importance particulière à l'hygiène des organes génitaux externes (mais pas d'injections vaginales hors prescription) et surveiller l'aspect d'éventuelles leucorrhées pour dépister une infection (risque de contamination materno-fœtale).
• Assurer une bonne hygiène des seins lors de la toilette. En fin de grossesse :
– bien nettoyer et assécher les mamelons lors d'écoulement de colostrum, mais si l'allaitement est envisagé, éviter l'usage de savon détruisant leur lubrification ;
– masser par des pressions douces de l'arrière vers l'avant pour favoriser l'écoulement et maintenir une bonne perméabilité des canaux galactophores (prévention de l'engorgement mammaire) ;
– préparer les mamelons à la succion par des tractions légères et répétées et des massages à l'huile d'amande douce pour favoriser leur élasticité.
• Éviter les expositions au soleil qui :
– accentuent le risque de chloasma (ou masque de grossesse) et d'apparition d'une ligne brune abdominale : pigmentation particulière liée à l'imprégnation folliculinique ;
– aggravent le risque variqueux (risque potentialisé par le tabac).
• Éviter les prises de poids brutales qui augmentent le risque de vergetures, stries de couleur violacée zébrant l'abdomen, les hanches et les seins ; elles sont dues à une détérioration des fibres élastiques assurant la souplesse de la peau, liée à l'élévation des corticoïdes d'origine surrénalienne, et favorisées par une distension rapide de la peau. Les massages avec des pommades anti-vergetures restent peu efficaces et, si elles s'atténuent après l'accouchement et blanchissent progressivement, les vergetures installées restent indélébiles.
• Veiller à une bonne hygiène dentaire, bien que les gencives soient souvent hypertrophiées et plus sensibles. Une consultation dentaire est préconisée en début de grossesse, car celle-ci risque d'aggraver les caries préexistantes non traitées (acidification du pH salivaire liée aux vomissements et pyrosis).

Choix vestimentaire

• Pour la valorisation de son image corporelle, il est important que la femme enceinte puisse porter des vêtements répondant à son style et à ses goûts, mais ils doivent être suffisamment amples, confortables et non compressifs au niveau de la taille et des membres inférieurs.
• Le port du soutien-gorge est fortement conseillé pour éviter la distension des fibres musculaires de soutien et le risque de ptose mammaire. Il doit être d'un maintien efficace (bretelles larges et non extensibles, bonnets enveloppant bien toute la glande mammaire) et adaptés progressivement à l'augmentation de volume des seins.

• La ceinture de grossesse ne sera indiquée qu'en cas de relâchement de la sangle abdominale notamment chez les grandes multipares ; sinon elle est déconseillée car elle empêche le travail des muscles abdominaux.

• Les chaussures doivent assurer un équilibre stable et éviter l'excès de lordose lombaire. La hauteur de talons préconisée pour une bonne statique est d'environ 4-5 cm.

Alimentation

• Les besoins énergétiques sont augmentés d'environ 418 kJ (100 kcal) par jour durant le deuxième trimestre de grossesse et de 832 à 1 045 kJ (200 à 250 kcal) par jour au troisième trimestre. La ration totale quotidienne est en moyenne de 8 360 kJ (2 000 kcal) pendant le premier trimestre, 8 778 kJ (2 100 kcal) au deuxième trimestre et 9 405 kJ (2 250 kcal) au troisième trimestre ; elle varie en fonction de l'activité mais ne doit jamais être inférieure à 1 600 kcal, même en cas de surpoids.

• Expliquer à la patiente qu'elle ne doit pas faire de régime restrictif sans avis médical, ni manger en excès, mais avoir une alimentation suffisante, rationnelle et équilibrée pour :
– assurer au fœtus une croissance harmonieuse (construction tissulaire, élaboration du système nerveux central (SNC), éviter l'hypotrophie et la prématurité ;
– contrôler la prise de poids, limiter les accidents de surcharge maternelle et les risques obstétricaux liés à l'excès de poids fœtal ;
– retrouver plus facilement après l'accouchement son poids initial et son aspect antérieur.

• Les conseils porteront sur :
– la surveillance du gain pondéral ;
– la répartition de la ration totale sur la journée : ne pas sauter de repas ;
– l'équilibre des apports : une alimentation variée et respectant les proportions de chaque groupe alimentaire suffit généralement à couvrir les besoins en :
- *protides*, nécessaires à la croissance, à la construction tissulaire et cérébrale du fœtus (besoins accrus de 10 à 20 g par jour). Il faut équilibrer les apports d'origine animale et végétale, alterner les viandes maigres et moyennement grasses, les poissons (plus digestes), les œufs, les produits laitiers, les céréales et les légumes secs ;
– *lipides*, indispensables au développement du SNC du fœtus (acide linoléique, acide gras essentiel), ils fournissent l'énergie et favorisent l'absorption des vitamines liposolubles (A, D, E, K) : l'apport de 60 à 80 g par jour doit être pour moitié d'origine animale et pour moitié d'origine végétale, en évitant les graisses cuites et en limitant les plats en sauce, la charcuterie et les pâtisseries ;
- *glucides*, énergétiques (de 350 à 450 g par jour) : limiter les sucres à absorption rapide (produits sucrés mais aussi fruits et légumes notamment carotte, betterave…) responsables de prise de poids excessive et préférer les sucres à absorption lente (pain 150 à 200 g par jour, riz, pâtes alimentaires, pommes de terre, légumes secs, céréales, etc.) ;
– l'apport hydrique : 1,5 à 2 litres par jour, pas de restriction sans avis médical. Consommer de préférence de l'eau non gazeuse pas trop salée, du lait, des tisanes, des jus de fruit frais… Limiter les excitants (thé, café) et proscrire l'alcool (un petit verre de vin maximum par jour) qui traverse la barrière placentaire et dont tout excès même ponctuel peut être dommageable au fœtus ;
– les besoins augmentés en vitamines et minéraux :
- *vitamine A*, facteur de croissance du tissu épithélial et participation à la fonction visuelle. On la trouve sous forme de rétinol dans le lait, les laitages, le beurre frais et les matières grasses, le foie et les rognons, les poissons (anguille, sardine, carpe) et sous forme de carotène dans les fruits (melon, abricot, pêche), les légumes (carotte, épinard, tomate, courge, potiron…) et le germe de blé ;

- *vitamines du groupe B*, évitent les crampes et sont nécessaires au développement de nouveaux tissus : B9 (acide folique) pour la synthèse des protéines ADN et ARN et de certains acides aminés, B9 et B12 participent à la formation de l'hémoglobine ; jouent un rôle dans la prévention des anomalies congénitales du tube neural. Sont contenues dans les légumes à feuilles, la carotte, l'avocat, l'abricot, les agrumes, le blé complet, la châtaigne, le jaune d'œuf, les fromages fermentés, le foie et les abats ;
- *vitamine C*, acide ascorbique : favorise l'absorption du fer au niveau de la muqueuse gastroduodénale, intervient dans le métabolisme glucidique, protège de l'oxydation les vitamines du groupe B. Dans : le kiwi, les agrumes (citron, orange, pamplemousse), la carotte, le persil, le cresson, les épinards… À noter qu'elle est oxydable, très sensible à la chaleur et à la lumière ;
- *vitamine D*, fabriquée par la peau sous l'effet des rayons solaires à partir d'un précurseur : nécessaire à l'absorption digestive du calcium et à l'équilibre phosphocalcique pour une bonne minéralisation du squelette. Dans : l'huile de foie de morue, l'œuf, les poissons gras, les produits laitiers non écrémés, le beurre frais ;
- *fer*, pour la croissance du fœtus, la formation du placenta, et pour compenser l'augmentation de la masse sanguine et l'anémie : besoins accrus surtout les derniers mois (25 à 30 mg à partir du quatrième mois de grossesse). Dans : les viandes, le foie, le boudin, les poissons, les œufs, les légumes secs, les épinards ; apport de suppléance si besoin par Tardyferon® ;
- *calcium* pour le squelette du fœtus et plus tard les dents du bébé : dans le lait et les produits laitiers :
- *magnésium*, régularise l'influx nerveux et les contractions musculaires, utilisé pour la construction du squelette fœtal à partir du sixième mois. Besoins augmentés pendant la grossesse (apport minimum de 400 mg par jour). Dans : les fruits et légumes secs, le cacao, le miel et les oléagineux.

– les précautions alimentaires et les interdits pendant la grossesse, pour prévenir les risques :
- d'*intoxication alimentaire* cause de vomissements et de diarrhée pouvant conduire à une déshydratation : veiller à la qualité et à la fraîcheur des aliments consommés, en particulier la charcuterie ; les coquillages et les crustacés sont à éviter ;
- de *listériose* : éviter le lait cru ou pasteurisé, les fromages à pâte molle ou au lait cru, le fromage râpé du commerce, et enlever la croûte des autres fromages avant consommation. Éviter les graines germées crues (soja), les poissons fumés, les coquillages crus, la charcuterie crue et les crèmes glacées. Bien cuire les aliments d'origine animale et conserver les aliments crus séparément des aliments cuits ou prêts à être consommés ;
- de *toxoplasmose* (femmes non immunisées) : manger la viande bien cuite, bien laver la salade, les légumes, les plantes aromatiques et les fruits ; bien se laver les mains après tout contact avec les légumes, les fruits et la viande crue. Éviter le contact avec tout objet pouvant être contaminé par les excréments de chat ;
- de *cytomégalovirose* : limiter le contact buccal avec la salive et les larmes de jeunes enfants de moins de 3 ans, surtout s'ils sont gardés en collectivité : ne pas finir leur repas, ne pas sucer leur cuillère… ; bien se laver les mains après tout contact avec leurs urines (change) et ne pas utiliser le même linge de toilette qu'eux.

Repos, activités et mode de vie

➡ Vie quotidienne

- *Calme et régularité du rythme de vie* sont indiqués. Le besoin de sommeil est souvent accru en début de grossesse, en lien avec l'activité hormonale (progestérone). La fatigue s'accentue en fin de grossesse et peut s'accompagner de dyspnée d'effort (compression du diaphragme par l'utérus gravide) :

il est conseillé de s'accorder des plages de repos dans la journée et de dormir suffisamment (environ 8 heures par nuit), en décubitus latéral gauche de préférence pour améliorer la vascularisation utérine et les échanges utéroplacentaires (éviter la compression de la veine cave inférieure).

- Dans les *activités quotidiennes* il est préférable d'éviter le port de lourdes charges et les gros travaux ménagers surtout en début et fin de grossesse, notamment lorsqu'il y a risque de fausse couche spontanée (FCS) ou menace d'accouchement prématuré (MAP), et la station debout prolongée.
- Inciter les femmes à faire valoir leur priorité aux places assises lors de trajets quotidiens dans les transports en commun.

➡ Activité professionnelle

En fonction de l'activité professionnelle, un aménagement du poste de travail peut être indiqué, à négocier avec le médecin du travail. La législation du travail prévoit un congé de maternité de 6 semaines avant et 10 semaines après l'accouchement (8 avant et 16 après à partir du 3e enfant, 12 avant et 22 après pour une grossesse gémellaire), qui peut être prolongé de deux semaines (avant ou après l'accouchement) en cas de grossesse ou d'accouchement pathologique. Un état de fatigue important, un long trajet du domicile au lieu de travail peuvent justifier l'attribution de ce repos supplémentaire. Informer les femmes de ces droits.

➡ Pratique sportive

- Conseiller des activités à effet relaxant qui contribuent au bon équilibre physique et psychologique : marche quotidienne, natation (sauf si col perméable), gymnastique douce et adaptée pour entretenir la musculature abdominale et lombaire et assouplir le périnée pour favoriser un accouchement dans de bonnes conditions et permettre ensuite une meilleure récupération du tonus musculaire.
- L'équitation, la pratique de la moto ou du vélo en terrain accidenté, le tennis et le ski sont contre-indiqués en raison des micro-traumatismes répétés et des risque de chute.

➡ Relations sexuelles

- Si la grossesse se déroule normalement, il n'y a pas lieu de modifier la vie sexuelle, importante pour l'équilibre du couple. En fin de grossesse le couple aura seulement à adopter des positions compatibles et non traumatisantes.
- La prudence s'impose cependant en début de grossesse s'il y a un risque de fausse couche spontanée, en cas de placenta *praevia* (risque hémorragique) et en fin de grossesse en cas de menace d'accouchement prématuré.
- Une baisse de désir est possible chez la femme en début de grossesse (nausées, vomissements, sensibilité douloureuse des seins) ou en fin de grossesse (douleurs, fatigue, inconfort physique, intérêt centré sur l'enfant à naître).
- Il peut être utile d'informer les couples pour les aider à comprendre les modifications de la libido et lever les craintes injustifiées.

➡ Transports et voyages

- En voiture :
  - la conductrice doit être prudente en début de grossesse car il existe un risque de somnolence lié aux modifications hormonales ;
  - sur une grossesse plus évoluée, en cas d'arrêt brutal, la ceinture de sécurité peut provoquer une compression massive du fœtus : pour prévenir ce risque, il faut mettre la sangle horizontale au niveau des crêtes iliaques et la sangle oblique au-dessus de l'utérus sans trop la serrer ;
  - lors des longs trajets, faire des arrêts fréquents (toutes les deux heures) et marcher un peu pour améliorer la circulation veineuse.
- Pour voyager il vaut mieux privilégier les trajets en train-couchette ou en avion, en sachant que certaines compagnies aériennes refusent les femmes enceintes à partir du huitième mois de grossesse.
- En fin de grossesse il est prudent de ne pas voyager sur de longues distances sans s'assurer de l'existence d'équipements médicaux et d'accession aux soins sur le lieu d'arrivée.

Produits toxiques et grossesse

• Le *tabac* est nocif pour la grossesse : il augmente les risques de fausse couche spontanée, de placenta *prævia* ou placenta de mauvaise qualité et d'accouchement prématuré ; il peut être responsable d'un retard de croissance intra-utérin (RCIU) par hypoxie fœtale, de souffrance fœtale *in utero*, et favorise chez le futur bébé la bronchite chronique, les pathologies de la sphère ORL et la survenue de leucémies. Si la femme fumeuse ne parvient pas à interrompre totalement sa consommation, il faut au moins la convaincre de la réduire à 3-5 cigarettes par jour maximum, en lui en expliquant les effets et les risques.

• De nombreux *médicaments* peuvent avoir un effet délétère sur la grossesse, voire être tératogènes. Indiquer aux femmes qu'elles ne doivent pas pratiquer d'automédication, et que pour toute prescription médicale elles auront à signaler leur état de grossesse.

• Les vaccins à virus vivants atténués sont à proscrire.

• Alerter les *femmes consommatrices de drogues illicites* : outre les risques d'avortement, d'accouchement prématuré et d'hypotrophie fœtale, certains produits (héroïne) induisent un syndrome de sevrage du bébé à la naissance et nécessitent son hospitalisation en pédiatrie.

Prévention des troubles mineurs de la grossesse et conduite à tenir

Variables d'une femme à l'autre et d'une grossesse à l'autre chez une même femme, les troubles mineurs liés à la grossesse peuvent être soulagés par des moyens simples à enseigner aux patientes. Ils peuvent néanmoins être révélateurs d'affections plus graves qui doivent être dépistées et traitées rapidement.

• **Fatigue et somnolence** sont fréquentes au 1er et au 3e trimestre. Devant un état de fatigue prononcé, il faut consulter pour éliminer une anémie.

• **Nausées et vomissements,** non systématiques, apparaissent au cours des 3 premiers mois puis disparaissent :
- identifier le moment d'apparition et les possibles facteurs déclenchants pour les éviter (aliments, odeurs, etc.). S'ils surviennent surtout au réveil, manger quelque chose (biscuit, pain, etc.) avant de se lever progressivement ;
– ne pas rester à jeun trop longtemps, au besoin fractionner la ration alimentaire quotidienne en plusieurs petits repas légers et collations ;
– consulter en cas de vomissements incoercibles ou persistant au-delà de 4 mois, surtout s'ils sont accompagnés de céphalées ou de douleurs épigastriques en barre.

• **Aérophagie** : repas au calme, boire peu à table, éviter les aliments qui « gonflent » comme pain au levain, chou, choucroute…

• **Pyrosis** (remontées acides) et **brûlures gastriques** : liées au relâchement du sphincter inférieur de l'œsophage (action de la progestérone) et à la pression de l'utérus gravide :
– éviter les aliments gras, trop sucrés, le chocolat et les farineux ; supprimer tabac, alcool et café ; fractionner les repas ;
– ne pas s'allonger immédiatement après les repas, surélever la tête du lit ; éviter de se pencher en avant, ne pas comprimer l'abdomen.

• **Constipation** fréquente, due à l'atonie intestinale d'origine hormonale (progestérone) et à la compression des intestins par l'utérus :
– limiter l'usage des farineux (lentilles, haricots secs, etc.) et consommer des aliments favorisant le transit : légumes verts riches en résidus, fruits, pain au son… ;
– au petit-déjeuner prendre jus de fruit frais (sauf si brûlures gastriques), yaourt avec pruneaux cuits, céréales complètes riches en fibres non dégradées par les enzymes digestives… ;

– boire en quantité suffisante pour hydrater les selles ;
– pratiquer des exercices quotidiens (marche, gymnastique) et des massages abdominaux pour lutter contre l'atonie intestinale.

• En cas d'**hémorroïdes** : éviter les aliments irritants et les épices. Un traitement symptomatique local et général peut être prescrit.

• **Pollakiurie**, liée à la compression de la vessie par l'utérus :
– ne surtout pas réduire les apports liquidiens, en raison du risque accru d'infection urinaire favorisée par la stase urinaire ; la vessie se contracte moins bien (action de la progestérone sur les muscles lisses), d'où une vidange incomplète en fin de miction ;
– si la pollakiurie s'accompagne d'autres signes tels que dysurie, brûlures mictionnelles, aspect trouble des urines, parfois fébricule, il convient de consulter rapidement pour traitement après ECBU de contrôle.

• **Leucorrhées** : écoulements vaginaux non sanglants, fluides et translucides comme de l'eau, normalement inodores et parfois abondants, dus à une hypersécrétion endocervicale physiologique ; elles sont à surveiller pour dépister précocement une infection vaginale qui peut favoriser les contractions utérines :
– maintenir une bonne hygiène des organes génitaux externes et porter des culottes de coton plutôt que des matières synthétiques qui favorisent la macération ;
– dépister toute modification suspecte et consulter en cas de pertes épaisses, teintées, blanchâtres et caillebottées, fétides et/ou de signes associés tels que brûlures, prurit, dyspareunie, asthénie, hyperthermie discrète.

• **Jambes lourdes, varices et œdèmes des membres inférieurs** (de posture, siégeant essentiellement aux chevilles et ne prenant pas le godet), liés à l'augmentation de la masse sanguine et au ralentissement de la circulation de retour dû à la compression des troncs veineux par l'utérus gravide :
– éviter les facteurs favorisants : station debout ou assise prolongée, croisement des jambes à hauteur des genoux (compression des vaisseaux du creux poplité), chauffage par le sol, bains trop chauds et exposition prolongée au soleil ;
– surélever les jambes le plus souvent possible dans la journée, ainsi que les pieds du lit pour améliorer le retour veineux pendant la nuit ;
– marcher, effectuer des mouvements de flexion-extension et de rotation des chevilles pour favoriser la contraction musculaire et la circulation ;
– masser les jambes dans le sens du retour veineux, faire des ablutions froides à la douche à faible pression ;
– porter des bas ou collant de contention à mettre en place dès le lever ;
– consulter impérativement un médecin si les œdèmes persistent au changement de posture ou s'ils apparaissent en d'autres localisations (visage, extrémités, etc.).

• **Céphalées de stase veineuse et étourdissements aux changements de position** (hypotension orthostatique) :
– traiter les céphalées par le repos allongé et l'application de compresses froides sur le front et les tempes ; pas de traitement médicamenteux sans avis médical ;
– en cas d'étourdissement en position debout : s'asseoir et abaisser la tête entre les genoux, s'allonger si possible ;
– consulter en urgence en cas d'association de troubles visuels à type de « mouches volantes » ou de vision double, de vomissements, de somnolence accrue (possible hypertension artérielle, pré-éclampsie et risque d'éclampsie).

• **Le malaise vagal** avec sueurs et palpitations, de régression rapide, est fréquent et bénin au cours de la grossesse mais nécessite d'éliminer une hypoglycémie ou une cause pathologique : anémie, GEU, hématome rétro-placentaire…

• **Crampes musculaires du mollet** fréquentes au troisième trimestre de grossesse, souvent nocturnes, tenaces et récidivantes :

– éviter les brusques mouvements d'extension du pied au repos qui favorisent leur apparition ;
– soulager par des massages, des mouvements d'étirement du muscle (jambe allongée, relever le pied en dorsiflexion) ;
– éviter de déséquilibrer l'apport phosphocalcique alimentaire : limiter le lait (pas plus de 500 mL) et compléter l'apport calcique par d'autres produits laitiers ;
– veiller à un apport alimentaire suffisant en magnésium et vitamines B.

• **Douleurs lombaires,** fréquentes dès la deuxième moitié de la grossesse, dues à plusieurs facteurs : étirement des muscles et ligaments abdominaux lié au développement fœtal, assouplissement et relâchement des articulations du bassin sous l'effet des stéroïdes, accentuation de la courbure lombosacrée pour compenser l'augmentation de la masse abdominale :
– maintenir une bonne statique par le port de chaussures adaptées ;
– éviter toute tension du dos dans les activités usuelles ; pour se baisser, plier les genoux et garder le dos droit ;
– dormir sur un plan suffisamment ferme ;
– faire des exercices de bascule du bassin : allongée sur le dos, pieds à plat sur le sol, genoux repliés, abaisser la courbure lombaire contre le sol en resserrant simultanément les muscles fessiers et abdominaux. Exercices possibles en position assise, sur une chaise au dossier droit, en plaquant la courbure lombaire contre le dossier.

• **S'assurer que la patiente connaît les autres signes en présence desquels elle doit consulter en urgence :**
– métrorragies, quel que soit le terme de grossesse ;
– hyperthermie inexpliquée et persistant au-delà de 24 heures, avec ou sans frissons ;
– augmentation rapide de poids sans rapport avec une modification de comportement alimentaire ;
– douleurs abdominales ;
– diminution ou disparition des mouvements fœtaux ;
– rupture (ou fissure) des membranes et écoulement de liquide amniotique ;
– dyspnée et douleur thoracique ;
– douleur dans un mollet ;
– vomissements à partir du deuxième trimestre de la grossesse.

Contribution à la préparation des couples à l'accouchement et à l'accueil du bébé

• Être réceptive(if) à l'expression des émotions de la patiente et de son conjoint si celui-ci l'accompagne, répondre aux questions qui les préoccupent ou à défaut les orienter vers les personnes ressources.

• Les renseigner sur les techniques de préparation à l'accouchement mises en œuvre dans le service, favoriser leur accès à l'information concernant d'autres méthodes souhaitées : préparation psychoprophylactique, yoga, sophrologie, haptonomie, préparation en piscine…

• Signaler au père de l'enfant qu'il peut assister à la préparation et à l'accouchement s'il le désire.

• En collaboration avec sage-femme et médecin, expliquer aux différentes étapes de la grossesse : l'évolution de l'embryon puis du fœtus, les modifications de l'organisme maternel et les différents examens de surveillance.

• Au cours des échanges, aider les parents à donner petit à petit une réalité à l'enfant à naître, les inciter à communiquer avec lui par le toucher et la parole, leur faire prendre conscience qu'il est réceptif à ce contact (sensibilité auditive fonctionnelle à partir de 20-24 semaines).

• Compléter ou réajuster si besoin leurs connaissances sur l'accouchement et le *post-partum* immédiat, les différents modes d'allaitement…

• En fin de grossesse à l'approche du terme :

– indiquer si besoin à une primipare le nécessaire à préparer pour le séjour de la maman et du bébé en maternité et préciser les modalités d'hospitalisation ;
– lui conseiller d'apporter :
  - pour elle : linge et nécessaire de toilette, protections périodiques « nuit » ou « maternité » et slips jetables, tenues vestimentaires adaptées aux soins (par exemple tee-shirt long pour l'accouchement, hauts à manches courtes et amples permettant de passer facilement tubulures et flacons de perfusion, s'ouvrant sur le devant en cas d'allaitement… ; prévoir une robe de chambre et deux à trois chemises de nuit ou pyjamas) ; un sèche-cheveux est conseillé (pour assèchement de la cicatrice d'épisiotomie et soins des mamelons). Si elle prévoit de nourrir son bébé au sein : soutien-gorge d'allaitement et coussins de protection des mamelons… ;
  - pour le bébé : lait de toilette, brosse à cheveux à poils doux et souples, linge de toilette, bavoirs, vêtements adaptés à la saison et d'usage pratique, confortables et faciles à enfiler (petites chemises américaines en coton croisées sur le devant ou bodies fermés par pressions entre les jambes ; brassières de laine, pyjamas type dors-bien ou grenouillères), chaussons ; sans oublier un bonnet pour protéger sa tête au besoin ; en prévision de la sortie se munir d'un couffin ou d'un porte-bébé, d'une combinaison chaude ou d'un nid d'ange (ou petite couverture) si la température ambiante est fraîche. Les biberons, le lait et les couches sont généralement fournis par la maternité durant le séjour ;
– lui rappeler que pour l'hospitalisation elle doit se munir de sa carte Vitale et de son numéro d'allocataire à la Caisse d'allocations familiales, du carnet de maternité, du livret de famille, de sa carte de groupe sanguin et des éventuels résultats d'analyses en sa possession ;
– répondre aux demandes de conseils concernant la constitution de la layette, l'équipement utile aux soins du bébé, l'aménagement de son environnement au domicile ;
– rappeler si nécessaire les caractéristiques des contractions qui marqueront le début du travail : régulières, augmentant en fréquence, en durée et en intensité ; fréquence accélérée par la marche.

Rôle de l'infirmière au cours des examens complémentaires

Échographie pelvienne

• Inciter les femmes enceintes à faire réaliser les échographies de dépistage conseillées.
• Les rassurer sur le caractère indolore et l'innocuité totale de l'examen pour elles-mêmes et leur fœtus.
• Leur expliquer que, sauf cas particulier (repérage d'un placenta bas inséré), il est inutile de boire avant l'échographie.
• Leur dire qu'elles pourront voir leur bébé et suivre ses mouvements sur l'écran, et que l'effet doppler associé leur permettra d'entendre nettement les bruits de son cœur.
• Certaines femmes ne souhaitent pas connaître le sexe du bébé avant l'accouchement : leur préciser qu'il suffit d'en informer le médecin échographiste qui respectera leur choix.
• Être à l'écoute d'une femme enceinte appréhendant le résultat de l'échographie. La laisser verbaliser ses craintes et, en cas de suspicion fondée sur une anomalie, entendre l'expression de ses valeurs et de l'orientation de sa décision. Si besoin, la rassurer sur sa liberté de choix, lui indiquer qu'explorations complémentaires et/ou interruption médicale de grossesse ne pourront être pratiquées qu'avec son accord et celui de son conjoint.

Amniocentèse

➡ **Lors de la prise de rendez-vous**

- Demander à la patiente de ne pas venir à jeun.
- Lui dire de se faire accompagner dans la mesure du possible, afin de pouvoir être ramenée chez elle.
- Lui dire de prévoir de ne pas travailler le jour de la ponction et de se reposer au maximum.

➡ **Pendant la ponction**

- Badigeonner la peau avec un antiseptique, puis mettre du gel (conducteur des ultrasons) stérile.
- Préparer sur un plateau ou un champ l'aiguille, une ou plusieurs seringues, des gants stériles.
- L'infirmière tient parfois la sonde d'échographie pendant que le médecin ponctionne.

➡ **Après la ponction**

- Mettre un pansement simple sur le point de ponction.
- Rassurer la patiente, la laisser allongée quelques minutes et lui donner les coordonnées du laboratoire où elle pourra obtenir les résultats.
- La prévenir qu'elle pourra ressentir des contractions dans la journée.

9 assurer les soins et la surveillance d'une femme hospitalisée

vous devez savoir faire...

Actes infirmiers

- Mettre en œuvre les traitements prescrits et exercer leur surveillance clinique et biologique.
- Effectuer les prélèvements en vue des examens prescrits.
- Donner à la femme et à son conjoint des informations fiables sur les examens d'un bilan anténatal, et surveiller la femme après un examen présentant des risques pour la grossesse.
- Veiller à l'observance du repos strict au lit lorsqu'il est préconisé.
- Assurer les soins de confort et d'hygiène de la patiente alitée.
- Dépister tout signe d'aggravation dans l'état de la mère et transmettre des informations pertinentes.
- Enregistrer le rythme cardiaque fœtal (RCF) et dépister les signes de souffrance fœtale.
- Reconnaître les signes évocateurs d'une menace d'accouchement prématuré, et adopter la conduite adéquate.
- Établir une relation sécurisante et empathique, être à l'écoute du ressenti de la patiente et de ses proches.
- Collaborer à la relation d'aide vis-à-vis de la patiente et de sa famille lors d'un diagnostic de malformation fœtale ou d'une mort fœtale *in utero*.

Diagnostics infirmiers

- Anxiété.
- Peur.
- Risque d'accident.
- Mobilité physique réduite.
- Risque de déséquilibre de volume liquidien.
- Risque de dysfonctionnement neuro-vasculaire périphérique.
- Risque de croissance anormale (de l'embryon, du fœtus).
- Risque de retard au développement (du fœtus).
- Pertubation situationnelle de l'estime de soi.
- Risque de sentiment d'impuissance.
- Deuil anticipé.
- Deuil dysfonctionnel.
- Risque de pertubation de l'attachement parent-enfant.

→ pour grossesse pathologique ou à risque

donc vous devez savoir :

Connaissances requises

- Citer les deux causes principales des métrorragies du premier trimestre de grossesse.
- Nommer les éléments de surveillance d'une femme présentant une menace d'avortement spontané.
- Énumérer les données spécifiques de surveillance et de traitement lors d'une grossesse chez une femme diabétique.
- Citer quatre risques majorés chez le fœtus de mère diabétique.
- Citer les indicateurs de surveillance, tant de la mère que du fœtus, dans le cadre d'une hypertension apparue en cours de grossesse.
- Nommer les deux principales complications à craindre chez une femme enceinte hypertendue, et les signes permettant de les dépister.
- Énoncer les risques fœtaux encourus, et la conduite à tenir, en cas de maladie infectieuse contractée par la femme en cours de grossesse : rubéole, varicelle, toxoplasmose, herpès génital, infection à CMV (cytomégalovirus), infection à VIH.
- Définir : cholestase gravidique. Citer les signes cliniques et biologiques de la maladie ; énoncer les risques encourus par le fœtus et les principes du traitement.
- Énoncer les principaux problèmes inhérents à une grossesse gémellaire ou multiple, en termes de complications plus fréquentes et d'incidence sur l'accouchement.
- Citer deux causes de métrorragies du troisième trimestre.
- Définir : placenta *praevia,* hématome rétroplacentaire.
- Définir : hypotrophie fœtale, souffrance fœtale aiguë et chronique ; indiquer par quels examens et sur quels signes on peut en poser le diagnostic.
- Définir : accouchement prématuré.
- Nommer les signes évocateurs d'une menace d'accouchement prématuré et indiquer la conduite à tenir.
- Définir l'allo-immunisation fœto-maternelle dans le système rhésus.
- Nommer les signes cliniques d'une mort fœtale *in utero*, et les examens permettant de la confirmer.
- Expliquer l'intérêt de l'échographie dans le cadre d'un bilan anténatal.
- Définir l'amniocentèse, en citer les principales indications et énoncer les conditions nécessaires à sa réalisation.
- Nommer les risques inhérents à l'amniocentèse, et la surveillance à effectuer après la ponction.
- Énoncer les procédures légales à respecter, et les techniques employées pour une interruption médicale de grossesse (IMG).

Métrorragies du premier trimestre

Tout saignement au 1er trimestre de la grossesse doit conduire à une **consultation en urgence**, car la grossesse extra-utérine (GEU) est la 1re cause de mortalité par hémorragie chez la femme jeune.
Tout saignement génital en dehors des règles chez une femme en âge de procréer doit faire réaliser un test de grossesse, pour s'assurer qu'il ne s'agit pas d'une GEU.
En cas de saignement d'origine génitale au 1er trimestre de la grossesse, il peut s'agir :
- d'une GEU ;
- d'une fausse couche ;
- d'une grossesse môlaire ;
- d'une grossesse intra-utérine normalement évolutive avec un saignement d'origine cervicale, l'évacuation d'un deuxième jumeau ou plus fréquemment un décollement partiel du trophoblaste.

Grossesse extra-utérine

Définition

Appelée également grossesse ectopique, il s'agit d'une grossesse dont l'œuf nidifie en dehors de la cavité utérine, le plus souvent dans une trompe mais exceptionnellement sur un ovaire ou dans la cavité abdominale (sur l'épiploon ou le mésentère). Une fois implanté dans la muqueuse tubaire, l'œuf se développe et distend progressivement la trompe, qui finit par se rompre, provoquant une hémorragie intra-abdominale.

Facteurs de risque

Toutes les lésions des trompes peuvent favoriser l'arrêt de l'œuf lors de sa migration normale dans la trompe :
- antécédent de salpingite ;
- antécédent de chirurgie tubaire (plastie tubaire ou salpingotomie pour GEU antérieure) ;
- antécédent de GEU ;
- contraception orale par micro-progestatifs (qui diminuent la mobilité des cils tubaires) ;
- intoxication tabagique (qui aurait le même effet).

La contraception par stérilet est à part : elle empêche l'implantation dans l'utérus, pas dans les trompes. Lorsqu'une femme est enceinte sur stérilet, la grossesse est extra-utérine 1 fois sur 3.

Signes cliniques

Il peut s'agir d'un tableau de choc hémodynamique, avec hypotension artérielle, soif, pâleur, tachycardie, associé à un hémopéritoine (abdomen tendu et très douloureux, douleur irradiant dans les épaules). Dans ce cas, la patiente doit être opérée en urgence après prélèvement sanguin pour un

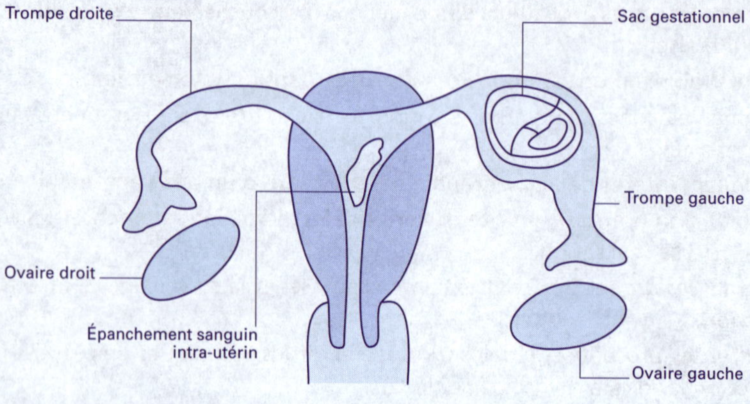

Schéma 24 : *Grossesse extra-utérine ampullaire gauche*

bilan préopératoire et détermination notamment du groupe sanguin.

Le plus souvent, le tableau est moins alarmant et plus trompeur, et peut associer :

- des métrorragies, classiquement peu abondantes et foncées ;
- des douleurs pelviennes, classiquement localisées d'un côté ;
- un retard de règles plus ou moins important ;
- une douleur provoquée au toucher vaginal dans un cul-de-sac vaginal.

Signes biologiques

Les ß-hCG sont toujours positives, mais la GEU peut se rompre alors que leur taux est faible (< 50 UI/L). Classiquement, lorsque l'on suit leur évolution en cas de doute diagnostique, elles stagnent ou augmentent mais moins vite qu'au cours d'une grossesse intra-utérine évolutive où leur taux double toutes les 48 heures jusqu'à 10 000 UI/L environ.

L'anémie est peu fréquente, y compris dans les GEU rompues, car il s'agit d'une hémorragie récente.

Il faut impérativement déterminer le groupe sanguin et rechercher des agglutinines irrégulières, en vue d'une intervention éventuelle.

Signes échographiques

Dans le tableau typique, il existe un utérus vide et une image latéro-utérine qui peut être soit homogène (hématosalpinx : accumulation de sang dans la trompe), soit contenir un œuf avec une vésicule vitelline ou un embryon.

Parfois, l'image latéro-utérine n'est pas vue (les trompes normales ne sont pas visibles en échographie) et c'est seulement la vacuité de l'utérus avec un taux de ß-hCG supérieur à 1 500 UI/L qui évoque le diagnostic.

Il peut exister une lame d'épanchement liquidien dans le cul-de-sac de Douglas, derrière l'utérus, qui correspond à un saignement par la trompe, même si elle n'est pas rompue.

En cas de rupture tubaire, il existe un épanchement intra-abdominal abondant, avec des caillots qui peuvent être confondus avec des anses intestinales.

Traitement

Le traitement de référence de la GEU est chirurgical. Il est réalisé le plus souvent par cœlioscopie *(voir partie 1, « Gynécologie »)*, sauf en cas d'état hémodynamique instable. Il consiste soit en une salpingectomie (ablation de la trompe), soit en une salpingotomie (incision de la trompe) avec extraction de la GEU. Le choix entre les deux techniques est fait par le chirurgien en cours d'intervention en fonction de l'état de la trompe, de l'âge de la patiente et de son nombre d'enfants, et de ses antécédents (en cas de récidive d'une GEU sur une trompe déjà opérée, la salpingectomie est systématique). En cas de traitement conservateur (salpingotomie), il faut surveiller régulièrement le taux de ß-hCG jusqu'à sa négativation complète, et prévenir les femmes du risque de récidive.

En cas de doute diagnostique avec une grossesse intra-utérine non évolutive (fausse couche), ou systématiquement en cas de GEU avec un taux faible de ß-hCG pour certaines équipes, un traitement médical peut être proposé. Il consiste en l'injection intramusculaire de Méthotrexate®, qui inhibe la prolifération du trophoblaste. Ce traitement nécessite une surveillance rapprochée du taux de ß-hCG et une bonne discipline des patientes, qui doivent venir consulter au moindre signe suspect (douleur, malaise), car le risque d'échec avec rupture de la trompe est réel.

Quel que soit le traitement, **une injection de gammaglobulines anti-D doit être réalisée chez les femmes Rhésus négatif.**

En raison du risque de récidive, les femmes doivent être éduquées à consulter rapidement en cas de retard de règles ou de saignement anormal en dehors de leurs règles.

Fausse couche

Définition

Il s'agit de l'interruption spontanée de la grossesse avant 10 semaines de développement embryonnaire (12 SA). Il peut s'agir soit d'un œuf clair (cavité embryonnaire avec vésicule vitelline, sans embryon visible), soit d'un embryon qui s'est développé pendant quelque temps, parfois avec une activité cardiaque enregistrable, puis qui s'est arrêté.

Causes

Les fausses couches spontanées (FCS) sont extrêmement fréquentes, puisqu'elles surviennent lors d'une grossesse sur cinq. Elles sont dans la plupart des cas dues à un embryon non viable (anomalie chromosomique ou autre) dont la nature arrête spontanément la grossesse. Il s'agit d'un processus aléatoire naturel, dont la fréquence augmente avec l'âge des femmes. Il convient donc de les rassurer en leur indiquant qu'il s'agit probablement d'un accident, et non d'une « tare » qui les empêche de mener à terme une grossesse.
Les FCS très précoces, après seulement quelques jours de retard de règles, voire même avec un test de grossesse positif avant la date attendue des règles, peuvent être liées à des problèmes hormonaux et sont extrêmement fréquentes. Il s'agit là encore de rassurer les femmes en leur rappelant qu'il y a 20 ans le dosage des ß-hCG n'existait pas et que les femmes ne se considéraient enceintes qu'au bout de 2 semaines de retard de règles, ce qui diminuait considérablement la fréquence des FCS diagnostiquées !
Enfin, certaines femmes font des FCS à répétition, parfois une dizaine. L'impact psychologique est souvent très important et elles doivent être adressées à un spécialiste à la recherche d'une cause éventuellement curable (anomalie immunologique, malformation utérine, troubles de l'hémostase, etc.).

Signes cliniques

Il peut s'agir d'un tableau de choc hémorragique, avec hypotension artérielle, soif, pâleur, tachycardie, associé à une hémorragie abondante avec caillots et à de violentes douleurs abdominales. Dans ce cas, la patiente doit être emmenée en urgence au bloc opératoire pour un curetage après prélèvement d'un bilan préopératoire pour détermination du groupe sanguin.
Le plus souvent, le tableau est moins alarmant, et peut associer :

- des métrorragies, classiquement rouge vif ;
- des douleurs pelviennes, classiquement médianes, sus-pubiennes ;
- un retard de règles plus ou moins important ;
- la disparition des signes de grossesse (nausées, seins tendus, etc.).

Mais il n'est pas rare qu'il n'existe aucun signe clinique, et que le diagnostic soit fait lors de la 1ère échographie de la grossesse.

Signes biologiques

Les ß-hCG sont positives, et, si on suit leur évolution en cas de doute diagnostique, elles diminuent, ce qui affirme le diagnostic de grossesse non évolutive. Exceptionnellement, le taux de ß-hCG peut continuer à augmenter faiblement alors que l'embryon ne se développe pas, car le trophoblaste continue à sécréter l'hCG.
Il faut impérativement déterminer le groupe sanguin pour une éventuelle injection de gammaglobulines anti-D en cas de Rhésus négatif.

Signes échographiques

Le diagnostic est affirmé d'emblée à l'échographie lorsqu'il existe dans l'utérus un sac ovulaire contenant un embryon sans activité cardiaque (l'activité cardiaque est normalement toujours visible dès que l'embryon mesure 3 mm).
Lorsque l'on voit un sac sans embryon, il faut recontrôler l'échographie quelques jours plus tard, car il peut s'agir d'une grossesse plus jeune évolutive.

Lorsque l'utérus est vide, il faut contrôler le taux de ß-hCG 48 heures plus tard pour s'assurer qu'il ne s'agit pas d'une GEU. La chute du taux d'hCG affirme le diagnostic de FCS.

Traitement

La FCS étant un phénomène naturel, on peut décider, lorsque le terme est inférieur à 8 SA et que le risque hémorragique est donc faible, de ne proposer aucun traitement et d'attendre l'expulsion spontanée. Toutefois, la majorité des femmes sont demandeuses d'un traitement pour accélérer l'évacuation de la grossesse.
Avant 8 SA, un traitement médical peut être proposé. Il fait appel à un analogue des prostaglandines (Cytotec®) qui est donné par voie orale ou vaginale par 2 comprimés, éventuellement renouvelé 4 heures plus tard. Il provoque généralement l'expulsion dans les 12 heures qui suivent la prise. Une échographie est proposée quelques jours plus tard pour vérifier la vacuité utérine.
Après 8 SA, ou systématiquement si la femme le désire, un curetage aspiratif peut être réalisé au bloc opératoire sous anesthésie générale ou locale. Il consiste en une dilatation progressive du col de l'utérus par des bougies de calibre croissant, puis en une aspiration douce du contenu utérin. Les risques sont la perforation utérine en cas de dilatation difficile (qui peut être facilitée par la prescription de Cytotec® quelques heures avant l'intervention) et la survenue de synéchies (accolement anormal des parois de l'utérus) sources de stérilité ultérieure.
Quel que soit le traitement, **une injection de gammaglobulines anti-D doit être réalisée chez les femmes Rhésus négatif.**

Môle hydatiforme

Il s'agit d'une cause exceptionnelle de métrorragies du 1er trimestre. Dans la majorité des cas, il n'y a pas de développement embryonnaire, et le trophoblaste prolifère de façon anormale, sous forme d'une masse spongieuse et floconneuse, dont l'image échographique est caractéristique. Le taux de ß-hCG est souvent très élevé (> 100 000 UI/L). Le traitement consiste en un curetage prudent de l'utérus, puis en une surveillance du taux de ß-hCG jusqu'à sa négativation complète.
Très rarement, la môle peut se cancériser et devenir invasive, avec des métastases pulmonaires ou abdominales. Le traitement fait alors appel à la chimiothérapie, et parfois à l'hystérectomie.

Menace d'avortement et d'accouchement prématuré

Menace d'avortement

Définition

Association de contractions utérines et de modifications du col utérin avant la période de viabilité fœtale (environ 25 SA).

Facteurs favorisants

➡ Béance du col utérin

La béance du col utérin est une anomalie de la structure du col qui fait qu'il s'ouvre prématurément au cours de la grossesse, en général vers la fin du 4e mois (18-19 SA). Dans la majorité des cas, le col est normal en dehors de la grossesse, et le diagnostic n'est fait que lors d'un accident au cours d'une grossesse. La prise par la mère de la patiente de Distilbène® pendant sa grossesse (médicament donné dans les années 60 pour lutter contre les vomissements et les contractions des femmes enceintes) augmente le risque de béance cervicale.

➡ Infections

Les infections vaginales peuvent favoriser les avortements spontanés, et un prélèvement vaginal doit être systématiquement réalisé.

Certaines infections du liquide amniotique, comme la listériose, peuvent également provoquer ce genre d'accident.

Signes cliniques

Les douleurs abdominales à type de contractions sont quasiment constantes.
Il y a souvent des métrorragies, par décollement du placenta ou saignement du col utérin.
Il existe parfois un écoulement liquidien si la poche des eaux est rompue.
Au spéculum, la poche des eaux bombe souvent dans le vagin à travers le col utérin, qui est ouvert.
Le fœtus est toujours vivant (activité cardiaque à l'échographie) : ce n'est pas une mort fœtale.

Traitement

➡ Repos

Le repos strict au lit avec les pieds surélevés est le premier traitement à proposer en urgence, souvent associé à une perfusion d'antispasmodiques (Spasfon®) pour diminuer les contractions utérines.

➡ Traitement médical

Certains proposent un traitement bref (48 heures) par anti-inflammatoires non stéroïdiens (**Indocid®** 100 mg en suppositoires), mais ce traitement utilisé au long cours peut provoquer des lésions rénales du fœtus.
Une antibiothérapie est souvent proposée, après avoir réalisé un prélèvement vaginal et un ECBU.

➡ Cerclage du col

S'il n'apparaît pas de signes infectieux dans les 24 heures, on peut essayer de réaliser un cerclage du col. Cette intervention est réalisée sous anesthésie générale ou péridurale, et consiste à faufiler le col avec un gros fil ou une bandelette, qui est ensuite noué pour fermer le col. Le risque de ces cerclages « à chaud » est de percer accidentellement la poche des eaux, et de favoriser une surinfection sur le fil.
Lorsque les contractions ne cèdent pas, il faut laisser se faire l'expulsion du fœtus, en enlevant le fil de cerclage si on en a mis un pour éviter une déchirure du col.

Dans tous les cas, en l'absence de cause infectieuse retrouvée, un cerclage prophylactique du col sera systématiquement proposé vers 13 SA à la grossesse suivante, associé à un repos précoce.

Menace d'accouchement prématuré

Définition

Survenue de contractions utérines, associées à des modifications du col de l'utérus entre 25 et 37 SA.
Le seuil de prématurité a été fixé à 37 SA (8 mois de grossesse), mais la morbidité néonatale est surtout importante avant 35 SA.

Facteurs favorisants

Le surmenage et l'excès d'activité sont des causes fréquentes de menace d'accouchement prématuré (MAP).
Une infection vaginale ou urinaire peut être en cause, et doit être systématiquement recherchée.
La grossesse gémellaire ou triple est également un facteur de risque.
L'excès de liquide amniotique (hydramnios) peut provoquer des contractions par surdistension utérine.

Diagnostic

Les *contractions utérines* ne sont pas toujours ressenties par la patiente, surtout s'il s'agit d'une première grossesse. Ce sont typiquement des douleurs abdominales ou lombaires, dont l'intensité croît puis décroît, et qui se répètent de façon périodique, associées à un durcissement de l'utérus à la palpation. Elles peuvent être enregistrées par un tocographe (capteur de pression posé sur le ventre de la femme et fixé par une sangle).
Au toucher vaginal, le col est raccourci, ramolli et/ou ouvert. La longueur du col peut également être mesurée par une échographie endovaginale.
On peut également sentir la présentation fœtale (le pôle le plus bas : tête ou siège) *qui appuie sur le col de l'utérus.*

Traitement

Le premier traitement à prescrire est le repos, qui doit être poursuivi jusqu'à 37 SA, ce qui nécessite parfois l'organisation d'une aide à domicile.

En cas de MAP peu sévère, ce traitement peut être suivi à domicile, après prescription d'un arrêt de travail, avec dans l'idéal une visite hebdomadaire à domicile par une sage-femme.

En cas de MAP sévère, la patiente est hospitalisée et le repos au lit doit être prescrit. On administre des médicaments tocolytiques (qui diminuent les contractions utérines) par voie intraveineuse puis par voie orale lorsque les contractions ont disparu. Les plus utilisés sont les inhibiteurs calciques (Loxen®) et les bêta-mimétiques (Salbutamol®) dont la tolérance cardiaque est moins bonne et qui nécessitent un bilan préthérapeutique (auscultation cardiaque, voire ECG, kaliémie). Pour éviter ces effets secondaires, on utilise maintenant couramment un inhibiteur de l'ocytocine, le tractocile, qui n'a pas d'effet secondaire ni de contre-indication.

En cas de MAP sévère avant 34 SA, on administre une cure de corticoïdes par voie intraveineuse ou intramusculaire (Célestène® 12 mg/j pendant 2 jours) pour accélérer la maturation pulmonaire fœtale.

Selon le terme de survenue de la MAP et sa gravité, le transfert de la patiente vers une structure capable d'accueillir son nouveau-né prématuré peut être envisagé.

Dans tous les cas, lorsque les contractions cessent, le traitement est donné *per os* et la surveillance est poursuivie à domicile jusqu'à 37 SA.

Rupture prématurée des membranes

Il s'agit d'une forme particulièrement grave de MAP où la poche des eaux s'ouvre avant 37 SA. Le risque est celui d'un accouchement prématuré et d'une infection du fœtus à partir des germes vaginaux.

Le diagnostic est facile en cas de rupture franche, plus difficile en cas d'écoulements peu abondants intermittents. Dans ce cas, on peut s'aider d'un écouvillon recouvert d'un papier pH (Amnicator®) qui vire au bleu s'il est en contact du liquide amniotique (basique). Toutefois, ce test peut être faussement positif, et le test de référence est le PROM-test qui recherche dans un prélèvement vaginal une substance présente dans le liquide amniotique.

Le traitement consiste en une hospitalisation avec repos strict au lit si le col est ouvert, car il existe un risque de procidence du cordon (chute du cordon ombilical par le trou de la poche, source de souffrance, voire de mort fœtale). On associe antibiotiques, tocolytiques et cures de corticoïdes, en surveillant en permanence la survenue de signes d'infection materno-fœtale (fièvre maternelle, tachycardie fœtale, liquide amniotique teinté, prolifération de germes dans les prélèvements vaginaux qui sont répétés tous les 2-3 jours).

On essaie d'atteindre un terme le plus proche possible de 37 SA, où l'accouchement est systématiquement déclenché, mais le plus souvent l'accouchement a lieu avant, soit par échappement à la tocolyse, soit par arrêt du traitement devant une suspicion d'infection.

Diabète et grossesse

Définitions

Le diabète en dehors de la grossesse est défini par une glycémie à jeun > 7 mmol/L (1,30 g/L). Chez les femmes jeunes, il s'agit le plus souvent de *diabète insulinodépendant (DID)*, connu depuis l'enfance ou l'adolescence et traité par injections d'insuline. Plus rarement, il s'agit de *diabète non insulinodépendant (DNID)*, traité par régime seul ou par médicaments hypoglycémiants (sulfamides ou biguanides).

Le diabète qui survient uniquement pendant la grossesse est le diabète gestationnel. Il est dû à une mauvaise adaptation métabolique à l'insulinorésistance de la grossesse, et se manifeste par une incapacité à absorber rapidement les glucides ingérés lors des repas, et donc par une hyperglycémie post-prandiale. Sa définition selon le test utilisé a été décrite au chapitre du suivi biologique de la grossesse normale *(voir chapitre 8)*.

Risques du diabète sur le fœtus

Le glucose passe librement le placenta. Lorsque la mère est en hyperglycémie, le fœtus l'est aussi. Il fabrique donc de l'insuline (car son pancréas fonctionne normalement), qui, elle, ne traverse pas le placenta, et dont l'effet est de transformer le glucose en graisse, et donc d'augmenter le poids fœtal, surtout au niveau des masses grasses (abdomen, épaules).

L'hyperglycémie a également une toxicité directe sur le développement fœtal, et diminue les défenses maternelles contre l'infection.

Les complications possibles de la grossesse liées au diabète sont donc :

- des **fausses couches**, qui sont plus fréquentes ;
- des **morts fœtales *in utero*** ;
- des **malformations** touchant préférentiellement le cœur mais aussi la colonne vertébrale, les reins… ;
- une **macrosomie fœtale*** (excès de poids) avec risque d'accident à l'accouchement (le plus classique est la **dystocie des épaules** liées à un trop grand diamètre au niveau des omoplates avec nécessité de tractions fortes sur le cou fœtal et de paralysie d'un membre supérieur par lésion du plexus brachial) ;
- un **hydramnios** (excès de liquide amniotique) avec risque d'accouchement prématuré ;
- des **infections** vaginales ou urinaires chez la mère ;
- une fréquence plus élevée d'**HTA** et de **pré-éclampsie** ;
- un retard de maturation pulmonaire fœtale avec plus grande fréquence de **maladie des membranes hyalines** ;
- des **hypoglycémies** et des **hypocalcémies** chez le nouveau-né dans les premières heures de vie

Toutes ces complications ne surviennent que lorsque le diabète est déséquilibré, ce qui impose un strict suivi et une forte motivation des femmes diabétiques pour suivre les règles hygiénodiététiques conseillées et les prescriptions d'insuline lors de leurs grossesses.

Grossesse chez une femme diabétique

La grossesse doit être programmée (nécessité d'une contraception efficace) pour que l'équilibre soit optimal dès les premiers jours de grossesse. Que le diabète soit ou non insulinodépendant, il faut passer à un minimum de **3 injections par jour**, en général une insuline ordinaire le matin et le midi et un mélange ordinaire/semi-lente le soir, mais tous les schémas sont possibles. Il faut effectuer 6 glycémies capillaires au doigt (Dextrostix®, par exemple) par jour, avant et 2 heures après chaque repas, les objectifs étant 5 mmol/L à jeun (0,9 g/L) et 6,6 mmol/L en post-prandial (1,20 g/L). Le régime alimentaire doit être revu et adapté tout au long de la grossesse par une diététicienne.

Le suivi diabétologique consiste en un fond d'œil par trimestre (avec traitement au laser d'éventuelles lésions de rétinopathie), recherche d'une microalbuminurie en début de grossesse (recherche de néphropathie), examen des pieds, des dents… à la recherche d'un foyer infectieux. Le diabétologue surveille l'équilibre glycémique et la prise de poids, et adapte les doses d'insuline, qui augmentent régulièrement au cours de la grossesse pour atteindre en général à terme des valeurs environ doubles de celles avant la conception.

Le suivi obstétrical consiste en une surveillance soigneuse de la pression artérielle, de la croissance

fœtale (hauteur utérine, échographie), des signes d'infection vaginale ou urinaire (recherche de nitrites et leucocytes à la bandelette à chaque visite, ECBU au moindre doute). Le rythme cardiaque fœtal est surveillé régulièrement en fin de grossesse et la voie d'accouchement (voie vaginale ou césarienne) est décidée en fonction de la parité, du bassin, du poids fœtal estimé et du désir de la patiente.
Le suivi échographique s'attache à dépister les malformations qui sont plus fréquentes, avec une échocardiographie fœtale (par un cardiopédiatre) vers 22 SA. Une échographie supplémentaire est généralement faite vers 37 SA pour tenter d'évaluer le poids du fœtus, mais les erreurs d'estimation sont fréquentes.
En cas d'hospitalisation pour MAP, **les bêta-mimétiques sont contre-indiqués**, mais les corticoïdes sont utilisés dans les mêmes indications que chez les femmes non diabétiques.
L'accouchement ou la césarienne ont lieu sous perfusion de G10 avec de l'insuline à la seringue électrique dont la dose est adaptée aux glycémies capillaires réalisées toutes les heures. **L'insuline est arrêtée lors de la délivrance** (décollement du placenta) car les besoins chutent brutalement et le risque d'hypoglycémie maternelle est très important. Elle est reprise quelques minutes plus tard, à demi-doses, puis en s'adaptant aux glycémies capillaires.
En cas d'accouchement par voie basse, l'obstétricien et l'anesthésiste doivent être présents pour pouvoir intervenir rapidement en cas de dystocie des épaules.
Dans tous les cas, le pédiatre doit être présent, et le nouveau-né surveillé intensément pendant les premières heures de vie avec un **apport précoce de glucose** et une surveillance des glycémies capillaires.
L'allaitement n'est pas contre-indiqué et une contraception doit être prescrite en *post-partum.*

Diabète gestationnel

C'est une intolérance au glucose qui apparaît au cours de la grossesse. Les conséquences pour le fœtus sont les mêmes que celles du diabète insulinodépendant (DID) en ce qui concerne la macrosomie, l'hydramnios, le risque de dystocie des épaules et les hypoglycémies néonatales, mais il n'y a pas de risque malformatif car les glycémies sont normales en début de grossesse.
Lorsque le diagnostic est fait, les patientes sont mises au régime diabétique avec un apport régulier de sucres privilégiant les sucres lents. Elles doivent apprendre à faire des glycémies capillaires dont les objectifs sont les mêmes qu'en cas de DID. Une fois l'équilibre atteint, les contrôles doivent être maintenus jusqu'à l'accouchement car les troubles du métabolisme glucidique ont tendance à s'aggraver au fur et à mesure que le terme augmente.
Si le régime ne permet pas de normaliser les glycémies postprandiales, il faut utiliser de l'insuline, ce qui nécessite une hospitalisation des patientes pour les éduquer à manipuler ce traitement. La conduite de l'accouchement est alors la même que pour une DID, sauf que l'insuline est définitivement arrêtée à la délivrance.
Les femmes qui font un diabète gestationnel ont un risque de 50 % d'être diabétiques (DNID) 10 ans plus tard. Il faut donc impérativement qu'elles revoient un diabétologue deux mois après l'accouchement pour vérifier qu'elles n'avaient pas un diabète méconnu avant la grossesse, puis qu'elles aient un contrôle régulier (une fois par an) de leur glycémie à jeun pour dépister un éventuel diabète avant la survenue de complications vasculaires (œil, rein, jambes, cœur, etc.).

Infections et grossesse

Rubéole

La rubéole est devenue une maladie rare depuis la vaccination, qui couvre théoriquement tous les enfants, avec un rappel chez les filles à l'adolescence. Elle est responsable de graves malformations fœtales. Il n'existe pas de traitement.

Risques fœtaux

La rubéole est une maladie virale qui, lorsqu'elle est contractée pendant la grossesse, peut provoquer une atteinte fœtale caractérisée par des malformations multiples, qui sont d'autant plus fréquentes que l'infection a lieu tôt dans la grossesse. Ces malformations atteignent préférentiellement le cœur, l'œil (cataracte), l'oreille (surdité) et le cerveau (retard mental).

Diagnostic de l'infection maternelle

Cliniquement, la rubéole se manifeste par un syndrome viral (fièvre, arthralgies) suivi d'une éruption cutanée sous forme de papules roses, peu prurigineuses. Elle s'accompagne souvent d'adénopathies multiples et régresse spontanément en quelques jours. Elle est très contagieuse.

Le diagnostic est fait par la sérologie, qui est obligatoire en début de grossesse, y compris chez les femmes vaccinées, sauf si on a la preuve écrite d'une immunisation ancienne (lors de l'examen prénuptial ou d'une grossesse antérieure). Cette sérologie dose les IgG avec un seuil de positivité variable selon les laboratoires.

Si la sérologie est négative en début de grossesse, on recommande aux femmes d'éviter tout contact avec des sujets contagieux, et on contrôle la sérologie vers 20 SA et en fin de grossesse, ou lorsqu'il existe une éruption cutanée suspecte. L'infection maternelle est prouvée si on voit apparaître des anticorps (IgM puis IgG).

Si la sérologie reste négative, la femme doit impérativement être vaccinée en suites de couches, sous couvert d'une contraception pendant un mois (il s'agit d'un vaccin vivant atténué contre-indiqué lors de la grossesse).

Conduite à tenir en cas d'infection maternelle

Pour rechercher une atteinte fœtale, on propose, 6 semaines après l'infection maternelle, une amniocentèse pour rechercher le virus dans le liquide amniotique.

Si le virus est retrouvé, on propose le plus souvent une interruption médicale de grossesse, car les atteintes sensorielles de la rubéole (œil, oreille, cerveau) ne sont pas toutes accessibles à l'échographie.

Si la recherche de virus est négative, on propose un suivi échographique soigneux, car le passage à travers le placenta peut être plus tardif, et on propose parfois une nouvelle amniocentèse en fin de grossesse, surtout si on voit apparaître des lésions à l'échographie.

Toxoplasmose

La toxoplasmose est une maladie due à un parasite qui vit dans la terre et qui se reproduit chez le chat. L'homme n'est qu'un hôte accidentel. C'est une maladie très fréquente pour laquelle il n'existe pas de vaccination. Seules 75 % environ des femmes enceintes sont immunisées contre la toxoplasmose, ce qui fait que les infections ne sont pas rares pendant la grossesse et peuvent provoquer des malformations fœtales. Le dépistage et le traitement de cette infection sont maintenant bien codifiés, et n'aboutissent qu'exceptionnellement à une interruption médicale de grossesse.

Risques fœtaux

En cas d'infection maternelle, le passage du toxoplasme à travers le placenta est possible. Au 1er trimestre de la grossesse, ce passage est rare (10 %) mais les malformations très fréquentes. Au

3e trimestre, il est très fréquent (90 %) car le placenta est beaucoup moins épais, mais les risques pour le fœtus sont beaucoup plus faibles car la période de morphogenèse est terminée.

L'infection fœtale se manifeste surtout par des lésions cérébrales (calcifications et hémorragies intracrâniennes, responsables de séquelles sensorielles, motrices et intellectuelles), oculaires (cécité par atteinte du nerf optique, choriorétinite) ou viscérale (atteinte du foie, de la rate, etc.). La toxoplasmose est la 1re cause de cécité congénitale dans le monde.

Diagnostic de l'infection maternelle

Cliniquement, la toxoplasmose est presque toujours asymptomatique, mais se manifeste parfois par un syndrome fébrile avec des adénopathies.

Le diagnostic est fait par la sérologie (qui dose des IgG et des IgM par deux méthodes différentes), qui est obligatoire chez toute femme enceinte, sauf si on a la preuve écrite d'une immunisation antérieure.

L'infection maternelle est donc diagnostiquée soit sur une première sérologie montrant une infection récente, soit sur une séroconversion lors de la surveillance d'une femme séronégative.

Conduite à tenir en cas d'infection maternelle

Dès que l'on soupçonne une infection maternelle récente, en attendant la confirmation par une sérologie ultérieure, la patiente est mise sous **Rovamycine®** (9 MUI/j). Cet antibiotique ne détruit pas le parasite mais se fixe au niveau du placenta et diminue le risque de passage vers le fœtus.

Une fois la séroconversion affirmée, on laisse la patiente sous traitement et on propose, 6 semaines après l'infection, une **amniocentèse** pour recherche du toxoplasme dans le liquide amniotique.

Si l'amniocentèse est négative (90 % des cas lorsque l'infection a lieu au 1er trimestre), la patiente peut être rassurée. Elle est laissée sous antibiotiques jusqu'à l'accouchement avec une **surveillance échographique** régulière.

Si l'amniocentèse est positive, on peut proposer un traitement antibiotique qui traverse le placenta pour soigner le fœtus. Il s'agit de l'association de **Malocide®** et d'**Adiazine®**, auxquels on ajoute de l'acide folique. Si l'on voit survenir à l'échographie des anomalies, notamment cérébrales, une interruption médicale de grossesse peut être proposée.

Infection à CMV

Le cytomégalovirus (CMV) est un virus très fréquent dans les communautés de jeunes enfants, où il est largement transmis par les urines et les sécrétions nasales. Il peut être responsable de séquelles neurologiques sévères chez un enfant dont la mère s'est infectée pendant la grossesse, mais la difficulté vient du fait que la majorité (90 %) des fœtus atteints d'infection à CMV n'auront aucune séquelle. Le dépistage de cette affection est donc discutable et actuellement non consensuel, et un groupe de travail a été récemment créé sur ce sujet par le ministère de la Santé.

Interprétation de la première sérologie chez une femme enceinte

IgG	IgM	Conclusion	Conduite à tenir
–	–	Absence d'immunité	Contrôle sérologique tous les mois, mesures préventives
+	–	Infection ancienne	Contrôle à 1 mois pour vérifier la stabilité du taux d'IgG, pas de prévention
+	+	Infection ancienne ou récente	Mise sous Rovamycine®. Contrôle de la sérologie à 15 jours. Utilisation de tests spécifiques pour dater l'infection (avidité des IgG)
–	+	Infection récente ou faux positif	Contrôle à 15 jours. Utilisation de tests plus spécifiques de la toxoplasmose car il peut s'agir d'autres IgM

Risques fœtaux

Lorsqu'une femme enceinte est au contact du CMV pour la première fois (primo-infection), le risque d'atteinte fœtale est d'environ 20 %. Parmi ces fœtus infectés, 10 % auront une forme grave souvent diagnostiquable *in utero* (hépatosplénomégalie, retard de croissance, lésions cérébrales, etc.) et 90 % seront totalement asymptomatiques à la naissance. Parmi eux, 10 % développeront dans les premières années de vie des anomalies neurosensorielles (surdité, choriorétinite, retard mental, etc.).

Diagnostic de l'infection maternelle

La clinique est très peu spécifique, associant un syndrome rhino-pharyngé, une asthénie et une fièvre évoluant parfois pendant plusieurs semaines. Environ 60 % des femmes enceintes sont immunisées contre le CMV.
Le diagnostic, comme pour la toxoplasmose, est fait sur la sérologie, qui recherche des IgG et des IgM. L'interprétation des résultats est exactement superposable à celle de la toxoplasmose, sauf qu'il n'existe pas de traitement limitant le passage placentaire (les antibiotiques n'agissent pas sur les parasites) et que les femmes déjà immunisées contre le CMV peuvent se réinfecter pendant la grossesse (réactivation) avec un risque d'atteinte fœtale, ce qui limite l'intérêt de la sérologie systématique en début de grossesse, car même les femmes immunisées devraient être surveillées.
En pratique, le diagnostic d'infection maternelle est fait comme pour la toxoplasmose sur une première sérologie montrant une infection récente, ou sur une séroconversion en cours de grossesse.
Un autre mode de diagnostic de l'infection maternelle est la découverte en cours de grossesse d'anomalies échographiques évoquant une fœtopathie à CMV (retard de croissance, hydrocéphalie, etc.) ; elles conduisent à une amniocentèse, qui retrouve le virus dans le liquide amniotique.

Conduite à tenir en cas d'infection maternelle

Lorsque l'infection fœtale et donc maternelle a été découverte devant des anomalies échographiques, il s'agit de formes graves de fœtopathie et l'interruption médicale de grossesse est le plus souvent proposée.
Par contre, la situation est plus difficile en cas de séroconversion maternelle découverte de façon systématique. Certains proposent une amniocentèse pour recherche du virus 6 semaines après l'infection, mais, si cette recherche est positive, l'interruption médicale de grossesse est très discutable en l'absence d'anomalies échographiques, car on sait que 90 % de ces fœtus n'auront aucune séquelle. Pour cette raison, d'autres équipes ne font pas d'amniocentèse et proposent un simple suivi échographique avec suivi postnatal pour dépister précocement une anomalie auditive ou visuelle.

Herpès génital

Risques fœtaux

Il n'y a aucune atteinte fœtale décrite avec l'herpès virus. Le seul risque est la contamination de l'enfant lors du passage dans la filière génitale par des lésions vaginales ou sur le col de l'utérus, avec un risque de méningo-encéphalite parfois dramatique.

Diagnostic de l'infection maternelle

Les lésions cliniques de l'herpès génital sont assez caractéristiques : la primo-infection se manifeste par des vésicules nombreuses développées sur le périnée, très douloureuses, associées à un œdème intense et parfois à une rétention aiguë d'urines. Les réinfections se manifestent par une éruption d'une ou plusieurs vésicules en bouquet, souvent toujours au même endroit, précédées d'une sensation de brûlure et disparaissant spontanément en quelques jours.

Le diagnostic en cas de doute est virologique, par prélèvement direct avec un écouvillon au niveau des lésions, transport dans un milieu spécial car le virus est très fragile et examen au laboratoire dans les 2 heures suivant le prélèvement. Le résultat est donné en 24 à 36 heures.

Conduite à tenir en cas d'infection maternelle

En cas de récurrence herpétique en cours de grossesse, un traitement *per os* par Zelitrex® permet de diminuer la durée de la poussée.

En cas de primo-infection datant de moins de 15 jours ou de réinfection datant de moins de 5 jours lors de l'entrée en travail, une césarienne doit être pratiquée pour éviter la contamination du nouveau-né.

VIH

Risques fœtaux

Il n'existe pas de fœtopathie au virus de l'immunodéficience humaine (VIH). Le seul risque est celui de la transmission materno-fœtale, qui est d'environ 17 % sans traitement, et qui tombe en dessous de 3 % lorsque la mère est traitée et que les mesures préventives sont prises.

Diagnostic de l'infection maternelle

Il est fait sur la sérologie, qui doit être systématiquement proposée en début de grossesse. Tout résultat positif non antérieurement connu doit être confirmé par un 2e prélèvement utilisant une autre technique.

Une fois le diagnostic fait, le degré d'atteinte maternelle doit être précisé, essentiellement par le dosage des lymphocytes CD4, et de la charge virale.

Conduite à tenir en cas d'infection maternelle

La décision de traiter ou non la mère en début de grossesse est prise par les infectiologues, en fonction du degré d'évolution de la maladie. Certains antirétroviraux sont contre-indiqués pendant la grossesse, et le traitement des femmes connues séropositives doit parfois être modifié.

Dans tous les cas, les femmes sont traitées pendant les deux derniers mois de grossesse. L'AZT (Rétrovir®) est administré à forte dose par voie intraveineuse lors de l'accouchement, car c'est à ce moment que le risque de transmission est maximal. Il est ensuite administré sous forme de sirop au nouveau-né pendant quelques semaines.

La voie d'accouchement est décidée en fonction des antécédents obstétricaux et de la charge virale. La césarienne systématique semble diminuer le risque de transmission, sauf chez les femmes ayant une charge virale très faible où le bénéfice n'est pas prouvé.

L'allaitement est contre-indiqué. La décision de reprendre ou non un traitement au long cours chez la mère après l'accouchement est pris par les infectiologues. Une contraception doit être prescrite. La certitude de non-infection de l'enfant est obtenue en 3 mois à 2 ans, lorsque les anticorps hérités de sa mère disparaissent totalement.

Varicelle

La varicelle est une infection virale le plus souvent contractée dans l'enfance, mais qui peut survenir chez une femme enceinte et provoquer exceptionnellement des malformations fœtales.

Risques fœtaux

Certaines malformations ont été décrites chez le fœtus lorsqu'une varicelle survient dans la première moitié de la grossesse (lésions cérébrales, anomalies des membres à type de rétractions liées à des lésions cutanées, anomalies oculaires).

Lorsqu'un enfant naît alors que sa mère a fait une éruption de varicelle moins d'une semaine auparavant, il n'a pas encore d'anticorps protecteurs et peut faire une varicelle néonatale gravissime avec des complications neurologiques et hématologiques.

Diagnostic de l'infection maternelle

Le diagnostic est le plus souvent clinique, devant une éruption cutanée prurigineuse sous forme de bulles puis de croûtes, atteignant le visage et le cuir chevelu mais épargnant les paumes et les plantes, évoluant de la tête vers les pieds avec une guérison complète en une dizaine de jours.

La femme enceinte peut avoir une forme grave avec pneumopathie hypoxémiante nécessitant parfois une oxygénothérapie. Toute patiente enceinte atteinte de varicelle doit donc venir consulter en urgence en cas de dyspnée ou de toux.

On retrouve souvent la notion de contage dans les 3 semaines précédant l'éruption.

La sérologie ne fait que confirmer le diagnostic, en montrant des IgM puis des IgG.

Conduite à tenir en cas d'infection maternelle

Lorsque la varicelle a lieu avant 20 SA, certains proposent une amniocentèse 6 semaines plus tard pour rechercher le virus dans le liquide amniotique. Si le test est négatif, la patiente peut être rassurée. Sinon, une surveillance échographique intensive voire une IRM cérébrale fœtale en fin de grossesse peuvent être proposées.

Lorsque la varicelle a lieu entre 20 et 36 SA, il n'y a aucun risque fœtal.

Lorsque la varicelle a lieu après 37 SA, il faut tout faire pour que la patiente n'accouche pas dans les 15 jours : repos au lit, parfois traitement tocolytique. Si l'accouchement a lieu, l'enfant doit être hospitalisé en pédiatrie, isolé et surveillé de façon rapprochée pendant les premiers jours.

Grossesses gémellaires

Les grossesse gémellaires sont devenues plus fréquentes depuis l'utilisation large de traitements inducteurs de l'ovulation dans le cadre de la procréation médicalement assistée (PMA). Il s'agit alors dans la majorité des cas de grossesses **bichoriales biamniotiques** (2 poches et 2 placentas car 2 ovules fécondés par 2 spermatozoïdes). Ce sont des grossesses sans complication particulière, en dehors de la plus grande fréquence de **menaces d'accouchement prématuré** liées à la surdistension utérine. Il convient donc de mettre précocement ces femmes aux repos et de les surveiller régulièrement. L'hypertension artérielle est aussi plus fréquente, avec ses complications éventuelles. La voie d'accouchement est fonction de la position des fœtus et de leur taille, avec en général un accouchement par les voies naturelles lorsque le premier a la tête en bas.

Les grossesses gémellaires spontanées peuvent être bichoriales biamniotiques, mais également (une fois sur 3 environ) **monochoriales biamniotiques** (2 embryons chacun dans une poche, se partageant le même placenta). Dans ce cas, il arrive parfois une complication grave appelée **syndrome transfuseur-transfusé** au cours duquel un des fœtus, qui est gros, avec parfois une insuffisance cardiaque et un excès de liquide amniotique, « pompe » le sang de son co-jumeau, qui est tout petit et souvent avec très peu de liquide amniotique. Le risque est la mort des deux jumeaux, et le traitement repose soit sur des ponctions répétées pour évacuer le liquide du gros et décomprimer le petit, soit de la destruction par laser des vaisseaux placentaires réalisant une anastomose anormale entre les deux circulations.

Les grossesses **monochoriales monoamniotiques** (1 seule poche et 1 seul placenta) sont exceptionnelles. Il existe un risque élevé de malformations, et parfois les 2 fœtus ont des organes en commun (siamois). Lorsque la grossesse arrive à terme, la césarienne est systématique pour éviter l'accrochage des 2 enfants.

Les grossesses triples ou de rang supérieur sont redevenues heureusement exceptionnelles depuis que les traitements inducteurs de l'ovulation sont mieux maîtrisés. Elles sont pourvoyeuses d'un nombre élevé d'enfants très prématurés, avec des séquelles neurologiques fréquentes. Pour cette raison, lorsqu'elles surviennent, on peut provoquer une réduction embryonnaire (injection de potassium dans le cœur d'un ou plusieurs embryons vers 12 SA pour n'en laisser que 2).

Allo-immunisation Rhésus

L'allo-immunisation fœto-maternelle dans le système Rhésus est une cause curable et surtout évitable d'anémie hémolytique du fœtus, qui conduit, en l'absence de traitement, à une mort fœtale *in utero* ou à la naissance d'un enfant potentiellement porteur de séquelles neurologiques (ictère nucléaire).

Définition

Elle survient chez des femmes Rhésus négatif, dont le conjoint est Rhésus positif. Le fœtus peut, dans ce cas, être également Rhésus positif. Si quelques cellules sanguines du fœtus passent dans la circulation maternelle (ce qui est fréquent lors de l'accouchement, de tout saignement pendant la grossesse, d'une amniocentèse, etc.), elles vont provoquer chez la mère la production d'anticorps anti-D, qui pourront passer dans la circulation du fœtus et détruire ses hématies.

Ceci entraîne une anémie hémolytique fœtale, avec anémie sévère entraînant une anasarque (épanchement péricardique, pleural, ascite, hydramnios) et parfois une mort fœtale. De plus, la destruction de ses globules rouges fait augmenter dans le sang fœtal le taux de bilirubine libre. Cette bilirubine se fixe préférentiellement sur les noyaux gris centraux (ictère nucléaire) et peut provoquer des lésions neurologiques.

Dépistage

Le dépistage de l'allo-immunisation anti-D consiste à rechercher des anticorps anti-D (recherche des agglutinines irrégulières, RAI) tous les mois chez les femmes Rhésus négatif. Si les anti-D apparaissent, ils peuvent être dosés dans des laboratoires spécialisés, et leur taux est contrôlé tous les 15 jours. Dans le même temps, on surveille l'apparition de signes d'anasarque à l'échographie fœtale. Lorsque les taux d'anticorps s'élèvent, on peut faire une amniocentèse pour doser la bilirubine dans le liquide amniotique (bilirubinamnie). Le test le plus précis pour prédire l'anémie fœtale est la mesure par doppler des vitesses de circulation du sang dans les artères cérébrales du fœtus.

Traitement

Traitement de l'anémie fœtale

Le traitement consiste, en cas d'anémie fœtale, à faire une transfusion par le cordon ombilical en sang Rhésus négatif. Ces transfusions doivent souvent être répétées au cours de la grossesse. Il s'agit d'un geste difficile et dangereux *(voir « Ponction de sang fœtal », chapitre 8)*.

Traitement préventif

Le traitement préventif est capital. Il consiste en l'injection systématique de **gamma-globulines anti-D** chez toute femme Rhésus négatif dans les 48 heures suivant l'accouchement (si l'enfant est Rhésus positif), une amniocentèse, ou tout saignement en cours de grossesse, même au 1er trimestre. Ces anticorps de synthèse se fixent sur les éventuelles hématies fœtales en circulation et empêchent la production d'anticorps maternels. Attention, une injection d'anti-D positive les RAI pendant 5 à 6 semaines.

Atteintes du foie pendant la grossesse

Le foie peut être atteint de différentes pathologies au cours de la grossesse. Pour pouvoir les reconnaître, il faut savoir identifier les principales anomalies biologiques du foie qui se regroupent en trois syndromes :

- la cholestase :
  - augmentation de la **bilirubine conjuguée**, parfois responsable d'un **ictère** ;
  - augmentation des **phosphatases alcalines** (non interprétable car augmentées normalement pendant la grossesse) ;
  - augmentation des **acides biliaires** (dosés à jeun). Le dépôt sous la peau des sels biliaires non métabolisés est responsable du **prurit** généralisé ;
  - dans les formes prolongées, diminution du TP par chute des facteurs de coagulation vitamine K dépendants (II, VII, IX et X) qui ne sont plus absorbés par l'intestin ;
- la cytolyse : augmentation des **transaminases** (**ASAT et ALAT**) dont le taux ne varie pas au cours de la grossesse normale ;
- l'insuffisance hépatocellulaire : diminution des différentes protéines synthétisées par le foie et notamment des facteurs de coagulation. Le marqueur spécifique de l'insuffisance hépatocellulaire est la chute du **facteur V**, avec baisse du **TP**, ce qui entraîne des troubles majeurs de la coagulation avec un risque vital.

Cholestase gravidique

Définition

Anomalie d'origine génétique (formes familiales) provoquant une cholestase qui survient en fin de grossesse et disparaît après l'accouchement.

Signes cliniques

Le **prurit** est le signe majeur de la maladie. Il survient généralement au cours du 3e trimestre de la grossesse et intéresse tout le corps, en prédominant sur le ventre. Il est très gênant pour la patiente, l'empêche de dormir et provoque des lésions de grattage.

Il s'agit le plus souvent d'une grossesse strictement normale, sans hypertension maternelle.

S'il s'agit d'une multipare, la patiente reconnaît le prurit qu'elle a déjà ressenti à sa grossesse précédente.

Diagnostic biologique

Le diagnostic est affirmé par l'**augmentation des acides biliaires** (dosage à jeun strict).

Les phosphatases alcalines sont augmentées, mais elles le sont de façon physiologique au cours de la grossesse.

Il existe parfois une augmentation discrète de la bilirubine conjuguée, mais l'ictère est rare.

Une cytolyse discrète est fréquente (augmentation des transaminases).

Risques pour la mère et l'enfant

En dehors du prurit gênant pour la mère, il n'y a pas de risque particulier, sauf dans les rares formes ictériques, qui peuvent évoluer vers une insuffisance hépatocellulaire.

Il existe un risque de souffrance fœtale, qui justifie une **surveillance régulière du rythme cardiaque fœtal**, généralement 2 ou 3 fois par semaine.

Traitement

Le seul traitement efficace sur le prurit est l'utilisation d'un chélateur des acides biliaires, l'acide désoxycholique (**Ursolvan®**), utilisé par voie orale à doses croissantes jusqu'à disparition du prurit et normalisation du taux des acides biliaires.

Il faut supprimer tous les médicaments potentiellement toxiques pour le foie.

L'accouchement est souvent programmé vers 37 SA, parfois avant s'il existe des signes de souffrance fœtale. La cholestase disparaît alors en quelques jours, mais réapparaît souvent lors d'une grossesse ultérieure, ou lors d'un traitement par œstrogènes.

HELLP syndrome

Définition

Syndrome biologique spécifique de la grossesse associant :

- *Hemolysis* : hémolyse ;
- *Elevated Liver enzymes* : cytolyse ;
- *Low Platelets* : thrombopénie.

Signes cliniques

Le HELLP syndrome survient presque toujours dans un contexte de prééclampsie (hypertension artérielle + protéinurie + œdèmes) dont il représente une des complications les plus fréquentes.

Lorsque la thrombopénie est marquée, il peut exister des signes d'hémorragie sous-cutanée (pétéchies) ou au niveau des points de ponction.

Il peut exister une douleur sous-costale appelée **barre épigastrique**, qui est un signe d'ischémie hépatique.

Diagnostic biologique

Anémie hémolytique :

- chute de l'hémoglobine ;
- présence de schizocytes (globules rouges détruits) ;
- chute de l'haptoglobine (nécessaire à la fabrication des hématies) ;
- augmentation des LDH et de la bilirubine libre (libérés par la destruction des hématies).

Augmentation des transaminases, en général de 2 à 10 fois la normale.

Thrombopénie, qui peut être sévère (< 50 000 plaquettes/mL).

Risques pour la mère et l'enfant

Le risque pour la mère est avant tout hémorragique, car la thrombopénie peut s'aggraver très rapidement et le risque d'**hémorragie cérébrale** est élevé au-dessous de 50 000 plaquettes/mL.

Le HELLP syndrome survenant souvent dans un contexte de prééclampsie, il existe un risque d'**éclampsie** et d'hématome sous-capsulaire du foie *(voir « Hypertension artérielle pendant la grossesse »).*

La vie du fœtus est en jeu avec un risque majeur d'**hématome rétroplacentaire** et de mort fœtale *in utero*.

Traitement

Le seul traitement est l'accouchement, qui a lieu le plus souvent par césarienne en urgence. Les signes biologiques se corrigent alors généralement dans les 48 heures, ce qui nécessite une surveillance intensive de la patiente en *post-partum*, parfois en réanimation. Les corticoïdes peuvent être utilisés pendant quelques jours pour accélérer la remontée du taux de plaquettes.

Stéatose hépatique aiguë gravidique (SHAG)

Définition

Maladie hépatique gravissime et rare, spécifique de la grossesse, dont la physiopathologie est mal connue, responsable d'une mortalité maternelle et fœtale élevée qui ne peut être évitée que par un diagnostic précoce.

Signes cliniques

La maladie évolue classiquement en quatre stades :
- stade 1 : syndrome polyuro-polydypsique associant une soif intense (plusieurs litres par jour) à une diurèse importante ;
- stade 2 : vomissements parfois associés à des douleurs abdominales ;
- stade 3 : ictère et prurit, parfois syndrome hémorragique ; oligurie ; dyspnée par œdème aigu du poumon (OAP) ;
- stade 4 : encéphalopathie hépatique avec troubles de conscience, coma puis décès.

Diagnostic biologique

Il est fonction du stade d'évolution :
- stade 1 : aucune anomalie biologique, parfois discrète cytolyse ;
- stade 2 : cytolyse marquée, élévation de la créatinine et de l'urée plasmatiques ;
- stade 3 : cholestase (élévation des phosphatases alcalines, de la bilirubine conjuguée, des acides biliaires), baisse du TP ;
- stade 4 : insuffisance hépatocellulaire (effondrement du TP, chute du facteur V), thrombopénie, insuffisance rénale avec les anomalies ioniques qu'elle entraîne (hyperkaliémie, hypoprotidémie).

Risques pour la mère et l'enfant

Le pronostic maternel est en jeu au stade 3, avec défaillance multiviscérale (insuffisance rénale, OAP…). Lorsque le diagnostic est tardif, il existe souvent une souffrance fœtale sévère, voire une mort *in utero* par ischémie placentaire.

Traitement

Le seul traitement est l'accouchement, qui est le plus souvent réalisé par une césarienne en urgence si le stade est avancé. La patiente doit ensuite impérativement être hospitalisée en réanimation. La transfusion de facteurs de coagulation est parfois nécessaire. En cas d'insuffisance hépatocellulaire avancée, le seul geste de sauvetage maternel est la transplantation hépatique en urgence, qui n'est que rarement réalisable.

Métrorragies du troisième trimestre

Tout saignement d'origine génitale en cours de grossesse doit motiver une consultation en urgence, et nécessite l'injection de gammaglobulines anti-D chez les femmes Rhésus négatif. Il peut s'agir d'un saignement d'origine cervicale, très fréquent après un toucher vaginal ou un rapport sexuel car le col est très fragile en fin de grossesse.
Les saignements peuvent aussi accompagner le début du travail normal (perte du bouchon muqueux qui obturait le col pendant la grossesse, saignement d'un col qui se dilate rapidement).
Deux pathologies graves sont à rechercher en cas de métrorragies au 3e trimestre : le placenta *praevia* et l'hématome rétroplacentaire.

Placenta « praevia »

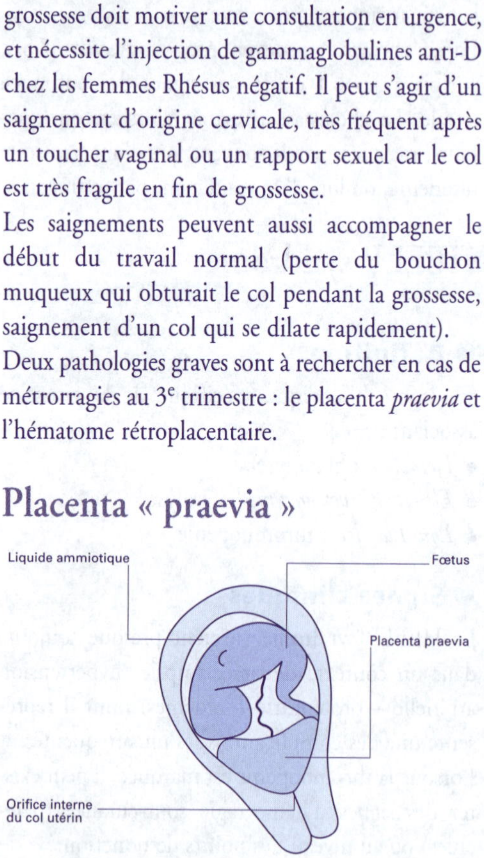

Schéma 25 : *Placenta* praevia

Le placenta *prævia* est un placenta dont l'extrémité inférieure est située à moins de 3 cm de l'orifice interne du col utérin. En obstétrique, le terme « praevia » signifie situé en avant de la présentation fœtale (extrémité du fœtus, tête ou siège, située en bas quand la mère est en position debout).
La localisation placentaire doit toujours être précisée à l'échographie. En début ou milieu de gros-

sesse, le placenta est très étalé et recouvre souvent l'orifice interne du col utérin. Sa localisation *praevia* n'a donc d'importance qu'au 3e trimestre de la grossesse.
Un placenta *praevia* peut saigner, parfois de façon importante lorsqu'il y a un traumatisme direct sur le col (toucher vaginal ou rapport sexuel), ou lorsqu'il y a des contractions utérines et que le col commence à s'ouvrir. Il s'agit classiquement de sang rouge vif, parfois sous forme de caillots.
En cas de saignement sur placenta *praevia*, il faut perfuser la patiente, vérifier le groupe sanguin et faire une RAI, puis l'attitude dépend du terme de la grossesse :
• si la patiente est à terme (> 37 SA), on peut parfois rompre la poche des eaux, ce qui interrompt quelquefois le saignement lorsque le placenta ne recouvre pas complètement le col, et permet l'accouchement par voie basse. Dans le cas contraire, il faut faire une césarienne ;
• si le terme est < 36 SA, il faut perfuser la patiente et essayer de calmer les contractions par une perfusion de tocolytiques (Loxen® ou Salbutamol®). Si le terme est < 34 SA, il faut faire une cure de corticoïdes (Célestène®) pour accélérer la maturation pulmonaire fœtale. En cas d'échec du traitement avec déglobulisation importante, il faut faire une césarienne en urgence.

Hématome rétroplacentaire

Il s'agit d'une complication grave de la prééclampsie *(voir « Hypertension artérielle pendant la grossesse »)*, caractérisée par un décollement du placenta, qui, en l'absence de traitement, entraîne en quelques minutes une mort fœtale.
Les signes cliniques associent classiquement des saignements noirâtres peu abondants, une contracture utérine (« utérus de bois ») ou des contractions rapprochées, une hypertension artérielle avec ou sans protéinurie.
Lorsque ce diagnostic est suspecté (parfois, mais pas toujours, l'échographie permet de visualiser l'hématome), il faut en urgence perfuser la patiente, enregistrer le rythme cardiaque fœtal et rechercher des signes biologiques de gravité (anémie sévère, HELLP syndrome).
Le traitement est la césarienne en urgence, sauf en cas de mort fœtale où, en l'absence d'urgence vitale maternelle (éclampsie, troubles sévères de la coagulation), on prescrit des prostaglandines (Cytotec®) pour provoquer l'expulsion par voie basse.

Mort fœtale *in utero*

Définition

Disparition de l'activité cardiaque fœtale entre 12 SA et l'accouchement. Le diagnostic est fait devant l'absence de bruits du cœur fœtaux à l'auscultation ou au cardiotocographe, et est confirmé par l'échographie, qui visualise le cœur fœtal immobile. La patiente a pu ou non ressentir la disparition des mouvements actifs fœtaux.

Causes à rechercher

La mort fœtale *in utero* (MFIU) est toujours un événement très traumatisant pour un couple et pour l'équipe soignante, qui s'attachera à rechercher une cause qui puisse au moins « donner une explication ».
Certaines MFIU surviennent dans des contextes particuliers :
• tableau septique avec fièvre maternelle, liquide amniotique souvent teinté et malodorant, évoquant une origine infectieuse ;
• tableau de prééclampsie avec HTA, protéinurie, œdème, hypotrophie fœtale, évoquant un hématome rétroplacentaire ;

• diabète mal équilibré, allo-immunisation Rhésus…

Devant toute mort *in utero*, le bilan étiologique comprendra :

• en urgence :

– prise de la pression artérielle, recherche d'une protéinurie à la bandelette ;

– groupe, Rhésus, RAI ;

– TP, TCA, fibrinogène, plaquettes, D-dimères (risque de CIVD) ;

– test de Kleihauer (recherche d'hématies fœtales dans le sang maternel signant une hémorragie fœto-maternelle pouvant expliquer la MFIU) ;

– transaminases (ASAT, ALAT), bilirubine ;

– NFS, CRP, ECBU, prélèvement vaginal, une hémoculture avec recherche de Listeria ;

• éventuellement différé de quelques heures :

– électrophorèse de l'hémoglobine (recherche d'une thalassémie qui, dans sa forme majeure, peut provoquer une MFIU) ;

– sérologies CMV, *Parvovirus*, toxoplasmose et rubéole si la parturiente n'a pas été immunisée antérieurement ;

– bilan de thrombophilie (anomalies biologiques favorisant les thromboses, donc les infarctus placentaires) : anticorps anticardiolipines, antithrombine, protéine C, protéine S, résistance à la protéine C activée, mutation du facteur II, homocystéinémie ;

– glycémie à jeun et postcharge, hémoglobine glycosylée ;

– caryotype fœtal, idéalement par amniocentèse si la femme l'accepte, sinon par mise en culture d'un fragment placentaire ;

– examen fœtopathologique du fœtus (autopsie) et du placenta, pour rechercher une cause éventuellement curable lors d'une grossesse ultérieure (souffrance fœtale chronique par ischémie placentaire). Cette autopsie est soumise à l'accord des parents au-delà de 24 SA, et il faut leur expliquer son intérêt pour tenter d'apporter une réponse à leurs questions.

Conduite à tenir

Au-delà de 20 SA, en raison du risque de troubles de la coagulation (CIVD) induits par la MFIU, les patientes doivent être systématiquement hospitalisées, avec un bilan complet de coagulation toutes les 24 heures.

En cas d'urgence maternelle (prééclampsie, HELLP syndrome, sepsis), l'accouchement est provoqué immédiatement, par Cytotec ® ou par césarienne.

Dans les autres cas, on déclenche l'accouchement en deux temps, d'abord par prescription de Mifégyne® par voie orale pour préparer le col utérin, puis 48 heures plus tard par Cytotec® (prise de 2 comprimés par voie orale ou vaginale toutes les 4 heures jusqu'à l'expulsion, sous péridurale en l'absence de troubles de la coagulation). Cette technique est la même que celle utilisée pour les IMG.

Dans tous les cas, le soutien psychologique est important, il faut proposer au couple de voir leur enfant et leur donner les coordonnées d'un psychologue ou d'un psychiatre pour le suivi ultérieur. Enfin, il faut systématiquement leur donner un rendez-vous 6 à 8 semaines plus tard pour leur donner les résultats du bilan étiologique et proposer éventuellement un traitement préventif lors d'une grossesse future (par exemple aspirine et héparine en cas de thrombophilie).

Hypertension artérielle pendant la grossesse

Comme pour le diabète, on distingue la grossesse chez une femme hypertendue connue et la survenue d'une HTA en cours de grossesse, souvent dans le cadre d'une prééclampsie, qui guérit spontanément quelques jours après l'accouchement.

Grossesse chez une femme hypertendue

Certains traitements anti-hypertenseurs, en particulier ceux qui contiennent des diurétiques ou un inhibiteur de l'enzyme de conversion, sont contre-indiqués pendant la grossesse. Les médicaments les plus utilisés chez la femme enceinte sont les inhibiteurs calciques (Loxen®), les anti-hypertenseurs d'action centrale (Aldomet®) et les alpha-bêtabloquants (Trandate®), parfois associés.

L'hypertension favorise les maladies vasculaires, et les femmes hypertendues en cours de grossesse ont un risque plus élevé de retard de croissance intra-utérin (RCIU, synonyme d'hypotrophie fœtale). La croissance fœtale devra donc être attentivement surveillée, par la mesure de la hauteur utérine et par l'échographie.

On recherchera régulièrement une protéinurie à la bandelette pour dépister une prééclampsie associée.

Prééclampsie

Définition

Autrefois appelée toxémie gravidique, la prééclampsie est l'association de trois signes :

- **hypertension artérielle** avec PAS ≥ 140 mmHg ou PAD ≥ 90 mmHg ;
- **protéinurie** (supérieure à 0,3 g/24 heures) ;
- **œdèmes** généralisés.

Elle survient le plus souvent chez une primipare, vers la fin du 2e ou au cours du 3e trimestre de la grossesse. Le but des consultations obstétricales où l'on surveille le poids, la pression artérielle et la protéinurie à la bandelette est de dépister la prééclampsie précocement, avant l'apparition de complications parfois gravissimes.

Complications

La plus grave est l'**éclampsie**, qui se manifeste par des convulsions généralisées. C'est en fait une crise d'épilepsie due à un œdème cérébral. Elle peut se compliquer d'hémorragies intracérébrales avec des risques de lésions neurologiques définitives. Elle est généralement précédée de troubles de conscience et de signes d'irritation pyramidale (réflexes ostéo-tendineux vifs et polycynétiques).

Le **RCIU** (retard de croissance intra-utérin) est fréquent, car la prééclampsie est une maladie placentaire. La hauteur utérine est faible, la biométrie échographique au-dessous de la normale, et il existe souvent des notchs sur les artères utérines, signe de mauvaise vascularisation placentaire.

L'**HRP** (hématome rétroplacentaire) est une complication non exceptionnelle, qui se manifeste par des métrorragies et une contracture utérine. Il peut provoquer une MFIU.

Le **HELLP syndrome** associe chez la mère hémolyse, cytolyse et thrombopénie. Il doit être systématiquement recherché devant toute prééclampsie.

L'hématome sous-capsulaire du foie est une conséquence de l'ischémie hépatique. Il se manifeste par une douleur épigastrique (barre épigastrique). Le diagnostic est échographique. Le traitement est exceptionnellement chirurgical, mais la surveillance en réanimation est indispensable.

Traitement

Le traitement anti-hypertenseur (inhibiteur calcique, central, alpha-bêtabloquant ou une association) n'a pour effet que de diminuer le risque d'hémorragie cérébrale maternelle en cas d'HTA sévère. Il ne faut pas faire chuter trop brutalement la pression artérielle, car cela peut entraîner une souffrance fœtale.

L'hospitalisation est indispensable lorsqu'il existe une protéinurie significative (> 0,3 g/j) qui doit toujours être mesurée sur 24 heures. Il faut surveiller le poids, la diurèse, la pression artérielle, les signes cliniques de complications (céphalées, phosphènes, troubles de conscience, métrorragies, barre épigastrique, diminution des mouvements actifs fœtaux), et l'apparition d'anomalies biologiques (plaquettes, bilan hépatique, créatinine).

Le seul traitement est l'accouchement, qui est déclenché d'emblée lorsque le terme est supérieur à 36 SA. Si la prééclampsie survient plus tôt, on peut tenter de gagner quelques jours sous stricte surveillance, le temps d'une cure de Célèstène® pour la maturation pulmonaire fœtale.
La surveillance doit impérativement être poursuivie après l'accouchement, car la crise d'éclampsie peut survenir dans les 3 jours suivant l'accouchement.

Retard de croissance intra-utérin. Hypotrophie

Définitions

Le retard de croissance intra-utérin (RCIU) a une définition échographique : on parle de RCIU lorsque la biométrie fœtale est inférieure au 10e percentile (ce qui signifie que, sur une population non sélectionnée, 10 % des fœtus sont en dessous de cette valeur), de RCIU sévère lorsqu'elle est inférieure au 3e percentile.

Hypotrophie

L'hypotrophie est définie par un poids de naissance inférieur au 10e percentile pour le sexe et le terme.

RCIU global, RCIU segmentaire

On parle de RCIU global lorsque toutes les mesures fœtales (crâne, abdomen, fémur) sont inférieures aux normes, de RCIU segmentaire lorsqu'une des trois mesures (en général l'abdomen) est diminuée de façon plus marquée.

Diagnostic

La hauteur utérine (normalement égale en centimètres au nombre de mois multiplié par 4 ou au nombre de semaines d'aménorrhée moins 4 jusqu'à 32 SA) est diminuée.
L'échographie confirme le diagnostic et permet par une formule mathématique d'estimer le poids fœtal.
Il faut toujours penser à une **erreur de terme**. En effet, si la grossesse a démarré plus tard que prévu, il peut s'agir d'un fœtus normal plus jeune. Seule la réalisation d'une échographie précoce (avant 12 SA) permet d'être certain de la date du début de grossesse à 5 jours près.

Bilan étiologique

Causes les plus fréquentes

Les causes les plus fréquentes de RCIU sont :
- les causes vasculaires, par mauvaise vascularisation placentaire. Le diagnostic est fait par le doppler des artères utérines qui montre des notchs persistant après 24 SA. Le RCIU prédomine souvent sur l'abdomen. La mère risque de développer une prééclampsie ;
- les infections fœtales, notamment à CMV ;
- les anomalies chromosomiques et les malformations fœtales ;
- le tabagisme maternel ;
- une anémie maternelle, une malnutrition.

Enfin, il existe des RCIU sans cause retrouvée, souvent avec des parents de petite taille.
Le bilan étiologique comprend donc :
- échographie détaillée avec dopplers utérins et recherche de signes d'anomalie chromosomique ou de malformation ;
- échocardiographie fœtale ;
- sérologie CMV maternelle ;
- NFS ;
- s'il n'existe pas d'anomalie des artères utérines et que le RCIU est sévère, une amniocentèse pour

étude du caryotype fœtal et recherche de signes d'infection dans le liquide amniotique (dosage de l'interféron).

Conduite à tenir

La surveillance maternelle consiste en une consultation bihebdomadaire avec mesure de la pression artérielle, du poids, recherche d'œdèmes et de protéinurie à la bandelette.

La surveillance fœtale consiste en une surveillance du rythme cardiaque fœtal (RCF), de la croissance clinique et échographique, et du doppler ombilical, en ambulatoire ou en hospitalisation en fonction de l'importance du RCIU. Lorsque le doppler ombilical est perturbé, le RCF doit être surveillé avant chaque repas pour pouvoir réaliser une césarienne en cas d'anomalie.

En cas d'anomalie du RCF, d'absence de croissance fœtale pendant 15 jours, ou systématiquement vers 37 SA, l'accouchement est provoqué, par voie basse ou par césarienne.

Il faut systématiquement demander un examen anatomopathologique du placenta pour rechercher des lésions d'hypoxie. Lorsqu'elles sont retrouvées, un traitement par aspirine est proposé lors d'une grossesse ultérieure pour diminuer le risque de récidive.

Malformations fœtales

La fréquence des malformations congénitales à la naissance est d'environ 1 %. Elles sont de gravité variable, allant du simple doigt surnuméraire au syndrome polymalformatif (avec par exemple fente labiale bilatérale, pieds et mains bloqués et malformation cardiaque).

Le principal moyen diagnostic est l'échographie *(voir chapitre 8)*. Il existe actuellement de nombreuses polémiques sur ce qui doit être vu à l'échographie, mais il faut bien comprendre qu'il s'agit d'un examen techniquement difficile, demandant une grande adresse technique de l'opérateur, qui est seul à pouvoir interpréter son examen (contrairement à un scanner, par exemple, où les clichés peuvent être relus ultérieurement). L'imagerie par résonance magnétique (IRM) est de plus en plus souvent utilisée pour explorer le cerveau fœtal.

Lorsqu'une malformation fœtale est diagnostiquée, l'annonce aux parents doit être faite par des professionnels, et une grande prudence verbale s'impose pour ceux qui répondront aux questions du couple. En effet, la réaction la plus fréquente devant cette annonce est un rejet de la grossesse avec une demande d'interruption médicale. Or, il faut prendre le temps de faire un bilan complet de la ou des malformations pour savoir si elles seront ou non accessibles à un traitement. Cette période d'attente est difficile pour les parents, et les professionnels de santé doivent avoir une écoute empathique, tout en sachant que chaque mot prononcé peut être mal interprété par un couple en souffrance.

En cas de malformation curable isolée (reflux vésico-urétéral, fente labiale, certaines cardiopathies…), on propose aux parents de rencontrer avant la naissance les spécialistes qui prendront en charge leur enfant, ainsi que parfois d'autres parents d'enfants atteints de la même malformation et déjà opérés. Ceci leur permet de se préparer à l'accueil de leur enfant. Un soutien psychologique professionnel peut être proposé.

En cas de malformation grave non curable ou associée à un retard mental (trisomie 13, 18 ou 21, cardiopathie à ventricule unique, spina-bifida, etc.), une interruption médicale de grossesse est proposée aux parents, qu'ils sont libres ou non d'accepter. Quel que soit leur choix, un accompagnement psychologique est nécessaire, car ils ressentent souvent une forte culpabilité.

Dans les cas où le pronostic est incertain (agénésie isolée du corps calleux, dilatation ventriculaire cérébrale modérée, hernie diaphragmatique, etc.), on propose aux parents plusieurs rendez-vous avec différents spécialistes de la pathologie. Les discussions avec le couple sont souvent longues et répétées, et il faut leur laisser le temps de prendre une décision définitive, sans céder à un premier mouvement parfois regretté ultérieurement.

Interruption médicale de grossesse

Dispositions légales

La loi sur l'interruption médicale de grossesse (IMG) a été récemment modifiée (en 2001). Désormais, toute décision d'IMG doit être prise dans un centre multidisciplinaire de diagnostic prénatal (CMDP), déclaré au *Journal officiel*.
En France, l'IMG est autorisée quel que soit le terme de la grossesse dans deux circonstances.

Indication maternelle

« La poursuite de la grossesse met en jeu la santé de la mère, avant la date de viabilité du fœtus. »
Il s'agit, par exemple, des prééclampsies très sévères, des cancers découverts en cours de grossesse, de graves pathologies psychiatriques…
Dans ce cas, les certificats autorisant l'IMG sont obligatoirement signés par un médecin expert auprès des tribunaux, un médecin du CMDP spécialiste de la pathologie maternelle et l'obstétricien qui a pris en charge la grossesse.

Indication fœtale

« L'enfant à naître a une forte présomption d'être atteint d'une affection non curable lors du diagnostic et incompatible avec une vie normale. »
La liste des malformations n'est volontairement pas détaillée et c'est à chaque CMDP de décider en son âme et conscience si l'IMG lui paraît justifiée.
Dans ce cas, les certificats d'IMG doivent être signés par deux médecins du CMDP.
Dans les deux cas, l'accord de la mère est bien entendu nécessaire (et pas celle du père lorsqu'il y a conflit).

Déroulement pratique

Une fois la décision prise, les parents sont vus en entretien par un obstétricien qui leur explique les méthodes employées, et par l'anesthésiste.
Avant 14 SA, on peut utiliser la technique d'aspiration sous anesthésie générale, après préparation du col utérin par la prise de Cytotec® *(voir « Fausse couche »)*.
Après 14 SA, ou avant si l'on veut pouvoir réaliser un examen fœto-pathologique, on utilise une technique médicamenteuse. On prescrit 3 comprimés de 200 mg de Mifégyne®, puis la patiente rentre chez elle et revient 48 heures plus tard. Elle est alors hospitalisée, puis les contractions sont déclenchées par des prostaglandines (Cytotec® : 2 comprimés toutes les 4 heures). Une anesthésie péridurale est posée dès les premières contractions ressenties. Dès que le col est ouvert, on rompt la poche des eaux et on attend la dilatation du col et l'expulsion du fœtus, puis du placenta. Une délivrance artificielle est souvent nécessaire *(voir chapitre 10)*. La patiente est ensuite surveillée comme une accouchée, et un médicament pour inhiber la montée laiteuse est prescrit à partir de 16 SA.
À partir de 22 SA, le fœtus peut ressentir la douleur. Pour éviter qu'il ne souffre des contractions violentes induites par les prostaglandines, et surtout pour éviter qu'il ne naisse vivant, on réalise souvent avant la première pose de Cytotec®, sous anesthésie péridurale, une injection d'anesthésique puissant (Fentanyl® + Penthotal®), puis d'une solution de Xylocaïne® dans le cordon ombilical pour induire le décès fœtal.
L'accompagnement de ces couples en salle de travail et en hospitalisation est particulièrement important et parfois déstabilisant pour les équipes soignantes. Il faut savoir les écouter, les aider à formuler leurs angoisses et leur culpabilité, pour les

aider à débuter le travail de deuil. La proposition de voir leur fœtus, plutôt que d'imaginer des malformations souvent plus traumatisantes que la réalité, peut également les aider. Ceci doit être fait avec tact, en respectant leurs convictions et leurs désirs car il n'y a pas de « bonne » façon de mettre au monde un enfant mort.

Prise en charge infirmière

Approche relationnelle

Qu'il s'agisse de grossesse à risque nécessitant une surveillance accrue en fonction des antécédents familiaux et/ou personnels de la femme (médicaux et obstétricaux) ou de grossesse pathologique avérée, toute grossesse dont le pronostic reste incertain est hautement anxiogène pour le couple parental et la famille proche.

Sous l'entité « grossesse à haut risque » sont regroupées des situations qui diffèrent par leur étiologie, le terme de survenue et le risque qu'elles font encourir à la mère et au fœtus.

Le pronostic vital et fonctionnel de la mère peut être menacé par :

- une GEU rompue ;
- une prééclampsie, une stéatose hépatique, une hémorragie en cours ou en fin de grossesse (hématome rétro-placentaire, placenta *praevia*) ;
- l'aggravation d'une pathologie antérieure à la grossesse, notamment diabète et autres endocrinopathies, cardiopathies et néphropathies sévères, maladies vasculaires et hypertension artérielle (HTA), affections pulmonaires.

La gravité d'un pronostic fœtal (vital ou fonctionnel) pour lequel on ne peut proposer de traitement curatif efficace peut conduire à une proposition d'interruption médicale de grossesse dont la décision est toujours multidisciplinaire.

Toutes ces situations nécessitent un accompagnement personnalisé des couples en souffrance et de leur famille.

L'infirmière, en collaboration avec les autres membres de l'équipe obstétricale, doit :

- être disponible pour répondre à une demande d'informations, expliquer l'intérêt et le déroulement des examens, les protocoles de surveillance, et aider à une prise de décision éclairée ;
- être à l'écoute des personnes et favoriser l'expression de leur ressenti par l'instauration d'un climat de confiance ;
- comprendre sans juger les sentiments de culpabilité, de révolte ou de détresse, d'agressivité, voire de rejet de l'enfant (révélation d'une anomalie fœtale) que peut susciter la souffrance morale ;
- respecter la phase de deuil et engager une relation d'aide si nécessaire en cas de :
  - perte d'espoir de la grossesse, sentiment d'incapacité de mener une grossesse à terme (interruption spontanée itérative) ;
  - deuil de l'enfant déjà investi affectivement, lors d'une interruption médicale tardive de la grossesse ou d'une mort fœtale *in utero* ;
  - deuil de l'enfant idéalisé (aide à l'acceptation de l'enfant réel), lorsque la grossesse est poursuivie après diagnostic de malformation ou de maladie incurable ne mettant pas en jeu le pronostic vital.

Dans la plupart des cas, la surveillance des grossesses à risque et pathologiques est assurée par des consultations rapprochées (tous les 15 jours, voire tous les 8 jours) ; une prise en charge à domicile par une sage-femme peut être instituée pour un suivi inter-consultations.

L'hospitalisation est indiquée pour :

- GEU ;
- aspiration ou curetage après fausse couche spontanée avec expulsion incomplète, ou terme supérieur à 8 SA ;

- bilan complet d'une pathologie maternelle et mise en route d'un traitement adapté, ou rééquilibrage d'un traitement antérieur (diabète, HTA) ;
- cholestase gravidique, complications d'une éclampsie ;
- interruption médicale de grossesse après diagnostic d'une pathologie grave et incurable du fœtus (ou, plus rarement, mise en jeu du pronostic vital de la mère).

En fin de grossesse :

- plus ou moins précocement (7e-8e mois, parfois dès 32 SA) en cas de diabète ou d'HTA, ou d'une grossesse gémellaire ou multiple, pour surveillance accrue, voire déclenchement avant terme (accouchement par voie basse ou césarienne programmée) en raison d'un risque maternel ou fœtal ;
- souffrance fœtale quelle qu'en soit la cause ;
- hémorragie du troisième trimestre ;
- menace d'accouchement prématuré.

Surveillance et soins spécifiques

Grossesse extra-utérine (GEU)

- GEU non rompue en attente d'intervention sous cœlioscopie :
  - mettre la femme au repos strict au lit, lui dire d'éviter tout effort et la manipuler avec prudence ;
  - surveiller attentivement l'apparition de douleurs ou de signes d'hémorragie interne (chute tensionnelle, tachycardie, pâleur, soif intense, sueurs, agitation, etc.) et préparer à l'intervention (bilan et préparation locale).
- GEU rompue, urgence chirurgicale chez une femme présentant souvent un état de choc à l'arrivée :
  - poser une voie d'abord veineux de calibre suffisant pour un remplissage vasculaire ;
  - vérifier le groupe sanguin et prévoir une commande de culots globulaires si besoin ;
  - effectuer le bilan préopératoire en urgence ;
  - mettre en œuvre les traitements de réanimation prescrits et surveiller les paramètres vitaux jusqu'au départ au bloc opératoire.
- Surveillance postopératoire habituelle.
- Après chirurgie conservatrice : effectuer les prélèvements veineux pour dosages de ß-hCG.
- Pour une femme Rhésus négatif : faire une injection de gammaglobulines anti-D.

Fausse couche spontanée avec expulsion incomplète

- Dépister les signes d'infection (aspect des pertes, hyperthermie, frissons, sueurs) et les saignements hémorragiques. Pratiquer des hémocultures si température supérieure à 38 °C.
- Préparer à l'aspiration avec ou sans dilatation du col, ou à la révision utérine sous anesthésie générale (bilan et prémédication) ou péridurale.
- Surveiller après l'intervention : saignements, risque infectieux, réveil si anesthésie générale.
- Faire l'injection de gammaglobulines anti-D chez une femme Rhésus négatif.
- En cas de **grossesse môlaire** :
  - l'aspiration se fait sous échographie, avec perfusion de Syntocinon® pour obtenir une meilleure rétraction utérine, et est complétée par un curetage ;
  - après l'intervention, surveillance accrue des métrorragies et de la rétraction utérine ;
  - prélèvements veineux pour contrôle du taux d'hCG ;
  - injection de gammaglobulines anti-D chez une femme Rhésus négatif.

Hypertension artérielle et pré-éclampsie

- À l'entrée, effectuer les prélèvements sanguins pour un bilan plasmatique et un bilan d'hémostase sur prescription.
- Mettre en œuvre les prescriptions médicales :
  - traitement anti-hypertenseur (Loxen® à la seringue électrique dans la forme sévère) ;

– traitement corticoïde (Célestène® chronodose) pour prévenir la maladie des membranes hyalines du bébé si accouchement déclenché précocement.

● Assurer le repos strict au lit, en décubitus latéral gauche le plus souvent possible pour assurer un meilleur retour veineux et de meilleurs échanges fœto-maternels (évite la compression de l'aorte abdominale et de la veine cave inférieure) :

– aide à la toilette et groupement des soins pour préserver le repos ;
– environnement calme, sans bruit ni lumière vive (les stimuli sensoriels aggravent le risque de convulsions), visites limitées.

● Surveiller la pression artérielle en continu (Dynamap®) : doit se normaliser sous traitement (inférieure à 140/90 mmHg).

● Surveiller les mouvements fœtaux et le rythme cardiaque fœtal par capteurs sur l'abdomen de la mère : le tracé doit présenter des oscillations et la fréquence cardiaque doit se maintenir entre 120 et 160 pulsations par minute.

● Peser quotidiennement et évaluer les œdèmes (membres inférieurs, mains, visage, région lombosacrée) qui doivent régresser sous traitement. Maintenir un régime alimentaire normocalorique et normosodé (sauf en cas de surcharge pondérale). Signaler toute prise de poids ou aggravation des œdèmes.

● Évaluer le bilan liquidien des entrées et des sorties, surveiller la diurèse des 24 heures pour dépister une oligurie.

● Contrôler la protéinurie par bandelettes réactives à lecture instantanée, une ou deux fois par jour (recueil des urines à mi-jet).

● Effectuer le bilan biologique une à trois fois par semaine sur prescription, selon gravité :

– les prélèvements veineux pour : uricémie, créatininémie, NFS (hématocrite), numération des plaquettes et bilan d'hémostase, bilan hépatique… ;
– les prélèvements urinaires pour : protéinurie des 24 heures, ionogramme urinaire ;
– transmettre les résultats au médecin dès réception s'ils témoignent d'une évolution défavorable.

● Dépister les **signes d'aggravation** :

– augmentation des œdèmes, de l'HTA ;
– signes biologiques, HELLP syndrome : anémie par hémolyse, thrombopénie, augmentation de la créatininémie, de l'uricémie, des enzymes hépatiques ASAT et ALAT, de la bilirubine, de la protéinurie… ;
– signes de décompensation : œdème aigu du poumon, ascite… ;
– rythme cardiaque fœtal ralenti ou plat, diminution des mouvements actifs fœtaux perçus par la mère.

● Dépister les **signes cliniques du passage d'un état de prééclampsie à l'éclampsie** ou crise convulsive généralisée, complication neurologique majeure :

– céphalées ;
– troubles visuels (« mouches volantes » ou phosphènes) ;
– bourdonnements d'oreilles (acouphènes) ;
– somnolence inhabituelle, obnubilation ;
– douleur épigastrique en barre, nausées, vomissements ;
– accentuation des réflexes ostéo-tendineux (rotuliens), oligurie ;
– convulsions.

● Signaler leur apparition en urgence pour adaptation du traitement, voire décision médicale de provoquer l'accouchement pour sauvegarde du pronostic vital de la mère et de l'enfant.

● **Si convulsions**, préparer une césarienne en urgence, oxygéner et prévenir les accidents dus aux mouvements cloniques : mettre en position latérale de sécurité, assurer une contention atraumatique, poser une canule de Guedel pour libérer les voies aériennes supérieures et éviter une morsure de la langue.

● En cas de retour au domicile après stabilisation sous traitement à distance du terme prévu d'accouchement, éduquer la patiente à reconnaître les signes de prééclampsie et consulter en urgence en cas d'apparition.

• En fin de grossesse, dépister **les signes évocateurs d'un hématome rétroplacentaire** :
– douleur abdominale violente et permanente accompagnée d'une diminution ou d'une disparition des mouvements actifs du fœtus ;
– contracture utérine ;
– discrète hémorragie de sang noir ;
– signes de collapsus : pâleur, sueurs, soif intense, polypnée, marbrures de la peau, hypotension artérielle, tachycardie puis bradycardie.
• Conduite à tenir en urgence :
– alerter le médecin, qui décidera de déclencher l'accouchement par voie basse ou de pratiquer une césarienne pour extraire un enfant encore vivant, après contrôle échographique ;
– poser une voie d'abord veineux de calibre suffisant et prévoir une perfusion de macromolécules (Ringer lactate, plasma frais, etc.) ;
– effectuer les prélèvements sanguins pour effectuer un bilan biologique sur protocole, ou préparer en attente d'une prescription.

Diabète

• Dans le cadre de l'exploration d'un diabète gestationnel : contrôler la glycémie préprandiale et postprandiale à chaque repas, pour réalisation d'un cycle glycémique sur 24 heures.
• Appliquer le traitement insulinique habituel ou réajuster selon le protocole institué dans le service : par exemple, trois injections d'insuline à action rapide par 24 heures et une injection d'insuline semi-retard le soir, ou traitement continu par pompe à insuline en cas d'instabilité importante.
• Veiller à l'adaptation du régime alimentaire :
– respect strict de la ration calorique quotidienne (1 600 à 2 000 kcal par jour) et fractionnement en 3 repas plus 2 collations ;
– contrôle des apports glucidiques (50 %).
• Vérifier que la patiente a toujours dans sa table de nuit de quoi se « resucrer » (jus de fruit, pain, biscuits) et que ses plateaux de repas sont servis à l'heure.
• Surveiller la glycémie par prélèvement capillaire au bout du doigt, six fois par jour.
• Évaluer, sur bandelettes réactives à lecture instantanée : la glycosurie, la protéinurie et les corps cétoniques urinaires.
• Si la patiente doit rester à jeun sur un délai court pour un examen, ne pas faire d'insuline et attendre (tout en surveillant la glycémie capillaire) pour effectuer la prochaine injection juste avant le repas (ou collation selon l'heure) qui lui sera servi après l'examen. Si le jeûne doit être poursuivi sur plusieurs heures, le traitement insulinique est maintenu, avec en parallèle une perfusion de sérum glucosé (à 2,5 %, 5 % ou 10 % selon le protocole du service et en fonction de chaque cas individuel).
• Dépister les signes cliniques témoins d'un déséquilibre :
– hypoglycémie (surtout au premier trimestre de grossesse en raison des vomissements) évoquée sur malaise avec vertiges, sueurs, picotement périlabial, tremblements, état pseudo-ébrieux… ;
– acidocétose (troisième trimestre surtout), marquée par des céphalées, douleurs abdominales, haleine cétonique.
• Surveiller la pression artérielle au moins trois fois par jour pour dépister une hypertension.
• Dépister précocement une infection urinaire ou vaginale (risque majoré) sur la clinique, l'aspect des urines et des pertes vaginales.
• Avant le retour au domicile, éduquer si besoin la patiente à :
– l'observance de son régime alimentaire et l'adaptation de son traitement par insuline ;
– l'autodétermination de sa glycémie et la surveillance de sa glycosurie ;
– la reconnaissance des signes d'hypoglycémie ou d'acidocétose, et d'hypertension artérielle.
• En fin de grossesse, pour l'accouchement par voie basse ou par césarienne programmée (bébé macrosome ou souffrance fœtale), prévoir une perfusion de sérum glucosé (à 2,5 %, 5 % ou 10 % selon protocole et cas spécifique de la patiente) et insuline à la pompe électrique.

Cholestase gravidique

• Effectuer les prélèvements veineux pour bilan hépatique : transaminases, phosphatases alcalines, bilirubine, acides biliaires.
• Surveiller l'efficacité du traitement par Ursolvan®, sur la diminution du prurit.
• Surveiller le rythme cardiaque fœtal deux fois par jour, et les mouvements actifs du fœtus.

Hydramnios

• Risque accru en cas de grossesse gémellaire, de diabète, d'incompatibilité fœto-maternelle dans le système Rhésus, de malformations fœtales et d'anomalies du cordon.
• Assurer le repos.
• Contribuer au bilan étiologique : prélèvements veineux, planification des examens complémentaires (échographie, amniocentèse, ponction de sang fœtal).
• Dépister et signaler les signes cliniques en lien avec une surdistension utérine : douleurs, vomissements, dyspnée, cyanose, tachycardie, œdèmes.
• Mettre en œuvre les traitements symptomatiques ou étiologiques prescrits.
• Préparer à une éventuelle ponction évacuatrice de liquide amniotique par voie transabdominale, et surveiller après ponction pour dépister les complications possibles : contractions, signes d'infection.
• Dépister le risque d'accouchement prématuré et signaler une fuite de liquide amniotique témoignant d'une rupture prématurée des membranes.

Menace d'accouchement prématuré (MAP)

• Assurer le repos strict au lit, bassin surélevé pour éviter que le bébé appuie sur le col.
• Participer au bilan étiologique dont prélèvements veineux pour NFS et numération des plaquettes, CRP, recueil aseptique d'urines pour ECBU ; aider si besoin à la réalisation d'un prélèvement vaginal.
• Mettre en œuvre les traitements prescrits :
– tocolytique (Loxen® ou Salbutamol®) en perfusion intraveineuse à la seringue électrique pendant 48 heures pour une MAP sévère, puis Adalate® *per os* après disparition des contractions ;
– corticoïdes (Célestène® chronodose par voie IV, IM, ou S/C profonde) pour compenser l'immaturité pulmonaire du bébé et prévenir la maladie des membranes hyalines, en cas de MAP sévère avant le terme de 34 SA.
• Contrôler l'efficacité du traitement sur la diminution ou la disparition des contractions (tocométrie externe par électrode sur l'abdomen de la femme) et des douleurs, et sur la souplesse de l'utérus.
• Surveiller le rythme cardiaque fœtal, et les mouvements actifs du fœtus (perçus par la mère) pendant 30 minutes minimum.
• En cas de traitement par bêta-mimétiques (Salbutamol®) en perfusion intraveineuse, dépister les effets secondaires indésirables :
– tachycardie, maternelle et fœtale ;
– céphalées ;
– tremblements ;
– nausées, vomissements ;
– dyspnée ;
– hypokaliémie ;
– hyperglycémie ;
– voire infarctus, OAP.
• Détecter et signaler une rupture ou une fissure des membranes, par l'écoulement de liquide amniotique. Fournir des garnitures stériles et dépister le risque infectieux jusqu'au déclenchement de l'accouchement. Surveiller trois fois par jour : la température, les mouvements actifs fœtaux et le rythme cardiaque fœtal. Mettre en œuvre l'antibiothérapie si prescrite.

Placenta *praevia* hémorragique

• Maintenir au repos complet, au lit.
• Surveiller :
– l'abondance des métrorragies (sang rouge) ;
– la fréquence cardiaque, la pression artérielle et la diurèse ;

– l'apparition de signes d'hypovolémie et de choc.
- Dépister :
– le risque d'anémie, sur la clinique et la NFS ;
– le risque thromboembolique (coagulopathie de consommation) ;
– le risque d'accouchement prématuré par rupture précoce des membranes.
- Mettre en œuvre les traitements prescrits en fonction du terme, de la clinique et du risque fœtal :
– tocolytique pour réduire les contractions favorisant le saignement : surveiller son efficacité ;
– préparer à l'accouchement par césarienne, si placenta recouvrant ou extraction d'un bébé prématuré en cas d'hémorragie récidivante et incontrôlable ou de souffrance fœtale aiguë ;
– transfusion de culots globulaires,
– prévention de l'iso-immunisation chez une femme Rhésus négative et dont la recherche d'agglutinines irrégulières est également négative.

Souffrance fœtale et mort *in utero*

- Contribuer au dépistage d'une souffrance fœtale par :
– la recherche des mouvements actifs perçus par la mère (dès la 16e-18e semaine) : en moyenne 20 à 80 mouvements par heure :
  - dépister une baisse progressive d'activité signant une souffrance fœtale (hypoxie) ;
  - éduquer la mère à une surveillance régulière, trois fois par jour pendant 30 minutes à chaque fois ;
– la surveillance des bruits du cœur (électrodes ou capteurs sonores placés sur l'abdomen de la mère) et l'enregistrement du rythme cardiaque sur monitoring : deux enregistrements par jour, de 20 à 30 minutes chacun, ou enregistrement continu selon gravité.
- Une hypotrophie sévère ou une souffrance fœtale chronique peuvent faire discuter l'extraction de l'enfant avant terme : déclenchement de l'accouchement par voie basse, ou césarienne le plus souvent chez une primipare.
- Dans les cas de souffrance fœtale aiguë l'extraction est toujours indiquée en urgence, par césarienne dans la plupart des cas :
– préparer à l'intervention (bilan préanesthésie, tonte pubienne, sondage vésical et préparation locale) ;
– en attendant le départ au bloc opératoire, installer en décubitus latéral gauche et apporter de l'oxygène par voie nasale sur prescription.
- **En cas de mort fœtale *in utero* :**
– la décision médicale dépend de l'évaluation des risques maternels :
  - troubles de la coagulation et risque hémorragique ;
  - infection amniotique après rupture des membranes, rapide et gravissime ;
  - répercussion psychologique ;
– les médecins opteront entre deux possibilités : déclenchement provoqué d'un accouchement par voie basse, ou césarienne sur enfant mort si le pronostic vital maternel est menacé (hémorragie, choc) ;
– quelle que soit la conduite arrêtée, l'infirmière aura à mettre en œuvre les prescriptions suivantes :
  - prélèvement veineux pour bilan d'hémostase complet, toutes les 24 heures ;
  - correction des troubles de la coagulation si nécessaire (transfusion de fibrinogène) ;
  - arrêt de la lactation par traitement médicamenteux ;
  - prélèvements pour bilan étiologique.
- Dans toutes ces situations traumatisantes, l'infirmière a un rôle très important d'écoute et de relation d'aide pour accompagner le couple parental et la famille dans la gestion du stress et de l'anxiété, et dans l'élaboration d'un travail de deuil.

Notes

vous devez savoir faire ...

Actes infirmiers

- Préparer la salle de naissance et le matériel nécessaire à l'accouchement.
- Accueillir les futurs parents en salle de naissance et leur expliquer si nécessaire le déroulement de l'accouchement.
- Surveiller la parturiente pendant l'accouchement, tout en préservant l'intimité du couple.
- Préparer, si besoin, et servir : une épisiotomie, une pose de forceps, une césarienne.
- Prévenir et dépister les complications de la délivrance.
- Donner les premiers soins au bébé et surveiller ses paramètres vitaux.
- Collaborer à la mise en place de la relation mère-enfant (et père-enfant si présent).
- Assurer les soins d'hygiène et de confort de la maman après l'accouchement.
- Instaurer une relation aidante avec une maman (un couple) lors : de la naissance d'un enfant handicapé ou mort-né, d'une séparation mère-enfant nécessitant des soins de réanimation ou un acte chirurgical.

Diagnostics infirmiers

- Douleur aiguë.
- Fatigue.
- Anxiété.
- Risque de déficit de volume liquidien.
- Risque d'infection.
- Risque d'accident.

Accouchement prématuré, état précaire ou handicap du nouveau-né :

- Deuil anticipé.
- Deuil dysfonctionnel (de l'enfant idéalisé).
- Stratégies d'adaptation familiales compromises.
- Risque de pertubation de l'attachement parent-enfant.
- Risque de pertubation dans l'exercice du rôle parental.

Décès du nouveau-né :

- Deuil dysfonctionnel.
- Risque de détresse spirituelle.

→ de la mère et du bébé en salle de naissance

donc vous devez savoir :

Connaissances requises

- Décrire la présentation fœtale la plus fréquente et la plus favorable, nommer les autres présentations et leurs risques.
- Citer et définir les trois grandes étapes de l'accouchement.
- Énoncer les éléments de surveillance propres à chacune de ces étapes, et les actes infirmiers qui s'y rattachent.
- Définir les actes suivants : anesthésie péridurale, épisiotomie, utilisation de forceps, césarienne.
- Préciser le rôle infirmier dans la préparation d'une anesthésie péridurale, d'une épisiotomie, d'une césarienne en urgence.
- Énoncer les soins et la surveillance à mettre en œuvre auprès de la maman après la délivrance.
- Énumérer au moins trois signes cliniques permettant de suspecter une hémorragie de la délivrance, et énoncer la conduite à tenir face à cette complication.
- Énoncer les principaux gestes de contrôle et les soins effectués sur un bébé qui vient de naître.
- Définir le score d'Apgar, en précisant la signification des fourchettes de valeurs qui en résultent.

Accouchement normal

Phases du travail

Pré-travail

Le travail étant défini comme l'association de contractions utérines et d'une dilatation du col utérin, le pré-travail correspond aux contractions douloureuses sans modifications du col. C'est une phase qui peut précéder chez certaines femmes le travail à proprement parler.

Il est à distinguer du faux travail, contractions utérines sans modifications du col utérin qui s'arrêtent au bout de quelques heures. Dans ce second cas, la patiente peut rentrer chez elle si tout va bien et revenir lorsque les contractions reprennent.

Le pré-travail est parfois long, et il est souvent préférable de laisser les femmes déambuler pendant cette période, tout en surveillant le RCF (rythme cardiaque fœtal) de façon intermittente.

Il est parfois nécessaire de prescrire des analgésiques (morphiniques).

Dilatation du col utérin

La dilatation du col utérin s'apprécie par le toucher vaginal, réalisé par l'index et le majeur recouverts d'un doigtier stérile. Lorsqu'on peut introduire un doigt dans l'orifice cervical, on dit qu'il est ouvert à un doigt. Lorsqu'on peut y introduire les deux doigts collés, on dit qu'il est ouvert à 2 cm ou 2 doigts. Ensuite, on peut écarter de plus en plus les deux doigts glissés dans le col et on mesure le diamètre en centimètres. La dilatation complète correspond à 10 cm.

Dans le même temps, le col, qui mesurait 3 à 4 cm de long pendant la grossesse se raccourcit jusqu'à s'effacer complètement, n'ayant plus qu'un millimètre d'épaisseur.

La dilatation normale du col doit être au minimum de 1 cm par heure. Elle est souvent beaucoup plus rapide chez la multipare.

Présentations

La présentation fœtale est l'extrémité du fœtus placée le plus en bas lorsque la femme est debout. Les différentes présentations sont décrites sur le *shéma 27* :

- les plus fréquentes sont les **présentations céphaliques** (plus de 90 % des cas) :
  - *présentations occipitales* ou du sommet, les plus fréquentes et les plus favorables car la tête est bien fléchie ; le repère au toucher vaginal est la suture postérieure (le lambda) ; selon sa position par rapport au bassin maternel, on distingue :
    - l'occipito-pubienne (OP), la plus fréquente et la plus favorable ; le fœtus se dégage en regardant vers le sol (son occiput contre le pubis maternel) ;

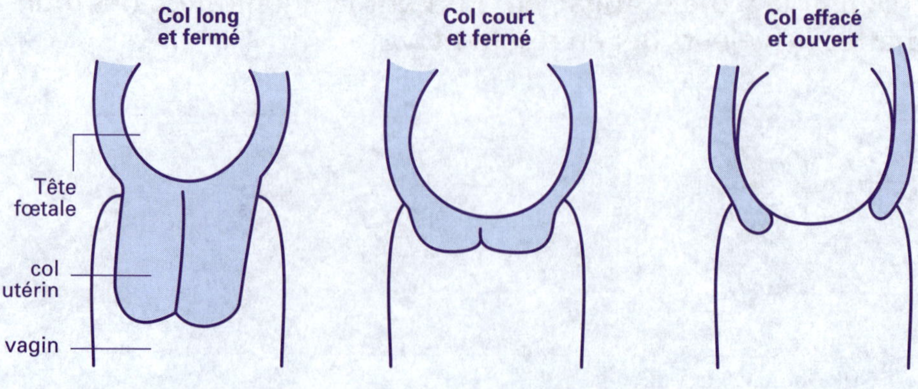

Schéma 26 : *Dilatation du col utérin*

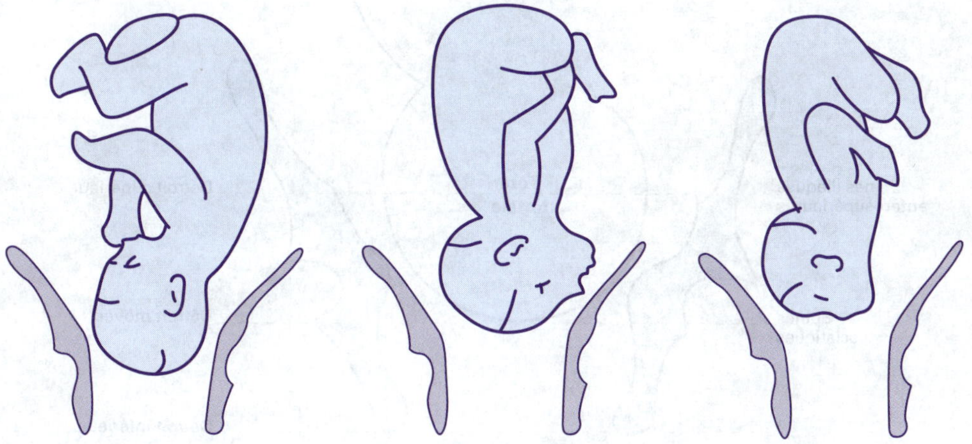

Schéma 27 : *Présentations céphaliques*

- l'occipito-sacrée (OS), plus dangereuse car de plus grand diamètre, donc avec un risque supplémentaire de traumatisme du périnée maternel ; dans ce cas, la tête fœtale se dégage dirigée vers le haut (son occiput contre le sacrum maternel) ;
- *présentations du front,* où l'on peut palper les yeux et le nez du fœtus (doit conduire à une césarienne) ;
- *présentations de la face,* où l'on peut palper le nez et le menton du fœtus. Elles permettent l'accouchement par voie basse, menton vers le haut, au prix d'un important œdème du visage ;

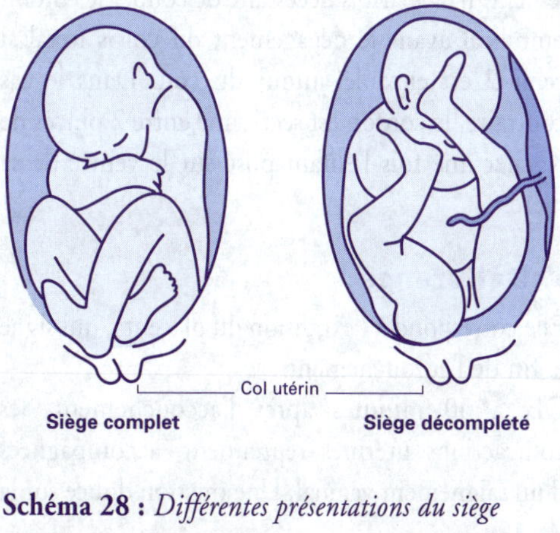

Schéma 28 : *Différentes présentations du siège*

• plus rarement, on trouve des **présentations podaliques** (**sièges**) *(schéma 28).* Elles permettent théoriquement un accouchement par voie basse, mais le plus grand diamètre fœtal (la tête) s'engageant en dernier, il peut y avoir des accidents gravissimes de rétention de tête. Pour cette raison, la voie basse n'est acceptée sur un siège que lorsque toutes les bonnes conditions sont réunies, et il existe actuellement des controverses concernant la recommandation de faire naître tous les sièges par césarienne :

- *siège décomplété,* (le plus fréquent) où les fesses sont en bas, les jambes plaquées contre le corps fœtal et les pieds en face du visage ;
- *siège complet,* où le fœtus est assis en tailleur sur ses talons.

• exceptionnellement, on trouve des **présentations transversales,** ou présentation de l'épaule.

Les seules présentations compatibles avec un accouchement par voie basse sont les présentations occipitales, les présentations de la face. Une présentation du front ou de l'épaule doit conduire à une césarienne. Pour le siège, les conditions d'acceptation d'une voie basse sont de plus en plus strictes.

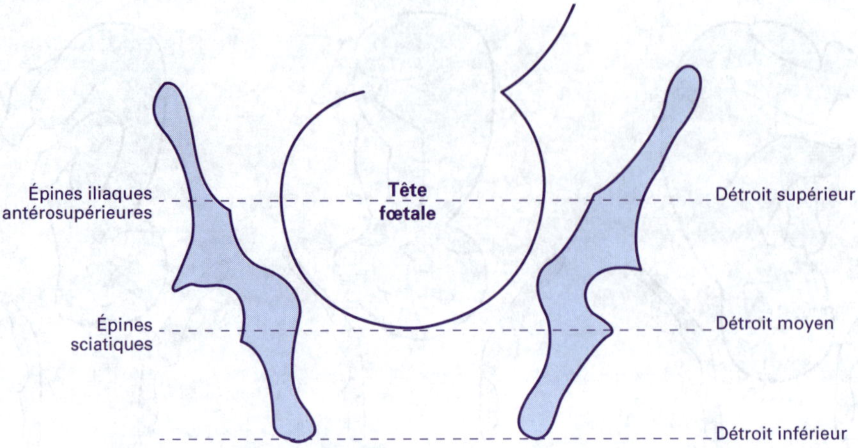

Schéma 29 : *Descente d'une présentation céphalique*

Descente de la présentation

Lorsque le col arrive à dilatation complète, la présentation fœtale (tête ou siège) descend dans le bassin maternel *(schéma 29)*. On dit qu'elle est engagée lorsque son plus grand diamètre a franchi le plus petit diamètre du bassin maternel (appelé détroit supérieur). On est alors sûr que l'accouchement pourra se faire par voie vaginale.
Pour faciliter la descente de la présentation fœtale, la vessie maternelle doit être vidée.
Lorsque la présentation arrive à la partie moyenne (sur les épines sciatiques maternelles), on installe la patiente en position gynécologique pour la faire pousser.

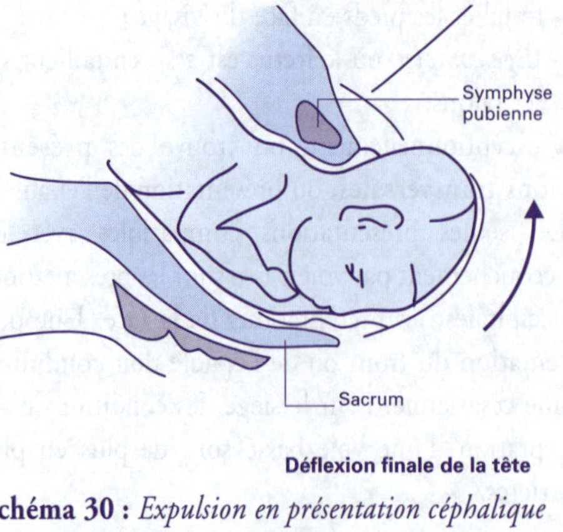

Schéma 30 : *Expulsion en présentation céphalique occipito-pubienne*

Expulsion

Elle correspond pour la mère à la partie active de l'accouchement.
Sous l'effet des efforts de poussées, la présentation apparaît à la vulve. Le médecin ou la sage-femme pratique alors, si nécessaire, une épisiotomie. Il s'agit d'un coup de ciseaux donné sur la peau et les muscles du périnée, à la partie la plus postérieure de l'orifice vulvaire, dirigé à 45° en bas et à droite. Cette section franche, facilement réparable, permet d'éviter une déchirure du vagin (souvent près de l'urètre) et surtout du sphincter de l'anus lors du passage de la tête fœtale à travers le périnée.
Une fois la tête dégagée, le reste du corps suit facilement. Il est parfois nécessaire de couper le cordon ombilical avant le dégagement du corps fœtal si celui-ci est enroulé autour du cou. Dans le cas contraire, le cordon est sectionné entre 2 pinces de Kocher une fois l'enfant posé sur le ventre de sa mère.

Délivrance

Elle correspond à l'expulsion du placenta, qui signe la fin de l'accouchement.
Dix à 30 minutes après l'accouchement, les contractions utérines reprennent, accompagnées d'un saignement vaginal. Une traction douce sur la

pince posée à l'extrémité du cordon, accompagnée d'une pression douce sur le fond utérin permet l'expulsion du placenta qui est recueilli sur un plateau et examiné pour vérifier qu'il est complet. On parle alors de délivrance* naturelle et complète (DNC).

Juste après la délivrance, on met en place de façon systématique une perfusion d'ocytocique (Syntocinon®) pour renforcer la tonicité de l'utérus et éviter une hémorragie de la délivrance.

Particularités des grossesses gémellaires

Lorsqu'il s'agit d'une grossesse gémellaire, seule compte pour la voie d'accouchement la présentation du fœtus le plus bas. S'il s'agit d'une présentation occipitale, la voie basse est généralement acceptée. Le second fœtus naît ensuite soit en présentation céphalique, soit en siège, éventuellement après que l'obstétricien lui aura saisi un pied pour l'aider à descendre (grande extraction du siège).

Assistance médicale à l'accouchement

Bilan à l'entrée en salle de travail

Lorsqu'une patiente entre en salle de travail, l'ensemble de l'équipe soignante doit réunir toutes les informations qui la concernent afin d'optimiser sa prise en charge :

- dossier complet avec notamment carte de groupe sanguin, sérologies rubéole, toxoplasmose, HIV, HbS ;
- prélever systématiquement une RAI, sauf s'il en existe une de moins de 48 heures ;
- prélever systématiquement des plaquettes en vue de la péridurale et, selon les cas, un bilan d'hémostase ;
- prélever une sérologie de la toxoplasmose si la patiente n'est pas immunisée ;
- si la patiente n'est pas suivie dans le service, et si l'accès à son dossier n'est pas possible dans l'urgence, prélever toutes les sérologies et faire techniquer si possible le HIV et l'HbS en urgence ;
- en cas d'antécédent de césarienne, vérifier la présence de la radiopelvimétrie ;
- vérifier l'absence d'allergie à un médicament ou à l'iode, et, si une allergie existe, le signaler de façon très visible (il y a souvent plusieurs intervenants en situation d'urgence) ;
- pour les maternités pratiquant le dépistage systématique du streptocoque B en fin de grossesse, rechercher le résultat du prélèvement vaginal pour instaurer une éventuelle antibioprophylaxie ;
- vérifier dans le dossier d'anesthésie l'absence de valvulopathie justifiant d'une antibioprophylaxie pour prévenir le risque d'endocardite d'Osler.

Évaluer le contexte psychologique (anxiété liée à un antécédent de mort fœtale, à une tension dans le couple, à une grossesse difficile) et essayer d'instaurer un climat de confiance avec le couple.

Surveillance maternelle lors de l'accouchement normal

Idéalement, l'infirmière (ou la sage-femme) entre au minimum toutes les 15 minutes dans la chambre de la patiente, pour contrôler les paramètres suivants :

- la **température**, au minimum toutes les heures, plus souvent si la femme frissonne ou si le rythme cardiaque fœtal (RCF) s'accélère. En cas de fièvre maternelle, on réalise un ECBU, un prélèvement vaginal et parfois des hémocultures, puis on débute une antibiothérapie ;
- la **pression artérielle** et la **fréquence cardiaque**, surtout après la pose de la péridurale, qui peut provoquer des hypotensions. En cas de chute tensionnelle, augmenter le débit de la perfusion, mettre la femme en décubitus latéral gauche, lui faire respirer de l'oxygène et appeler la sage-femme ou un médecin ;
- la **douleur**, qui augmente en début de travail puis s'atténue normalement après la pose de la péridurale. Lorsque les contractions redeviennent douloureuses, prévenir la sage-femme ou l'anesthésiste ;

• la **fréquence des contractions utérines**, à l'aide d'un capteur de pression posé sur le fond utérin et fixé par une ceinture élastique. On peut également placer un capteur de pression à l'intérieur de l'utérus, lorsque les membranes sont rompues, pour mesurer en plus l'intensité des contractions ;
• les **saignements**, qui peuvent être normaux lorsqu'ils sont modérés (c'est souvent le col qui saigne). En cas d'apparition brutale d'un saignement, même minime, prévenir immédiatement la sage-femme ;
• **l'état psychologique** (fatigue, anxiété, découragement…).

Surveillance fœtale lors de l'accouchement normal

Elle comprend la surveillance :
• du **rythme cardiaque fœtal**, généralement en continu, pendant tout le travail *(voir chapitre 2).* Il faut systématiquement alerter la sage-femme en cas de :
– tachycardie fœtale > 160 battements par minute (bpm) ;
– ralentissement du RCF < 100 bpm ;
– bradycardie : ralentissement durant plus de 10 min ;
– perte de signal avec arrêt de l'enregistrement du RCF ;
• de la **couleur du liquide amniotique**, lorsque la poche des eaux est rompue. Il est normalement transparent. S'il devient teinté (marron ou vert) sur les garnitures, prévenir immédiatement la sage-femme.

En cas d'anomalie du RCF, on peut utiliser l'oxymétrie de pouls fœtal, ou réaliser un pH au scalp *(voir chapitre 2)* pour tenter d'apprécier l'existence d'une souffrance fœtale, qui nécessiterait une césarienne en urgence.

Appréciation de l'état néonatal

Après la naissance, le nouveau-né est pris en charge par l'infirmière et la sage-femme. On peut soit systématiquement, soit uniquement dans les situations à risque, prélever du sang au niveau du cordon ombilical pour mesurer le pH. S'il est abaissé (< 7,20), cela signifie qu'il y a eu acidose et potentiellement souffrance fœtale pendant le travail. Le pédiatre doit être présent sur place en cas de pathologie (souffrance fœtale, césarienne, diabète, fièvre maternelle, prématurité, etc.). L'état du nouveau-né est jugé sur plusieurs paramètres, qui ont été regroupés dans le score d'Apgar.

Score d'Apgar (total sur 10)

	0	1	2
Couleur de la peau	Bleue ou blanche	Extrémités cyanosées	Rose
Tonus	Hypotonie complète	Hypotonie axiale	Normal
Respiration	Absente	Fréquence < 30/min	Fréquence 40-50/min
Fréquence cardiaque	Pas de pouls	< 100/min	> 100/min
Réactivité	Absente	Répond aux stimulations	Cri vigoureux

Ce score est généralement calculé à 1 et 3 min de vie. Un Apgar inférieur ou égal à 7 traduit une souffrance fœtale, qui est sévère au-dessous de 6. Il faut alors instaurer une réanimation néonatale (oxygénation, perfusion, massage cardiaque…). Ces paramètres, ainsi que la température et parfois la glycémie capillaire (Dextrostix®) doivent être attentivement surveillés lors des premières heures de vie. En cas d'anomalie, il faut immédiatement prévenir la sage-femme ou un médecin.

Pathologies les plus fréquentes du travail

Nous les envisagerons par ordre de fréquence décroissante.

Hémorragie de la délivrance

Définition, circonstances d'apparition

C'est la première cause de mortalité maternelle en France. Elle est le plus souvent imprévisible. La quasi--totalité des complications graves (mort maternelle, hystérectomie d'hémostase, transfusions) sont liées à un retard au diagnostic, avec négligence des premiers symptômes.

Elle peut survenir juste après l'expulsion de l'enfant, alors que le placenta n'est pas décollé, ou dans les minutes voire les heures suivant la délivrance. C'est pour cette raison que la loi oblige la surveillance des femmes enceintes en salle de travail pendant les 2 heures suivant l'accouchement.

Elle est due le plus souvent à une atonie (mauvaise rétraction de l'utérus), parfois liée à une délivrance incomplète. Elle peut également avoir pour cause une plaie vaginale, une déchirure du col, une rupture utérine.

Elle est plus fréquente lorsque la patiente a déjà eu une hémorragie de la délivrance, chez les multipares, lorsque le travail a été long ou lorsque l'utérus est surdistendu (grossesse gémellaire, macrosomie, hydramnios).

Signes cliniques

Les saignements peuvent être abondants, avec des caillots, rendant le diagnostic évident. Ils sont parfois plus insidieux, sous forme d'un filet continu dont le débit s'intensifie lorsqu'on appuie sur le fond utérin.

Il peut exister une tachycardie maternelle, voire une hypotension lorsque l'hémorragie est brutale.

L'utérus est souvent mal rétracté. Normalement, après la délivrance, il durcit et son fond descend sous l'ombilic (on parle de globe utérin). Lorsque l'utérus reste haut et mou, c'est le signe d'une atonie qui est souvent responsable d'une hémorragie.

Conduite à tenir

En cas de saignement supérieur à la normale :

- prévenir la sage-femme ;
- vider la vessie (pose d'une sonde urinaire à demeure) car une vessie pleine gêne la rétraction utérine ;
- augmenter le débit de perfusion du Syntocinon® et vérifier que la perfusion passe bien ;
- prélever une NFS et un bilan d'hémostase (plaquettes, TP, TCA, fibrinogène) ;
- en cas de persistance du saignement, il faut effectuer une révision utérine : le médecin ou la sage-femme enfile un gant stérile et entre sa main dans l'utérus, l'autre main empaumant le fond utérin. La main explore toute la cavité utérine pour rechercher un fragment de placenta non décollé et l'enlever. Ce geste doit être accompagné d'une antibioprophylaxie ;
- en cas de persistance du saignement, il faut réaliser une révision du col sous valves. La patiente est installée en position gynécologique et le médecin explore tout le col et le vagin à l'aide de valves pour rechercher une éventuelle déchirure à suturer ;
- en cas de persistance du saignement, on arrête le Syntocinon® et on met en place une perfusion de prostaglandines (Nalador®) dont le débit doit être contrôlé (risque d'ischémie myocardique si débit trop rapide). Ce médicament est remarquablement efficace à condition d'être utilisé précocement, et permet de régler la quasi-totalité des situations ;
- on prescrit souvent une antibiothérapie car il existe parfois un facteur infectieux dans les atonies utérines ;
- s'il existe des troubles de l'hémostase, il faut transfuser des facteurs de coagulation.

En cas d'hémorragie abondante brutale :

- prévenir la sage-femme en urgence. Appeler le reste de l'équipe (obstétricien, anesthésiste) si la sage-femme le demande. Faire sortir les accompagnateurs ;
- vérifier que l'on a un bon abord veineux, en poser un 2e si nécessaire et augmenter le débit de la perfusion ;

- faire respirer de l'oxygène ;
- prélever en urgence un bilan de coagulation, et faire une demande de culots globulaires ;
- on pratique en urgence une révision utérine, une révision du col sous valves puis on débute la perfusion de Nalador® au débit maximal autorisé ;
- dans le même temps, les anesthésistes commencent la réanimation médicale (transfusion de culots globulaires ou de facteurs de coagulation si nécessaire) car les troubles de coagulation (thrombopénie, chute du fibrinogène et des facteurs de coagulation) apparaissent très vite chez la femme enceinte et majorent les saignements ;
- en cas de persistance du saignement sous Nalador® et après correction des troubles de l'hémostase, il faut envisager selon les structures disponibles soit une embolisation des artères utérines (injection par un radiologue de billes résorbables dans les artères utérines sous contrôle scopique), soit une laparotomie en urgence pour ligature des artères utérines, ovariennes et hypogastriques, voire hystérectomie d'hémostase en cas d'échec des ligatures vasculaires.

Prévention

Le meilleur traitement de l'hémorragie de la délivrance est la prévention, par une surveillance attentive des femmes dans le *post-partum* et une attitude interventionniste au moindre doute.

Dystocie des épaules

Définition, circonstances d'apparition

La dystocie des épaules correspond à un non-engagement des épaules après le dégagement de la tête. Elle est particulièrement grave car le fœtus est en asphyxie, et que toutes les manœuvres employées pour dégager l'enfant risquent de créer des fractures osseuses ou un étirement du plexus brachial, responsable de paralysie du membre supérieur.

Elle survient préférentiellement lorsque le fœtus est macrosome (> 4 000 g), lorsque la mère est obèse, et plus particulièrement en cas de diabète, où la masse grasse de l'enfant est particulièrement augmentée.

Elle peut également survenir sans aucun facteur de risque.

Signes cliniques

Le dégagement de la tête est souvent long et difficile, nécessitant parfois l'application d'un forceps. Dès que la tête est sortie, elle reste collée à la vulve, et le dégagement des épaules est impossible.

Conduite à tenir

Il s'agit d'une extrême urgence. Il faut :
- envoyer quelqu'un appeler d'urgence l'obstétricien, l'anesthésiste et le pédiatre. Faire sortir le père ;
- deux personnes doivent se placer de part et d'autre de la patiente et fléchir au maximum ses cuisses (les genoux doivent toucher l'abdomen), tout en exerçant une forte pression (vers le sol) juste au-dessus du pubis. Cette manœuvre, appelée Mac Roberts, permet d'élargir le diamètre du bassin et parfois d'engager l'épaule antérieure ;
- en cas d'échec, l'obstétricien ou la sage-femme va chercher la main fœtale au fond de l'utérus pour dégager un bras (manœuvre de Jacquemier).

Il existe souvent une asphyxie fœtale qui peut nécessiter une réanimation. Il est important de savoir encadrer les parents pendant cette naissance difficile, en leur donnant des nouvelles de leur enfant sans entrer dans les explications techniques (risque médico-légal).

Procidence du cordon

Définition, circonstances d'apparition

Il s'agit de la chute du cordon en avant de la présentation fœtale, membranes rompues. Elle

entraîne immédiatement une souffrance fœtale grave car le cordon est comprimé et le fœtus immédiatement privé d'oxygène.
Elle survient le plus souvent lors de la rupture des membranes, qu'elle soit spontanée ou provoquée par la sage-femme.
Elle est plus fréquente dans les présentations du siège, chez les prématurés ou lorsqu'il y a un hydramnios.

Signes cliniques

Le diagnostic est évident lorsque la patiente est en position debout ou assise, et que le cordon apparaît entre ses jambes.
Il est plus difficile lorsqu'elle est en position allongée, en cours de travail, et qu'une anse de cordon passe en avant de la présentation fœtale. On perçoit alors au toucher vaginal un cordon pulsatile.
Devant toute anomalie du RCF survenant après une rupture des membranes, il faut faire un toucher vaginal en urgence pour éliminer une procidence du cordon.

Conduite à tenir

Allonger la patiente les pieds surélevés et pousser sur la présentation fœtale vers le haut pour décomprimer le cordon.
Appeler en urgence toute l'équipe médicale obstétricale, préparer le bloc opératoire pour une césarienne. Passer la patiente au bloc, quelqu'un poussant toujours sur la tête pour la remonter et réaliser une césarienne en urgence, sauf si la patiente est à dilatation complète et que l'on peut obtenir un accouchement immédiat.

Rupture utérine

Définition, circonstances d'apparition

Il s'agit d'une rupture de la paroi utérine survenant en cours de travail. Elle peut survenir pendant la phase de dilatation, où elle entraîne une souffrance fœtale par décollement placentaire, ou pendant la phase d'expulsion, où elle est plus difficile à diagnostiquer.
Elle survient presque toujours sur un utérus fragilisé par une césarienne antérieure (utérus cicatriciel), une myomectomie ou une perforation ancienne, parfois passée inaperçue, lors d'un curetage pour une IVG ou une fausse couche.
Elle peut également survenir sur un utérus sain, et est alors souvent favorisée par un travail long, l'utilisation de fortes doses d'ocytociques ou une macrosomie fœtale.

Signes cliniques

La douleur maternelle n'est pas toujours présente mais doit faire évoquer le diagnostic, surtout lorsqu'elle apparaît chez une femme jusque-là bien soulagée par une péridurale.
Les saignements sont presque constants, soit sous forme de métrorragies pendant le travail, soit sous forme de saignements anormaux après l'accouchement. Il peut s'agir parfois d'un choc hémorragique avec hypotension maternelle et tachycardie.
Les anomalies du RCF sont quasiment constantes lorsque la rupture utérine survient pendant le travail.
On peut alors sentir à la palpation les membres du fœtus sous la peau du ventre maternel.
Parfois, la rupture utérine est découverte après l'accouchement lors d'une révision utérine : l'obstétricien introduit sa main dans l'utérus et sent une rupture de la paroi. Cette révision utérine est réalisée systématiquement après tout accouchement sur utérus cicatriciel dans certaines équipes.

Conduite à tenir

Si la rupture utérine survient pendant le travail, il faut faire une césarienne en urgence, extraire l'enfant et le placenta puis suturer l'utérus. Si les saignements persistent, on peut réaliser une ligature ou une embolisation des artères utérines.
Si la rupture utérine est diagnostiquée après un accouchement par voie basse, l'attitude est fonction de la tolérance maternelle :

• s'il existe des saignements anormaux ou des troubles hémodynamiques, il faut faire une laparotomie pour suturer l'utérus ;
• s'il n'existe aucun signe anormal, on peut ne réaliser aucun traitement chirurgical, mais une césarienne devra être systématiquement réalisée avant tout début de travail lors d'une grossesse ultérieure.

Hémorragie de Benckiser

Définition, circonstances d'apparition

Il s'agit d'une hémorragie fœtale par rupture d'un vaisseau du cordon lors de la rupture des membranes, qu'elle soit spontanée ou réalisée médicalement (rupture artificielle des membranes).
Elle entraîne une anémie aiguë du fœtus, responsable de troubles du RCF, et le taux de survie du nouveau-né est inférieur à 10 %. Il s'agit donc d'un accident gravissime et imprévisible dans la majorité des cas.
Le repérage à l'échographie du 3e trimestre de l'insertion du cordon peut, dans un certain nombre de cas, permettre de visualiser une insertion près du col. Dans ce cas, on peut prévoir soit une césarienne systématique, soit une rupture des membranes au bloc opératoire sous contrôle échographique.

Signes cliniques

Le diagnostic doit être suspecté devant toute **hémorragie brutale**, quelle que soit son abondance, qui survient lors de la rupture des membranes.
Elle s'accompagne souvent d'**anomalies du RCF**, soit ralentissements profonds, soit bradycardie.

Conduite à tenir

Seule une césarienne réalisée en extrême urgence, suivie le cas échéant d'une réanimation néonatale et d'une transfusion, peut permettre de sauver l'enfant, qui peut perdre plus de 10 g/dL d'hémoglobine en 15 minutes. Il faut donc :
• alerter la sage-femme et toute l'équipe obstétricale en urgence ;
• mettre une voie d'abord veineuse si elle n'est pas déjà posée ;
• préparer la patiente pour une césarienne : tonte pubienne, sondage vésical, vêtements de bloc, protecteur gastrique systématique dans certaines équipes (Tagamet®), préparation du bloc opératoire ;
• faire venir le pédiatre s'il n'est pas sur place, commander du sang O Rhésus négatif en indiquant « urgence vitale » pour pouvoir transfuser l'enfant à la naissance.
Toute hémorragie survenant immédiatement après la rupture des membranes doit faire suspecter une hémorragie de Benckiser.

Embolie amniotique

Définition, circonstances d'apparition

Il s'agit d'un accident très rare (1/3 500 grossesses), caractérisé par le passage dans la circulation maternelle de liquide amniotique. Ceci entraîne une défaillance multiviscérale et fréquemment une mort maternelle.
Cet accident survient le plus souvent pendant l'accouchement, ou lors d'une révision utérine.

Signes cliniques

Détresse respiratoire aiguë avec dyspnée, cyanose, sueurs, puis arrêt cardiaque.
Hémorragie utérine massive par troubles de la coagulation (CIVD).

Conduite à tenir

Seul le traitement symptomatique est possible : intubation, ventilation artificielle, drogues tonicardiaques et correction des troubles de la coagulation.

Il n'existe aucune mesure de prévention de cet accident gravissime.

Interventions médicales

Administration d'ocytociques

Les ocytociques (Syntocinon®) sont largement utilisés en salle de naissances. Il s'agit d'une hormone naturelle qui induit des contractions utérines. Elle a un délai d'action très bref et son action est dose-dépendante.

Le Syntocinon® est utilisé par voie intraveineuse à doses progressivement croissantes pendant le travail, pour renforcer les contractions utérines en cas de stagnation de la dilatation. Le risque est que les contractions deviennent trop fréquentes (> 5-10/min : hypercinésie de fréquence) ou trop longues (< 3/min : hypertonie utérine), entraînant des anomalies du RCF.

Certaines équipes l'utilisent pour accélérer le décollement du placenta après l'accouchement *(voir « Déclenchement du travail »).*

Il est également utilisé après la délivrance, que l'accouchement ait eu lieu par voie basse ou par césarienne, pour accélérer la rétraction de l'utérus et prévenir la survenue d'une hémorragie de la délivrance. On administre en général 5 UI en IVD, puis 10 à 15 UI dans 500 mL sur 2 heures.

Rupture artificielle des membranes

Indications

La rupture des membranes augmente la fréquence et l'intensité des contractions, et permet à la tête fœtale d'appuyer sur le col. Elle est réalisée en cas de :

- stagnation de la dilatation au cours d'un travail spontané ;
- déclenchement du travail (*cf. infra*) ;
- poche des eaux intacte à dilatation complète.

Technique

Le médecin ou la sage-femme utilise un perce-membrane, instrument très fin à long manche dont l'extrémité est recourbée et pointue. Par un toucher vaginal, il repère le col de l'utérus, glisse dedans l'instrument et gratte la poche des eaux qui bombe pendant une contraction utérine. Ceci est totalement indolore pour la patiente.

Risques et complications

Procidence du cordon lors de la rupture des membranes, surtout lorsqu'il existe un hydramnios. Ceci peut être évité en perçant la poche des eaux avec une aiguille pour avoir un écoulement très lent du liquide amniotique en excès.

Hémorragie de Benckiser (*cf. supra*), imprévisible.

Blessure du col pouvant provoquer un saignement.

Déclenchement du travail

C'est l'ensemble des techniques qui permettent de donner des contractions et d'induire l'accouchement.

Indications

Terme dépassé (grossesse de plus de 9 mois), rupture de la poche des eaux à terme, pathologie maternelle (hypertension artérielle, infection, cholestase, etc.), pathologie fœtale (retard de croissance, souffrance fœtale, etc.).

Désir de la patiente qui souhaite accoucher de façon programmée. Dans ce cas, le déclenchement n'est jamais proposé avant 38 SA, et si le col n'est pas déjà un peu ouvert.

Contre-indications

Utérus cicatriciel (sauf rares exceptions dans certaines équipes).
Présentation du siège pour certains.

Technique

Plusieurs méthodes peuvent être utilisées, parfois de façon concomitante ou successive :
- perfusion d'ocytocine (Syntocinon®) (*cf. supra*) ;
- rupture artificielle des membranes ;
- utilisation de dérivés des prostaglandines lorsque le col est fermé (gel de Prostine®, compresse de Propess®, comprimé de Cytotec®) dont le mode d'utilisation est fonction du produit utilisé. Le principal effet secondaire de ces traitements est d'induire des hypertonies utérines (contractions trop longues et/ou trop rapprochées) qui peuvent entraîner des anomalies du rythme cardiaque fœtal, nécessitant parfois la réalisation d'une césarienne en urgence.

Amnio-infusion

Définition et indications

Il s'agit de perfuser du sérum physiologique à travers le col dans l'utérus au cours du travail, lorsque la quantité de liquide amniotique est insuffisante. En effet, lorsqu'il n'y a pas assez de liquide, le cordon ombilical est comprimé à chaque contraction, ce qui peut entraîner des anomalies du rythme cardiaque fatal.
Les indications sont donc les anomalies du rythme cardiaque du fœtus pendant le travail, associées à un oligoamnios visualisé à l'échographie.

Technique

La sage-femme ou l'obstétricien met en place à travers le col de l'utérus une tubulure dont l'extrémité est au fond de l'utérus, dans laquelle on instille du sérum physiologique préalablement chauffé à 37 °C.
On administre en général 500 mL à débit maximal, puis on adapte le débit à la quantité de liquide amniotique estimée à l'échographie.
Dans la majorité des cas, la tubulure d'amnio-infusion contient un capteur de pression.

Risques et complications

Il existe un risque d'hypertonie utérine si la quantité de liquide amniotique administrée est trop importante, pouvant au maximum entraîner une rupture utérine.
Le risque infectieux est limité par des mesures d'asepsie lors de la mise en place du cathéter.

Extractions instrumentales

Définition et indications

Ce sont des accouchements par voie basse nécessitant une aide à l'expulsion (forceps, spatules ou ventouse).
Les indications sont :
- les anomalies du rythme cardiaque fœtal, de la descente de la tête dans le bassin ;
- la non-progression de la tête fœtale après qu'elle ait franchi la partie la plus étroite du bassin (détroit supérieur) ;
- la fatigue maternelle rendant les efforts de poussées inefficaces ;
- une contre-indication maternelle aux efforts de poussée (myopie sévère, cardiopathie, etc.).

Technique

Les différentes techniques sont décrites dans le *schéma 31*.
L'extraction instrumentale est réalisée par un médecin. La femme est en position gynécologique, la vessie est vidée, le col est à dilatation complète et la tête est engagée dans le bassin :
- les forceps sont constitués de 2 cuillères qui sont placées de part et d'autre de la tête fœtale, et dont les manches sont articulés entre eux. L'obstétricien tire sur les manches lors d'une contraction et

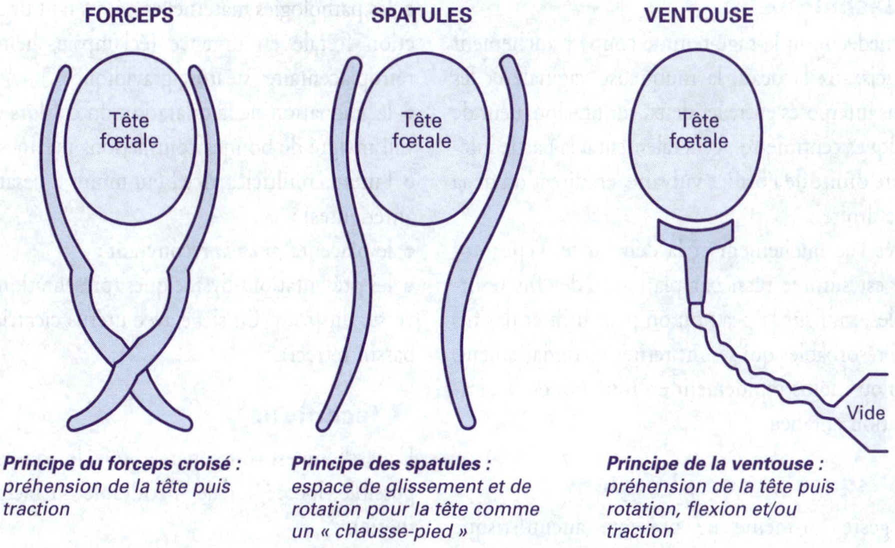

Schéma 31 : *Extractions instrumentales*

amène la tête à la vulve, puis il enlève les cuillères et termine l'accouchement normalement ;

- les spatules sont des lames presque plates terminées par un manche qui sont utilisées comme un « chausse-pied » pour chasser la tête fœtale vers le bas, sans la saisir ;
- la ventouse est une cupule de plastique qui est placée sur la tête fœtale, puis reliée à un système de vide pour exercer une préhension sur la tête. Elle permet une rotation puis une traction vers le bas de la tête.

Le choix de l'instrument est fonction des habitudes de l'obstétricien.

Risques et complications

Le risque de blessure ou de fracture du crâne de l'enfant n'existe que si l'instrument est posé alors que la tête n'est pas engagée, c'est-à-dire n'a pas franchi la partie la plus étroite du bassin, ce qui est formellement contre-indiqué. Si la tête ne descend pas avec une traction soutenue sans violence, il faut enlever l'instrument et faire une césarienne.

Les forceps et les spatules peuvent entraîner des déchirures vaginales et périnéales (périnée complet par rupture du sphincter externe de l'anus).

Les ventouses peuvent créer un hématome parfois volumineux du cuir chevelu de l'enfant, si la dépression exercée est trop forte.

Épisiotomie

Définition et indications

Il s'agit d'une section aux ciseaux des tissus périnéaux superficiels lors de l'accouchement pour éviter une déchirure du périnée, et notamment du sphincter de l'anus.

Elle est réalisée lorsque :

- la tête fœtale reste bloquée à la vulve ;
- la descente de tête entraîne une mise en tension trop importante du périnée qui fait risquer une déchirure ;
- la présentation est un siège ;
- on doit utiliser des forceps ou des spatules.

Technique

Le médecin ou la sage-femme coupe franchement aux ciseaux la peau, la muqueuse vaginale et les tissus interposés entre les deux, sur une longueur de quelques centimètres, généralement à la partie inférieure droite de l'orifice vulvaire, en direction de la fesse droite.

Après l'accouchement et la délivrance, l'épisiotomie est suturée plan par plan avec des fils résorbables, sauf sur la peau ou on peut utiliser des fils non résorbables qui seront retirés secondairement, plus ou moins rapidement en fonction de la cicatrisation cutanée.

Risques et complications

Le geste lui-même ne présente aucun risque lorsque le coup de ciseaux est donné à distance des vaisseaux et de l'anus.

L'épisiotomie doit être suffisamment longue pour agrandir l'orifice vulvaire et permettre le passage de l'enfant sans entraîner de tension excessive sur les muscles du périnée.

Si la suture n'est pas faite correctement, il peut se constituer un hématome qui, s'il n'est pas diagnostiqué, peut évoluer vers un thrombus vaginal, source de douleurs et surtout de troubles de la coagulation.

Secondairement, il peut exister des désunions (souvent liées à un hématome ou à une infection), des séquelles esthétiques et parfois des douleurs résiduelles, à distance de l'accouchement, pouvant nécessiter une reprise chirurgicale.

Césarienne

Définition et indications

C'est une intervention chirurgicale qui permet d'extraire l'enfant en quelques minutes en ouvrant l'abdomen puis l'utérus maternels.

Les indications sont essentiellement :

- la souffrance fœtale aiguë (anomalies sévères du rythme cardiaque fœtal) quelle qu'en soit la cause ;
- les pathologies maternelles nécessitant une extraction fœtale en urgence (éclampsie, hématome rétroplacentaire, stéatose gravidique…) ;
- la stagnation de la dilatation du col lors du travail malgré de bonnes contractions utérines ;
- l'utérus multicicatriciel (au moins 2 césariennes antérieures) ;
- le placenta *praevia* recouvrant ;
- les présentations dystociques (présentation transverse, du front, du siège avec utérus cicatriciel ou bassin rétréci).

Technique

L'anesthésie est soit générale, soit, lorsque cela est possible, locorégionale (péridurale ou rachi-anesthésie).

La patiente est en décubitus dorsal, avec une sonde vésicale, tondue du pubis à l'ombilic.

L'incision est le plus souvent horizontale, au niveau des poils pubiens, sauf en extrême urgence où une médiane sous-ombilicale est plus rapide.

On incise l'aponévrose, puis le péritoine pariétal et on arrive en regard de l'utérus.

L'incision sur l'utérus (hystérotomie) est presque toujours horizontale, après avoir refoulé la vessie vers le bas.

Le chirurgien glisse alors sa main dans l'utérus sous la tête (ou le siège) du fœtus et l'extrait par l'hystérotomie, puis il clampe le cordon, confie le nouveau-né à la sage-femme et extrait manuellement le placenta.

L'hystérotomie est ensuite fermée, puis on ferme la paroi après avoir réalisé une toilette péritonéale et vérifié la normalité des ovaires par palpation.

L'intervention dure au total entre 30 minutes et 1 heure 30, selon les difficultés rencontrées. La sonde urinaire est généralement laissée en place 24 heures.

Risques et complications

Les complications peropératoires sont les plaies vasculaires, digestives et surtout vésicales lors de l'intervention, surtout en cas d'utérus multi-opéré.

L'anesthésie générale représente un risque important de syndrome d'inhalation chez les femmes enceintes à terme, surtout lorsqu'elles ne sont pas à jeun, et doit être réservée aux contre-indications à l'anesthésie loco-régionale.

En postopératoire immédiat, il existe un risque hémorragique (soit au niveau du pansement, soit par voie vaginale en cas d'atonie utérine) et infectieux, comme pour toute chirurgie abdominale.

Le risque thromboembolique est particulièrement important, et justifie une anticoagulation préventive pendant quelques jours.

Enfin le risque est surtout pour la grossesse suivante, car la réalisation d'une cicatrice utérine augmente le risque de placenta *praevia* et de rupture utérine.

Prise en charge infirmière

La place de l'infirmière en salle de naissance est différente d'un service à l'autre, en fonction de l'organisation de l'équipe ; son rôle est généralement plus centré sur la surveillance et les soins de la maman, en collaboration avec la sage-femme et/ou le médecin, mais elle peut également participer à l'examen et aux soins du nouveau-né :

- préparation de la salle de naissance, avec l'aide-soignante : contrôle de l'intégrité et de la validité du matériel, préparation des plateaux d'accouchement et d'épisiotomie ;
- accueil, installation et information de la patiente et du conjoint (ou autre accompagnant éventuel) ;
- contribution au soutien, à la surveillance et aux soins de la femme en cours de travail, et à la surveillance du fœtus (rythme cardiaque pendant les contractions), assistance de l'accoucheur lors de manœuvres obstétricales et/ou d'épisiotomie ;
- soins et surveillance de l'accouchée lors de la délivrance et en post-partum immédiat.

Préparation de la salle de naissance

Équipement

- Lit d'accouchement avec 1/3 inférieur rétractable et étriers.
- Source d'éclairage orientable (scialytique).
- Moniteur obstétrical à enregistrement cardiotocographique.
- Source d'oxygène, et vide pour aspiration.
- Table de réanimation du nouveau-né, chauffante, éclairée et munie d'une source d'O_2 branchée.
- Respirateur prêt à l'emploi.
- Poste d'eau stérile, avec savon antiseptique et brosses à usage unique pour le lavage chirurgical des mains.

Matériel à préparer et/ou à contrôler

→ Tenues de bloc pour le personnel et l'accompagnant

- Blouses stériles ou à usage unique.
- Masques, bonnets et surchaussures à usage unique.

→ Linge et petit matériel

- Champs et compresses stériles.
- Gants stériles, et doigtiers pour les touchers vaginaux.
- Tondeuses à usage unique.
- Antiseptique pour emploi cutané, type Bétadine®.

- Vacutainer®, aiguilles IV et tubes à prélèvements.
- Sondes vésicales et gastriques.
- Masque et sondes nasales pour oxygénothérapie.
- Plateau stérile ou bassine pour recueil du placenta.

➡ Matériel pour perfusion intraveineuse et traitements

- Pousse-seringue électrique et pompe volumétrique à perfusion.
- Cathéters veineux, tubulures à perfusion et robinets à 3 voies.
- Grosses seringues (50, 60 cc) adaptables au pousse-seringue, et prolongateurs.
- Solutés perfusables : sérum glucosé à 2,5, 5, 10 et 30 %, sérum physiologique, bicarbonate molaire, grosses molécules.
- Ampoules d'électrolytes.
- Ocytociques (Syntocinon®), spasmolytiques, antibiotiques et antalgiques.
- Drogues d'urgence.

➡ Nécessaire pour anesthésie locale (épisiotomie, péridurale)

- Aiguilles pompeuses, intramusculaires et intradermiques.
- Seringues de 10 et 20 cc.
- Xylocaïne® à 1 % et cupules stériles.

➡ Plateau (stérile) d'accouchement comprenant

- 2 pinces de Kocher.
- 1 pince de Bar.
- 2 paires de ciseaux pour sectionner le cordon et faire l'épisiotomie.

➡ À proximité, prévoir pour réfection d'épisiotomie

- Champs et compresses stériles.
- Pinces, porte-aiguilles et fils de sutures.

➡ Matériel pour la réalisation d'une anesthésie péridurale

- Aiguilles péridurales avec mandrin.
- Ampoules de sérum physiologique et seringues.
- Cathéters souples avec filtre antibactérien.
- Adhésif stérile pour fixation à la peau.
- Analgésique (Marcaïne® ou Naropéïne®).

➡ Boîtes pour manœuvres obstétricales

- Forceps de différentes tailles et de différents types : de Tarnier (branches croisées), de Suzor (branches non croisées).
- Spatules de Thierry.
- Ventouses obstétricales.

➡ Petit matériel pour examen et soins du nouveau-né

- Alèses stériles chaudes.
- Sondes souples à aspiration.
- Stéthoscope.
- Nécessaire pour la toilette et les soins du cordon.
- Toise horizontale.
- Pèse-bébé avec protection.
- Mètre-ruban pour mensurations crâniennes.
- Bracelets d'identité.
- Couches et vêtements du trousseau apporté par la maman.
- Collyre antibiotique (Rifamycine®) et vitamine K1 injectable ou en gouttes (*per os*).

➡ Nécessaire pour soins d'urgence et réanimation du nouveau-né

- Laryngoscope à lame droite et lumière froide.
- Pince de Magill.
- Sondes endotrachéales.
- Masque avec valve de sécurité, et appareil respiratoire manuel.
- Cathéters ombilicaux.
- Pinces à disséquer sans griffe.
- Tubes pour prélèvements.
- Seringues de 20 cc.
- Ampoules de G 10 %, de bicarbonate semi-molaire et de chlorure de calcium.
- Drogues d'urgence à doses pédiatriques.

Accueil, soins et surveillance en phase de pré-travail

Assurer un accueil chaleureux et rassurant de la patiente et de l'accompagnant

• Être suffisamment présent(e) pour les sécuriser par une réponse adaptée à leurs besoins et leurs demandes tout en préservant l'intimité du couple parental autour de cette naissance.

• Favoriser et encourager l'investissement du père qui souhaite assister à l'accouchement, mais aussi respecter le choix contraire du couple et dans ce cas tenir le conjoint informé de l'évolution aux différentes étapes du travail.

• Si la femme est seule, se montrer particulièrement disponible et signaler qu'on restera très présent(e) auprès d'elle.

Recueillir les données

• Informations à recueillir :
– rythme et intensité des contractions utérines ressenties avant l'arrivée, perte ou non du bouchon muqueux (glaires épaisses plus ou moins sanguinolentes), pour situer l'évolution du travail et transmettre à la sage-femme ou au médecin accoucheur ;
– préparation à l'accouchement suivie en cours de grossesse ;
– connaissances sur l'accouchement, éventuelles expériences antérieures ;
– demande de péridurale ou autre mode de soulagement de la douleur ;
– souhait de pratiquer des rites cultuels, à favoriser s'ils ne nuisent pas au déroulement du travail et contribuent à sécuriser la patiente.

• Vérifier le dossier : suivi prénatal, résultats d'examens, carte de groupe sanguin, autorisation de pratiquer les gestes d'urgence en cas de nécessité.

• Faire déshabiller la patiente, lui demander de revêtir la tenue qu'elle a apportée (long tee-shirt par exemple) ou lui donner une blouse américaine à usage unique (dans le sas, l'accompagnant re linge à usage unique sur ses vêtements de ville

• Effectuer la pesée.

• Faire vider la vessie et pratiquer les analys d'urines sur bandelettes réactives à lecture instantanée : protéinurie, glycosurie et recherche de corps cétoniques.

• Aider la patiente à s'installer dans le lit : si la poche des eaux est déjà rompue, lui préciser qu'elle ne doit pas se lever.

• L'informer qu'elle doit rester à jeun, pour éviter les vomissements et en prévision d'une éventuelle anesthésie générale.

• Expliquer si besoin le déroulement de l'accouchement aux différentes phases, la surveillance (prévenir des touchers vaginaux répétitifs) et les soins qui s'y rapportent, le rôle de chaque membre de l'équipe et le fonctionnement des appareils.

• Favoriser la verbalisation des craintes et des questions, répondre de manière adaptée, rectifier si nécessaire les croyances erronées, évaluer le niveau d'anxiété.

Soins et surveillance

• Effectuer une toilette intime stérile et une tonte minimale de la région péri-vulvaire (noter si présence de varices vulvaires).

• Poser une voie d'abord veineux avec robinet à 3 voies, et maintenir avec un soluté de base (permet la mise en œuvre de prescriptions médicamenteuses et le traitement rapide d'une chute de pression artérielle).

• Faire prendre la température et surveiller au minimum toutes les heures : pouls, pression artérielle et respiration. Surveillance accrue en cas de risque connu, dépister les signes de prééclampsie chez une femme hypertendue.

• Évaluer l'intensité et la durée des contractions, la tolérance de la patiente à la douleur et proposer des méthodes de soulagement :
– lui rappeler si besoin les techniques de respiration profonde au moment des contractions et de

relaxation (relâchement musculaire) dans les intervalles libres ;
- l'aider à adopter les positions qui favorisent son bien-être et la sécurité du fœtus ;
- inciter l'accompagnant à participer en lui montrant les techniques d'effleurement abdominal et de massages lombaires.

- Préserver le repos de la patiente par un environnement calme, réduire les stimuli extérieurs (bruits, lumière) pour lui permettre de dormir un peu si elle le souhaite.
- Assurer son confort par le change du linge si nécessaire (transpiration).
- Si le travail est long, l'inciter à vider sa vessie toutes les 2 heures (une vessie pleine gêne la progression fœtale et accroît la douleur lors des contractions, la stase urinaire dans la vessie favorise l'infection).
- Lui proposer un lavement évacuateur si elle n'a pas eu de selles depuis 24 heures ou plus (éviter la souillure du périnée par des selles lors des poussées d'expulsion).
- Contribuer à la surveillance fœtale par monitoring avec enregistrement cardiotocographique (capteur externe sur le ventre de la femme, maintenu par une sangle élastique) :
  - déceler toute anomalie dans le tracé du rythme cardiaque fœtal et tout signe de souffrance au cours des contractions utérines (notamment décélération tardive), et en avertir immédiatement la sage-femme ou le médecin ;
  - en cas de ralentissements pendant les contractions, améliorer les échanges gazeux en installant la mère sur le côté gauche et en lui proposant de l'oxygène au masque (sur prescription ou protocole) ; alerter le médecin si les signes persistent.
- Permettre à l'accompagnant de prendre du repos en lui proposant de prendre le relais auprès de la patiente si besoin.

En cas d'anesthésie péridurale

- Aider la patiente à prendre la position adéquate au moment de la pose du cathéter (couchée sur le côté, dos bien arrondi, ou assise au bord du lit).
- Surveiller pour dépister les risques :
  - d'intolérance au produit ;
  - d'hypotension artérielle ;
  - de formation d'un globe vésical (par palpation sus-pubienne) ; si sondage vésical, le faire en dehors d'une contraction.

Après rupture de la poche des eaux

- La rupture de la poche des eaux est soit spontanée, soit parfois réalisée artificiellement pour favoriser la progression du travail.
- Expliquer à la patiente la nécessité impérative de garder le lit pour éviter le risque de procidence du cordon.
- Effectuer des soins périnéaux aussi souvent que nécessaire pour le confort de la patiente et la prévention du risque infectieux.
- Donner des garnitures en quantité suffisante pour un change répété.
- Surveiller la couleur de l'écoulement amniotique (normalement clair et sans odeur). S'il est teinté, signe la présence de méconium qui peut traduire une souffrance fœtale.
- Poursuivre la surveillance des constantes dont la température. En présence d'une élévation de température avec accélération du pouls, sans signe d'infection, rechercher les autres manifestations d'une déshydratation :
  - sécheresse des muqueuses, de la bouche (peu de salive), fendillement des lèvres ;
  - persistance du pli cutané ;
  - urines concentrées.
- Augmenter le débit de la perfusion intraveineuse, humidifier les lèvres, faire sucer des glaçons ou une compresse imbibée d'eau.
- Continuer la surveillance de la vitalité fœtale sur le tracé (possibilité de capteur interne, mis en place par la sage-femme ou le médecin).

• Administrer les drogues éventuellement prescrites par voie veineuse (ocytociques, antibiotiques) à la pompe, pour un débit régulier et facilement contrôlable.

• Expliquer le motif et l'intérêt de chaque geste pratiqué, compléter si nécessaire l'information donnée (sur l'évolution du travail) par la sage-femme lors des examens.

Soins et surveillance en phase d'expulsion

Accouchement normal

• À la dilatation complète du col (10 cm) commence la troisième phase de travail ou phase d'expulsion, qui dure 20 à 30 minutes en moyenne.

• Aider la femme à s'installer en position gynécologique :
– siège au bord du lit obstétrical ;
– pieds dans les étriers, placés à la même hauteur pour éviter les risques d'étirement ;
– tête et dos relevés.

• Bien vérifier qu'il n'y ait pas de compression des creux poplités (prévention du risque thromboembolique).

• Si le conjoint souhaite assister à l'accouchement, l'installer confortablement au chevet de la parturiente et l'inciter à l'assister activement (guider ses efforts expulsifs, éponger son visage, lui humecter les lèvres, lui tenir la main, lui parler, etc.).

• Encourager la femme à pousser lors des contractions, garder le contact visuel avec elle et lui rappeler si besoin la technique :
– en début de contraction, expirer et chasser complètement l'air des poumons, puis inspirer profondément, bloquer la respiration et contracter la ceinture abdominale ;
– répéter 2 ou 3 efforts expulsifs au cours de chaque contraction ;
– se relaxer et respirer profondément et calmement entre les contractions.

• Évaluer son état de fatigue et l'oxygéner au masque si nécessaire entre les contractions.

• Dépister des signes d'hyperventilation : étourdissement, engourdissement des extrémités, crampes musculaires douloureuses. Faire inhaler le CO_2 expiré, par respiration en circuit fermé entre ses mains ou dans un masque.

• Surveiller l'efficacité de l'analgésie, dépister les manifestations de douleur (grimace, agitation, expression verbale) et les signaler pour adaptation des doses ou du produit.

• Lorsque la femme doit cesser de pousser (déflexion de la tête du bébé, expulsion dirigée par l'accoucheur) : rappeler en mimant si besoin le mode de respiration haletante.

• Si nécessité de pratiquer une épisiotomie : expliquer le geste si nécessaire et servir le praticien.

• Si possible dans la salle d'accouchement, permettre à la patiente de suivre la sortie de l'enfant par la vision dans un miroir.

• Préparer un champ stérile chaud (ou alèse) pour recouvrir le bébé quand il sera déposé sur le ventre de sa maman.

En cas de complication en cours d'accouchement

• Préparer et servir les instruments pour manœuvres obstétricales (parfois sous anesthésie locorégionale, périnée et nerfs honteux internes).

• Préparer la patiente au passage au bloc opératoire en urgence pour une césarienne décidée en cours de travail (sous anesthésie péridurale ou générale) :
– tonte pubienne large ;
– pose de sonde vésicale si elle n'en avait pas ;
– faire avaler un protecteur gastrique dans un peu d'eau pour diminuer l'acidité gastrique en cas d'anesthésie générale ;
– pose d'un abord veineux de plus gros calibre si nécessaire.

• Effectuer les prélèvements de sang pour examens préopératoires en urgence, comprenant un bilan d'hémostase et une formule sanguine.

• Vérifier le groupe sanguin et prévoir la commande de culots globulaires si problème hémorragique.
• Prévenir le pédiatre et préparer le matériel nécessaire à la réception de l'enfant en salle d'opération.

Soins au nouveau-né

• S'il ne présente pas de problème particulier, après un examen médical rapide (morphologie, coloration, mouvements respiratoires et vitalité), le bébé est immédiatement posé sur le ventre de sa mère pour un premier contact mère-(père)-enfant.
• L'essuyer rapidement, l'envelopper dans une alèse chaude et couvrir sa tête d'un bonnet pour éviter la déperdition thermique.
• La désobstruction nasopharyngée (aspiration douce des mucosités par sonde souple) peut être pratiquée si nécessaire lorsque le bébé est sur le ventre de sa mère, ou plus tard sur la table d'examen.
• Après clampage et section du cordon ombilical (par l'accoucheur, ou le père) recueillir le bébé et le transporter sur la table chauffante pour examen médical plus approfondi : vérification de la perméabilité des orifices, dépistage d'une malformation, d'une luxation congénitale de la hanche (signe du ressaut), test des réflexes…
• Effectuer sa toilette et les soins de cordon, la prise de température rectale, la pesée, les mensurations (taille, périmètre crânien, diamètre bipariétal et périmètre thoracique), et l'habiller. On peut proposer au père d'assister à ces soins s'il le désire.
• Noter si émission d'urines et de méconium au cours du soin.
• Procéder à l'instillation de collyre antibiotique (Rifamycine® 1 goutte dans chaque œil), pour prévenir le risque d'infection ophtalmique après passage dans la filière génitale.
• Faire ingérer au bébé les gouttes de vitamine K1 (5 mg) destinées à compenser le déficit lié à l'immaturité de son foie (prévenir le risque de saignement, la vitamine K étant nécessaire à la synthèse de plusieurs facteurs de la coagulation).
• Mettre les bracelets d'identification aux deux poignets après avoir fait contrôler par les parents les indications portées dessus : nom, prénom, sexe, date et heure de naissance, numéro d'accouchement.
• Ramener l'enfant dès que possible auprès de ses parents. Si la mère a choisi d'allaiter, le bébé peut être mis au sein dès la première heure (colostrum riche en protéines et en anticorps maternels).

Bébé prématuré ou de petit poids

Installation rapide en couveuse après les premiers soins et examens.

En cas de problème majeur

• En cas de souffrance fœtale en cours d'accouchement, retard à la respiration spontanée ou encombrement important à la naissance, score d'Apgar inférieur à 8…, après clampage et section rapide du cordon aider à la mise en œuvre :
– des soins d'urgence : simple aspiration à la sonde des mucosités dans les voies aériennes ou désobstruction sous laryngoscope, oxygénation au masque, prélèvement de sang fœtal au cordon (pour pHmétrie, glycémie, etc.) ;
– de la réanimation si état de mort apparente : intubation-ventilation, massage cardiaque externe, médication d'urgence et perfusion…
• Veiller à ce que les parents soient rapidement informés de l'évolution et du devenir de leur enfant, et contribuer à leur soutien pendant l'attente.

Soins et surveillance au cours de la délivrance et du *post-partum* immédiat

• Après un temps de latence physiologique (environ 5 à 20 minutes), où l'utérus est au repos, les contractions réapparaissent et favorisent le décollement et l'expulsion du placenta et des membranes (délivrance).

- Pendant cet intervalle, surveiller les saignements vulvaires, le pouls et la pression artérielle.
- Au moment de la délivrance, contrôlée par l'accoucheur : recueillir le placenta (dans bassine ou plateau stérile si prélèvements bactériologiques prévus) en vue de son examen par la sage-femme ou le médecin (vérifier son intégrité et celle des membranes), puis le peser et noter le poids.
- Faire une toilette périnéo-vulvaire aseptique et protéger par garniture stérile.
- Si épisiotomie, la réparation est réalisée après la délivrance : préparer et servir le matériel nécessaire à la désinfection de la vulve et du périnée, à l'anesthésie locale, les champs stériles et le matériel de suture. Protéger d'une garniture stérile.
- Réinstaller la patiente en allongeant doucement ses jambes, pour éviter une modification brutale du volume circulatoire.
- Assurer son confort :
  - lui rafraîchir le visage, et le corps si nécessaire ;
  - humidifier ses lèvres si elle a soif, mais ne pas la faire boire (prévention, si éventuelle complication nécessitant une intervention sous anesthésie générale) ;
  - changer linge et draps, la couvrir d'une couverture si elle a froid (elle peut être parcourue de frissons ou de tremblements, consécutifs aux efforts et à la tension nerveuse de l'accouchement).
- La patiente reste en salle d'accouchement pour surveillance pendant un minimum de 2 heures (délai médico-légal).
- Surveiller pouls et pression artérielle tous les quarts d'heure puis toutes les demi-heures, jusqu'au retour à la normale.
- En cas de prééclampsie, dépister le risque encore possible de crise d'éclampsie.
- Maintenir la perfusion en place et surveiller le reflux veineux, l'aspect local, le débit. Elle pourra être retirée au bout d'une heure environ, en l'absence de complication, ou conservée pour injection de traitement intraveineux.
- Appliquer les traitements prescrits, par exemple Syntocinon® pour favoriser une meilleure rétraction utérine.
- Effectuer des soins vulvaires aseptiques après miction, surtout si épisiotomie.
- Évaluer le saignement vulvaire, qui ne doit pas excéder un volume total de 500 mL (volume normal environ 300 mL).
- Contrôler l'existence du globe utérin de sécurité, par palpation abdominale : utérus ferme et rétracté, sous-ombilical.

Dépister une hémorragie de la délivrance

- Ce risque est à dépister chez toute femme en post-partum immédiat, et plus particulièrement chez celles qui présentent un facteur favorisant une mauvaise rétraction utérine : grossesse gémellaire, surdistension utérine liée à un hydramnios ou un bébé macrosome, travail long, grande multiparité (utérus moins tonique). L'hémorragie peut être :
  - extériorisée à la vulve, par saignement et caillots ;
  - intra-utérine, non extériorisée, sur les signes suivants :
    - gonflement de la cavité utérine, utérus mou ; exprimer doucement le fond utérin pour évacuer d'éventuels caillots (l'utérus plein ne peut pas se rétracter),
    - chute de la pression artérielle (systolique inférieure à 100 mmHg) et accélération du pouls,
    - oligurie,
    - soif intense (ne pas faire boire, en prévision d'une possible intervention chirurgicale sous anesthésie générale),
    - brusque changement de comportement : angoisse, agitation ou au contraire somnolence.
- En présence de ces signes d'alerte :
  - prévenir le médecin en urgence, pour examen local à la recherche d'une plaie du vagin ou du col utérin ;
  - évaluer approximativement le volume des pertes sanguines (pesée possible des protections et du linge souillé) ;

– s'assurer que l'on dispose d'une voie d'abord veineux de calibre suffisant pour passer des grosses molécules, et effectuer les prélèvements de sang pour un bilan d'hémostase et une NFS ;
– vérifier la carte de groupe sanguin et préparer une commande de sang iso-groupe, iso-Rhésus ;
– poser si besoin une sonde vésicale pour évaluer la diurèse ;
– préparer la patiente pour transfert au bloc opératoire en cas de révision utérine sous AG ou hémostase chirurgicale.

Après une anesthésie péridurale

• Informer la patiente qu'elle devra rester couchée pendant 6 heures, pour éviter le risque de chute liée à la faiblesse des membres inférieurs et une possible hypotension artérielle orthostatique, et si céphalées lui conseiller de boire beaucoup dès qu'elle y sera autorisée.

• La sonder si besoin pour éviter un globe vésical (la patiente ne ressent pas l'envie d'uriner) gênant les contractions utérines.

• En l'absence de complication, et après avis médical, au terme du délai légal de deux heures, la patiente et son bébé sont transférés dans l'unité de suites de couches.

Conduite à tenir en cas d'atteinte grave du nouveau-né

Enfant atteint de malformation

• Favoriser le premier contact parents-enfant, parfois difficile, tout en autorisant les parents à exprimer leur déception et leur souffrance, voire leur rejet, sans les juger ni les contraindre dans leur acceptation de l'enfant réel.

• Les aider à appréhender le bébé dans sa globalité d'enfant, à ne pas se centrer uniquement sur son handicap : le désigner par son prénom, s'adresser à lui et lui parler en présence des parents, le toucher et le caresser, valoriser ses aspects satisfaisants (vitalité, traits du visage s'ils ne sont pas en cause…).

• Évaluer leur besoin de soutien, offrir la présence souhaitée ou au contraire les laisser en tête-à-tête pour partager leurs émotions dans l'intimité, si tel est leur désir.

Accouchement d'un enfant mort-né, ou décès en *post-partum* immédiat

• Respecter le deuil des parents, préserver leur intimité pour leur permettre d'extérioriser leur chagrin et de partager leurs sentiments.

• Offrir un soutien adapté et discret.

• Être à l'écoute de leurs souhaits à propos du bébé (déclaration de naissance, inhumation, pratiques religieuses, etc.) et contribuer à leur réalisation.

• S'ils désirent voir l'enfant (souhaitable pour l'élaboration du deuil), veiller à sa présentation (toilette, habillage) afin de diminuer le traumatisme par une vision plus acceptable.

• Prévoir leur demande, immédiate ou quelquefois différée, de conserver des souvenirs de l'enfant tels que photographies, bracelets d'identité…

Notes

vous devez savoir faire...

Actes infirmiers

Prendre en charge les soins et la surveillance de la mère

■ Accueillir et installer la maman et son bébé au retour de la salle d'accouchement.

■ Mettre en œuvre si nécessaire l'interruption artificielle de l'allaitement.

■ Évaluer l'aspect et le volume des lochies pour en contrôler l'évolution et détecter toute anomalie.

■ Contrôler, par une palpation abdominale quotidienne, les progrès de l'involution utérine.

■ Effectuer une toilette périnéo-vulvaire aseptique.

■ Effectuer des soins périnéaux d'épisiotomie ou des soins de césarienne.

■ Prévenir et dépister les complications possibles en *post-partum* ; mettre en œuvre leur traitement curatif.

■ Prévenir et dépister les complications de la lactation et de l'allaitement maternel ; mettre en œuvre leur traitement curatif.

■ Informer la femme des délais du retour de couches ; lui indiquer l'autosurveillance à effectuer et les précautions à observer jusqu'alors.

Répondre aux besoins du nouveau-né et éduquer la mère aux soins du bébé en *post-partum* immédiat

■ Favoriser le contact mère-enfant-famille durant le séjour protégé à la maternité

■ Faire participer la maman aux soins de son bébé et guider ses gestes si nécessaire.

■ Expliquer à une primipare le mécanisme de la lactation.

■ En cas d'allaitement maternel : procéder avec la maman à la première mise au sein, et en évaluer l'efficacité.

■ Donner à la maman qui allaite des conseils d'hygiène corporelle et alimentaire adaptés.

■ En cas d'allaitement artificiel : aider la maman à s'installer confortablement pour donner le biberon, et à instaurer une relation satisfaisante avec son bébé au cours du soin.

■ Répondre à ses questions sur les besoins nutritionnels de l'enfant et l'hygiène de préparation des biberons.

■ Accompagner la maman et son bébé lors de la sortie de la maternité.

Diagnostics infirmiers

- Fatigue.
- Risque de constipation.
- Risque de déficit de volume liquidien.
- Risque d'infection.
- Risque de dysfonctionnement neuro-vasculaire périphérique.
- Connaissances insuffisantes.
- Motivation à améliorer ses connaissances.
- Allaitement maternel efficace.
- Allaitement maternel inefficace.
- Allaitement maternel interrompu.
- Motivation à améliorer la dynamique familiale.
- Motivation à améliorer l'exercice du rôle parental.
- Dynamique familiale perturbée.
- Risque de perturbation dans l'exercice du rôle parental.
- Risques de perturbation de l'attachement parent-enfant.

... donc vous devez savoir :

Connaissances requises

Prendre en charge les soins et la surveillance de la mère

- Citer et expliquer les phénomènes qui caractérisent les suites de couches.
- Nommer les critères de surveillance d'une bonne involution utérine.
- Décrire l'évolution normale de l'aspect des lochies dans les suites de couches.
- Décrire la technique d'une toilette périnéo-vulvaire aseptique.
- Citer les principales complications possibles chez la femme en post-partum.
- Pour chacune de ces complications, énoncer : les facteurs de risque, les actions à mettre en œuvre pour leur prévention, les signes cliniques permettant de les dépister, le traitement curatif institué et sa surveillance.
- Citer les incidents et les accidents infectieux de la lactation et de l'allaitement maternel.
- En énoncer les modes de prévention, les signes cliniques signant leur apparition et la conduite à tenir.
- Indiquer le délai physiologique de la réapparition des règles après un accouchement, et la conduite à tenir durant cette période.
- Préciser le délai et la teneur de l'examen postnatal obligatoire.

Répondre aux besoins du nouveau-né et éduquer la mère aux soins du bébé en post-partum immédiat

- Proposer des actions à mettre en œuvre pour favoriser l'instauration d'une bonne relation mère-enfant et le maintien d'une dynamique familiale satisfaisante.
- Décrire les techniques de soins d'hygiène et de confort du bébé ; citer les précautions et la surveillance à observer au cours des soins.
- Expliquer le mécanisme de la lactation et indiquer les facteurs favorisant la montée laiteuse.
- Indiquer la position requise au moment de l'allaitement, pour le confort de la maman et du bébé.
- Énoncer les règles d'hygiène et de diététique adaptées à l'allaitement maternel.
- Énoncer : les règles d'hygiène requises dans la préparation des biberons, la ration alimentaire moyenne d'un nouveau-né et sa répartition sur 24 heures, les contrôles à effectuer avant, pendant et après le repas au biberon.
- Citer les critères d'évaluation d'un allaitement efficace ou d'une alimentation au biberon adaptée aux besoins du nouveau-né.

Prise en charge de la mère : soins et surveillance

Accueil de la patiente et de son bébé au retour de la salle d'accouchement

- Coucher le bébé sur le dos dans son berceau, près du lit de sa maman, et bien le couvrir (thermorégulation encore immature). Veiller à son confort et à sa sécurité, vérifier qu'il ne soit pas exposé aux courants d'air.
- Aider la maman à s'installer confortablement. Après anesthésie péridurale, vérifier la fixation du cathéter si maintenu en place pour traitements, et lui rappeler qu'elle ne doit pas se lever pendant 6 heures.
- Prendre connaissance :
  - du déroulement de l'accouchement (dossier, transmission orale, informations données par la patiente et son accompagnant) ;
  - des traitements prescrits, par exemple ocytociques ; d'un éventuel traitement personnel prescrit avant l'accouchement (antihypertenseur, antirétroviraux, hormones thyroïdiennes, etc.) ;
  - du groupe sanguin maternel, et de celui du bébé si la mère est Rhésus négatif ;
  - du mode d'allaitement choisi ; demander si le bébé a déjà été mis au sein ou a reçu un biberon.
- Donner, ou rappeler, les indications sur les modalités du séjour, les habitudes du service (notamment préciser si le bébé est mis en pouponnière pour la nuit ou laissé dans la chambre), les horaires de visite, les services proposés, la participation à la surveillance et aux soins du bébé…

Femme césarisée

➡ Sous anesthésie générale, au retour de la salle de réveil

- Coucher en position latérale de sécurité si possible, ou en décubitus dorsal tête tournée sur le côté.
- Mettre en œuvre la surveillance post-anesthésie :
  - signes vitaux toutes les demi-heures puis toutes les heures ;
  - état de vigilance.
- Dès qu'elle est suffisamment réveillée, lui demander comment elle se sent et la laisser exprimer ses sentiments (souvent déçue de n'avoir pu accoucher « normalement »).
- Lui donner des informations concernant son bébé (sexe, poids, taille, état de santé…), le lui présenter et lui proposer de le tenir un moment contre elle (sous surveillance). Si le conjoint est présent, lui laisser le soin d'établir ce premier contact entre la mère et l'enfant, s'il le désire.

➡ Quel que soit le mode d'anesthésie

- Surveiller :
  - l'aspect local du pansement et les pertes vaginales ;
  - si drain aspiratif mis en place (exceptionnel) : le volume et l'aspect des sérosités recueillies ;
  - la diurèse (sonde vésicale généralement laissée en place dans les premières heures) et l'aspect des urines (possible plaie vésicale peropératoire lors du décollement vésico-utérin, surtout si présence d'adhérences) ;
  - la perfusion intraveineuse, quelquefois conservée jusqu'à la reprise du transit ou plus si traitement par voie intraveineuse prévu : débit, reflux veineux, aspect local au niveau du point d'introduction cutané et sur le trajet veineux.
- Poursuivre le traitement analgésique et en évaluer l'efficacité.
- Aider la patiente à trouver des positions antalgiques et l'inciter à mobiliser ses jambes dans le lit en attendant de procéder au premier lever (prévention de phlébite).

Soins, surveillance générale de l'accouchée et prévention des complications

Contrôle des paramètres vitaux

- Pouls (normalement ralenti dans les premiers jours) et pression artérielle : toutes les 3 heures durant les 24 premières heures, puis 2 ou 3 fois par jour si pas de problème particulier.
- Température matin et soir.

Soins d'hygiène

- Aide à la toilette à J1 si mobilisation douloureuse après une césarienne, une épisiotomie, ou état de fatigue important.
- Toilette vulvaire aseptique 2 fois par jour (et après défécation) pendant 24 à 48 heures si la femme ne peut réaliser elle-même sa toilette intime (surtout si épisiotomie).

Poursuivre la surveillance du risque hémorragique

Surtout pendant les 24 premières heures (l'hémostase se normalise en 10 jours) : abondance des saignements, chute de la pression artérielle, tachycardie, pâleur, globe utérin haut et mou.

Prévenir et dépister le risque thromboembolique, favorisé par la stase veineuse et les troubles de coagulation, majoré après un épisode hémorragique (activation des facteurs de coagulation), une césarienne ou une tendance connue à la thrombophilie.

➡ Prévention

- Lever précoce, le soir même ou le lendemain de l'accouchement.
- Incitation à la marche ; après césarienne apprendre à se mobiliser sans douleur (éviter de solliciter les muscles de la zone d'intervention ; pivoter jambes repliées pour s'asseoir au bord du lit, et se mettre doucement en position debout tout en maintenant une main en appui sur le site opératoire si besoin).
- Souvent, sur prescription en cas de facteurs favorisants ou protocole après césarienne : bas de contention et traitement anticoagulant à doses préventives (héparine de bas poids moléculaire, une injection sous-cutanée quotidienne, traitement maintenu quelques jours).

➡ Détecter et signaler tout signe évocateur

- D'une phlébite : fourmillements dans un pied, chaleur locale ou douleur du mollet le long d'un trajet veineux, douleur provoquée à la dorsiflexion du pied, dissociation du pouls et de la température.
- D'une embolie pulmonaire : malaise, douleur thoracique unilatérale ou dyspnée brutale même passagère, tachycardie.

Dépister le risque d'infection haute (endométrite)

- Favorisé par une rupture prématurée des membranes, un travail long, des manœuvres obstétricales, une hémorragie de la délivrance.
- Alerter rapidement le médecin si :
  - hyperthermie apparaissant vers J2-J3, pouls en association (hémocultures si température supérieure à 38,5 °C ou frissons) ;
  - lochies malodorantes ;
  - utérus mou et sensible à la palpation abdominale.
- Mettre en œuvre les traitements prescrits et en surveiller l'efficacité :
  - antibiothérapie ;
  - glace sur le ventre ;
  - ocytociques pour favoriser l'élimination des lochies infectées ;
  - toilette périnéale aseptique au moins 2 fois par jour jusqu'à la guérison.
- Effectuer des prélèvements stériles de tous les orifices chez le bébé, et surveiller sa température.
- Surveiller l'évolution sous traitement et détecter tout signe d'extension locorégionale :
  - fièvre élevée avec altération de l'état général, pollakiurie, douleurs sous-ombilicales et défense sus-pubienne (pelvipéritonite) ;

– douleur de la fosse iliaque augmentée à l'effort, rétention urinaire, constipation avec météorisme abdominal douloureux (thrombophlébite pelvienne)…

Surveiller les fonctions d'évacuation

Vésicale

• Dépister une rétention urinaire, une incontinence d'effort par inertie vésicale, une infection urinaire (brûlures mictionnelles, aspect trouble des urines).

• Conseiller à la patiente de boire en quantité suffisante, de vidanger fréquemment sa vessie et d'effectuer des exercices d'interruption volontaire en cours de miction (rééducation sphinctérienne).

Intestinale

• La constipation est fréquente en post-partum.

• Favoriser le transit par la mobilisation, l'hydratation et un régime alimentaire riche en fibres.

• Donner des laxatifs doux (suppositoires à la glycérine) si besoin, voire Éductyl® ou autre sur prescription médicale.

• Surveiller et traiter l'apparition de crise hémorroïdaire : pommade locale, veinotoniques et anti-inflammatoires non stéroïdiens sur prescription.

Soins d'épisiotomie

• Indiquer à la patiente les règles d'une hygiène intime rigoureuse : toilette bi-quotidienne à l'eau et au savon, séchage au séchoir à cheveux et application d'un antiseptique ; change fréquent des protections.

• Surveiller l'aspect local et la cicatrisation, dépister et signaler l'existence d'un hématome, d'une rougeur ou d'une infection, d'une désunion des berges…

• Conseiller à la patiente d'exposer sa cicatrice à l'air le plus souvent possible, tout en assurant le respect de sa pudeur.

• Généralement, les fils de suture sont résorbables ; dans le cas contraire, ablation vers J5 en ambulatoire.

Soins de césarienne

• Réfection du pansement à J1, ou J2 pour certains pansements compressifs :
– signaler toute anomalie locale telle que rougeur, écoulement ou saignement, hématome de paroi, désunion des berges suturées… ;
– devant une tuméfaction locale associée à un fébricule, penser à un abcès de paroi et prévenir le médecin pour traitement et drainage si nécessaire.

• Laisser à l'air libre dès que possible (dès J1-J2) pour favoriser la cicatrisation.

• Si drain aspiratif mis en place, ablation généralement vers J3 après avis médical.

• Si suture réalisée avec des fils non résorbables ou des agrafes, ablation avant la sortie ou en ambulatoire vers J5-J7.

Surveillance de l'involution utérine et des lochies

Involution utérine

L'involution utérine est le retour de l'utérus à son état antérieur, du point de vue morphologique et physiologique.

Immédiatement après l'accouchement, l'utérus garde une masse volumineuse (de la grosseur d'un melon), occupant le pelvis et une grande partie de l'abdomen :

• hauteur utérine : 20 cm (normale : 4 à 4,5 cm en dehors de la grossesse) ;

• épaisseur du muscle : 40 mm environ ;

• poids : 1 kg.

Il involue progressivement jusqu'au 15e jour, où il reprend sa situation dans le pelvis et n'est plus perceptible à la palpation abdominale.

Au total, il faut environ 2 mois pour qu'il reprenne son volume normal (contraception : pas de DIU avant ce délai).

La muqueuse subit des modifications (régénération de l'endomètre jusqu'au 25e jour). C'est la phase de cicatrisation de la plaie placentaire, avec élimination de débris caduques et de cellules constituant les lochies.

La couche séreuse se plisse, la musculeuse ou myomètre s'atrophie.
Le **col utérin** reste flasque, mais non perméable, après l'accouchement. L'endocol se referme rapidement ; l'exocol reste béant un peu plus longtemps, involution en 1 semaine.
Le **vagin** reprend sa dimension instantanément, mais desquame pendant plusieurs jours, d'où les saignements.
La **vulve** reste béante quelques jours, puis reprend sa fermeté ; l'œdème disparaît rapidement.

Surveillance

- Palpation abdominale quotidienne pour apprécier le volume et la consistance de l'utérus :
  - il doit être ferme, indolore et en position sous-ombilicale (globe de sécurité) ;
  - son involution est progressive : vers J7, il se situe à mi-distance entre ombilic et pubis, et reste perceptible à la palpation jusqu'à ce qu'il reprenne sa place dans le pelvis vers J15.
- Des contractions douloureuses peuvent persister pendant 2-3 jours après l'accouchement (tranchées), surtout chez les multipares. Inconstantes, elles ne sont pas toujours perçues par la femme. En cas d'allaitement, elles sont augmentées par la succion du mamelon (libération d'ocytocine).
- Rassurer la patiente sur le caractère normal et transitoire de ces contractions, lui expliquer qu'elles témoignent d'une bonne tonicité de l'utérus.
- Durant la phase de cicatrisation utérine (plaie placentaire) on observe l'élimination de débris caduques et de cellules constituant les lochies :
  - sanglantes au début, elles deviennent séro-sanglantes vers J3, puis séreuses vers J8 et se tarissent en 15 jours-3 semaines ;
  - surveiller l'importance des pertes, leur aspect et leur odeur (normalement fade) ;
  - dépister une abondance ou une persistance anormale de saignement (dont le médecin identifiera l'origine), une odeur fétide ou un aspect purulent (endométrite).

Surveillance de la montée laiteuse et soins des seins

Physiologie de la lactation

La préparation à la lactation se fait tout au long de la grossesse par modification des structures du sein (rôle important des stéroïdes œstrogènes et progestérone dans la mammogenèse). La lactogenèse débute au troisième trimestre de grossesse et se prolonge jusqu'à l'initiation de la lactation après la naissance du bébé.
La régulation hormonale se fait essentiellement sous l'action de :
- la prolactine, hormone lactogène dont le taux croît tout au long de la grossesse : à l'état basal, elle est faiblement sécrétée et reste dans l'hypophyse, sous la dépendance d'un facteur inhibiteur hypothalamique (PIF : *Prolactin Inhibitor Factor*) ;
- l'hormone lactogène placentaire.

L'initiation de la lactation (galactopoïèse) est déclenchée par :
- l'élévation des taux de prolactine et de cortisol pendant l'accouchement ;
- la chute brutale des stéroïdes, surtout de la progestérone, qui provoque la levée de l'inhibition de la sécrétion de prolactine par l'hypophyse ;
- l'effondrement de l'hormone lactogène placentaire ;
- l'action mécanique (vidange) de la première tétée et le déclenchement de l'arc réflexe neuroendocrinien de la lactation proprement dite.

Elle commence par l'excrétion de colostrum, liquide épais, clair et jaunâtre, riche en protéines et en anticorps maternels, en sels minéraux et en provitamine A ; il est excrété en quantité croissante avec la mise au sein de l'enfant.
Vers le 3e jour, les seins deviennent congestifs et douloureux ; c'est la montée laiteuse proprement dite, qui dure 24-48 heures et est souvent accompagnée d'une petite élévation thermique.

L'entretien de la lactation, tout au long de l'allaitement, se fait par :

- vidange mécanique ;
- stimulation du mamelon par la tétée et mise en route de l'arc réflexe neuroendocrinien, qui provoque la sécrétion hypophysaire de prolactine (taux multiplié par 3 pendant la lactation) par le lobe antérieur et d'ocytocine par le lobe postérieur ; l'action de l'ocytocine sur les cellules myo-épithéliales autour de la glande mammaire entraîne leur contraction et l'expulsion du lait.

Progressivement, l'action de la prolactine diminue, et la vidange simple intervient par voie locale réflexe. Le sevrage physiologique est progressif et suit l'espacement des tétées avec la diversification de l'alimentation de l'enfant.

Si la femme n'allaite pas, la glande mammaire revient rapidement à l'état antérieur après dégradation des produits de sécrétion puis disparition des structures sécrétoires remplacées par du tissu conjonctivo-adipeux avec un réseau canalaire.

Si la femme ne souhaite pas allaiter

- On procède dès l'accouchement à l'interruption artificielle de la lactation par la prescription de : bromocriptine (Parlodel® ou son générique Bromo.Kin Gé) à dose progressive de 1/2 comprimé le 1er jour, 1 comprimé le 2e jour puis 2 comprimés par jour en deux prises jusqu'au 14e jour ; ou lisuride (Arolac® comprimés sécables) à prendre tout de suite après l'accouchement, au plus tard dans les 24 heures, et pendant 14 jours à raison de 2 comprimés par jour.
- Surveiller les effets secondaires du traitement : risques d'hypotension orthostatique et de vertiges, nausées et vomissements également possibles.
- Prévenir la patiente de ces risques, lui conseiller de prendre les comprimés en cours de repas et l'inciter à la prudence lors des changements de position.

En cas d'allaitement maternel

- La mise au sein précoce, dès l'accouchement :
  - est bénéfique au bébé (absorption du colostrum, liquide riche en facteurs immunologiques maternels) ;
  - stimule la mise en route de l'arc réflexe neuroendocrinien entretenant la lactation par sécrétion hypophysaire de prolactine et d'ocytocine.
- Lors de la montée laiteuse proprement dite, vers le troisième jour :
  - rassurer la patiente sur la normalité des manifestations cliniques : seins congestifs et douloureux, pic fébrile ;
  - l'informer que ces manifestations ne persistent pas au-delà de 24-48 heures.
- Donner à la patiente qui allaite les conseils d'hygiène des seins et de prévention des complications :
  - éviter l'engorgement mammaire, si besoin après la tétée vider complètement le sein par expression manuelle sous une douche chaude ;
  - favoriser la bonne répartition du lait dans toute la glande mammaire, par le port d'un soutien-gorge adapté (maintien sans compression) ;
  - éviter les crevasses du mamelon :
    - bien installer le bébé, insérer entre ses lèvres une partie de l'aréole avec le mamelon pour éviter les tractions sur le mamelon pendant la tétée ;
    - après chaque tétée, protéger chaque mamelon par une compresse douce ou un coussinet vendu dans le commerce.

Le nettoyage des mamelons avant chaque tétée n'est pas nécessaire ; la douche quotidienne et le lavage des mains avant de donner le sein sont des mesures d'hygiène suffisantes.

Dépister et traiter les complications de l'allaitement

➡ Engorgement

- Seins globalement durs et douloureux, difficulté à l'écoulement du lait.
- Conduite à tenir :

– douches chaudes, ou application de compresses chaudes, et massages doux avant les tétées pour assouplir le sein et faciliter sa vidange ;
– après la tétée : application locale d'un décongestif (Osmogel®) ou d'un sac réfrigéré de type Cryogel®.

➡ Crevasses du mamelon

• Érosions douloureuses à la préhension et à la succion.
• Conduite à tenir :
– s'abstenir de donner le sein douloureux jusqu'à la guérison (ou au moins pendant 12 heures), et le vider par expression manuelle pour qu'il ne s'engorge pas ;
– sécher le mamelon à l'air chaud (sèche-cheveux) pour éviter toute irritation.

➡ Lymphangite aiguë

• Douleur, chaleur et rougeur localisées à un territoire, accompagnées de fièvre et de frissons ; ganglions palpables et douloureux dans le creux axillaire homo-latéral.
• Conduite à tenir :
– poursuivre l'allaitement et donner le plus souvent possible le sein atteint ;
– éviter la pression sur le sein douloureux en variant la position pendant la tétée ;
– entre les tétées, appliquer un sac Cryogel® (action antalgique) ;
– antibiothérapie sur prescription médicale s'il n'y a pas d'amélioration après 48 heures.
• Si lymphangite évoluée au stade de **galactophorite** (pus dans le lait) :
– repos au lit pendant 1 à 2 jours ;
– arrêt de l'allaitement ;
– prélèvement pour examen bactériologique ;
– mise en œuvre et surveillance de l'antibiothérapie.
• Si drainage chirurgical d'un **abcès du sein** (noyau dur et douloureux, possible écoulement de pus au niveau du mamelon) :
– surveillance locale ;
– réfection du pansement ;
– contrôle de l'efficacité du traitement sur régression des signes.

Vérifications, conseils et informations avant la sortie

• S'il s'agit d'une femme Rhésus négatif ayant accouché d'un bébé Rhésus positif, vérifier qu'elle a reçu des gammaglobulines anti-D.
• S'assurer également :
– qu'elle a été vaccinée contre la rubéole si besoin (sérologie négative avant et pendant la grossesse, prévention nécessaire en vue de grossesses ultérieures) ;
– qu'un éventuel traitement instauré avant la grossesse et interrompu durant celle-ci (antirétroviraux, thyroïdien, etc.) a bien été repris.
• Tester les connaissances de la patiente et réajuster si besoin :
– l'informer que les lochies vont diminuer en volume jusqu'à disparition complète au bout de 15 jours-3 semaines, et que le retour de couches (réapparition des règles) survient généralement 6 à 8 semaines après l'accouchement mais peut être retardé (8 à 10 semaines) en cas d'allaitement ;
– lui indiquer les auto-soins et l'autosurveillance à poursuivre, et lui signaler qu'elle doit consulter si les pertes sont anormales (présence de sang ou de pus, odeur fétide) ou si elle présente de la fièvre ;
– la rassurer sur l'innocuité des rapports sexuels (sauf en cas d'épisiotomie : abstinence de rapports avec pénétration vaginale conseillée pendant 2-3 semaines).
• S'assurer que la reprise de contraception a été envisagée avec le médecin, et la conseiller sur les méthodes d'action locale si nécessaire.
• Lui déconseiller de reprendre trop rapidement une activité sportive intensive, mais, sur demande et en l'absence de contre-indication médicale, lui indiquer des mouvements de gymnastique douce à pratiquer pour re-muscler la sangle abdominale et affiner la silhouette.
• L'inciter à bénéficier des séances de rééducation périnéo-sphinctérienne prescrites 6 à 8 semaines après l'accouchement.

• Contrôler la prise de rendez-vous pour la visite postnatale à planifier au cours du deuxième mois suivant l'accouchement, lui en rappeler l'intérêt dans son suivi gynéco-obstétrical et l'obligation administrative.

• Cet examen comporte un examen général clinique complet et un examen gynécologique, et devra retrouver :
– une vulve fermée, tonique ;
– si épisiotomie, une cicatrice indolore ;
– aucun problème d'évacuation.

• Au toucher vaginal :
– un col utérin normal et fermé ;
– un corps utérin ayant retrouvé son tonus initial.

• Au cours de cette visite, la reprise de contraception (délai pour DIU) pourra être envisagée si seules des méthodes locales ont été préconisées après l'accouchement ; les pilules œstro-progestatives ne pourront pas être prescrites si la femme allaite.

Besoins du nouveau-né et éducation de la mère aux soins de son bébé

La relation mère-enfant

Le comportement maternel appartient plus au domaine de l'acquis que de l'inné.
Différentes thèses ont été proposées dans les dernières décennies pour tenter de cerner la spécificité de la relation mère-enfant chez l'humain : programmation génétique de l'attachement (J. Bowlby, dans les années 1960), interactions répétitives entre la mère et le bébé, évoluant vers l'harmonisation de réponses réciproques adaptées…

L'émergence récente de la maternologie a introduit la notion d'une capacité maternelle de la femme, directement liée à sa propre expérience du maternage dans la petite enfance. Ce vécu de la femme, réactivé au cours de la grossesse et de l'accouchement, induit des comportements qui lui sont propres et relèvent des mécanismes de transfert et de reproduction.
J.-M. Delassus, porteur de ce courant, rappelle :
• que la programmation génétique de l'attachement n'a jamais été vérifiée scientifiquement ;
• que le bébé, s'il a des compétences qui le rendent apte à la communication avec sa mère et est très réceptif aux manifestations de celle-ci, n'a par contre aucune autonomie motrice et est totalement dépendant des soins qu'on lui prodigue ;
• qu'il est par conséquent essentiel que la mère sache reconnaître les signaux émis par son enfant pour y répondre de façon satisfaisante.
L'attachement du bébé est ici compris comme une réponse à celui d'une mère « suffisamment bonne » (comme la décrit Winnicott) pour répondre à ses besoins, lui offrir un environnement sécurisant et lui permettre, à travers les sensations corporelles éprouvées, d'établir un lien entre son monde intérieur et le monde extérieur.
Dès la naissance, le bébé a des aptitudes sensorielles qui lui permettent d'entrer en relation :
• par le contact de la peau, très important ; il a besoin de stimulations par le toucher, le portage, les caresses ;
• par l'audition, déjà très développée ; il entend les bruits sans encore bien les localiser, il peut être calmé par la voix de sa mère ou perturbé par des sons brusques ;
• l'odorat et le goût sont également des moyens de percevoir son environnement ;
• il est très sensible aux émotions profondes que lui transmettent les personnes qui s'occupent de lui et qu'il perçoit dans leurs gestes, leur façon de le porter et le manipuler, les intonations de leur voix ;

• il est capable de susciter l'attention par les sons qu'il émet, ses pleurs, sa façon de se blottir en confiance contre le corps de l'autre…

Il a besoin d'être sécurisé par un environnement stable et constant et une certaine rythmicité qui lui permettent de trouver des repères, tout en favorisant ses découvertes, mais aussi de trouver une satisfaction apaisante à ses besoins physiologiques de chaleur, de nourriture, de confort et d'hygiène.

La mère « suffisamment bonne » apprend à établir le dialogue avec son enfant, à reconnaître les signes émis par lui, à distinguer les pleurs exprimant la faim de ceux qui traduisent l'inconfort, la douleur ou la demande d'affection… Elle ajuste sa réponse au besoin pressenti, nourrit le bébé à la demande, le change quand il est souillé, ou simplement le réconforte et le rassure en lui parlant, en le caressant, en le berçant.

Si elle peut se reconnaître le droit d'être mère et se faire suffisamment confiance, elle trouve en elle les ressources propices à l'élaboration d'un attachement réciproque. Mais elle a besoin pour les mobiliser de se sentir soutenue, aidée dans ses apprentissages, reconnue et valorisée dans son rôle tant par le personnel que par son entourage affectif (notamment par le père de l'enfant, et par sa propre mère).

J.-M. Delassus parle de « naissance de la mère » en *post-partum.*

Dans la plupart des cas, la relation mère-enfant s'initie de façon adéquate dès les premiers instants en salle de naissance. L'état physiologique et émotionnel de la femme, juste après l'accouchement, est favorable à cette rencontre :

• le nouveau-né déposé sur le corps de sa mère se réchauffe à son contact, il reconnaît son odeur et les modulations de sa voix, et cet environnement déjà familier *in utero* le rassure ;

• la mère (et le père s'il est présent) établit un contact visuel et tactile avec l'enfant réel : elle peut toucher et caresser le bébé qu'elle découvre comme un individu différencié d'elle.

Le séjour en maternité permet de maintenir le contact privilégié mère-enfant qui prolonge la relation symbiotique mère-fœtus, tout en favorisant les liens harmonieux avec les autres membres de la cellule familiale (père, fratrie) et la transition vers un retour à domicile.

Il arrive néanmoins que la relation mère-enfant soit altérée pour diverses raisons inhérentes :

• à l'histoire de la femme : insuffisance de modèle maternel dans son enfance, image d'elle-même dévalorisée et sentiment d'incompétence à être une bonne mère, insécurité relationnelle… ;

• au vécu de la grossesse et/ou de l'accouchement : pathologie, douleur, déception liée au sexe ou à l'aspect de l'enfant… induisant des réactions de ressentiment ou de rejet à son égard ;

• à une situation affective ou socio-économique perturbée, non propice à la venue de l'enfant ou aggravée par elle…

Une primipare anxieuse peut être inhibée par son manque d'expérience et la peur de toucher l'enfant qu'elle perçoit comme fragile à l'excès.

D'où l'importance :

• d'être attentif au comportement de la mère et de l'enfant pour dépister tout dysfonctionnement dans la relation : hyperprotection rigide tout autant que désintérêt apparent chez la mère, attitude de retrait du bébé… ;

• d'apporter une aide appropriée tout en autorisant la femme à exprimer ses difficultés ;

• de prévenir les situations préjudiciables au développement de l'enfant.

Diététique du nouveau-né

L'alimentation du bébé est instituée dès les premières heures de vie, après vérification de l'intégrité du tube digestif et du réflexe de déglutition :

• évite la déshydratation et le risque d'hypoglycémie ;

• stimule le péristaltisme digestif du bébé et l'élimination du méconium.

Selon le choix de la mère :

- il est mis au sein précocement, dans les 30 minutes suivant la naissance, ce qui a pour effet de favoriser le processus de la lactation par réflexe lié à la succion, et une meilleure rétraction utérine en post-partum immédiat par la libération d'ocytocine ;
- ou reçoit un biberon de 10 à 15 mL de lait artificiel dans les trois premières heures.

L'alimentation est ensuite poursuivie à raison de 6 à 8 repas par 24 heures, dont 1 la nuit généralement.

Les horaires de repas sont :

- libres, commandés par le rythme sommeil-veille et l'appétit du bébé, tout en respectant un intervalle minimum de 2 heures entre deux repas pour permettre la digestion ;
- ou dirigés, à heures fixes, toutes les 3-4 heures environ.

Si le lait maternel reste le mieux adapté aux besoins du bébé, on dispose actuellement de laits de substitution de bonne qualité, et il est important de donner à la femme une information fiable et complète afin qu'elle décide librement du mode d'allaitement, sans subir de pression ni se sentir culpabilisée dans son choix, qu'elle n'a pas à justifier.

Mieux vaut une maman qui donne le biberon avec tendresse qu'une mère qui se contraint à nourrir son enfant au sein et le fait avec indifférence ou déplaisir.

Allaitement maternel

Le lait maternel est constitué de 90 % d'eau et de 10 % d'éléments solides.

Il assure un apport calorique de 65 à 70 kcal/100 mL.

Le volume sécrété est variable d'une mère à l'autre ; il est influencé par la stimulation exercée par l'enfant lors des tétées mais aussi par des facteurs environnementaux tels que le stress ou la fatigue. En cas de problème, l'allaitement maternel peut être complété ou relayé par un lait artificiel.

➡ Avantages

Le lait maternel est toujours disponible et à température idéale. Il s'adapte d'autant mieux à une alimentation à la demande. La durée de la tétée (entre 10 et 20 minutes en moyenne) et la quantité absorbée sont fonction de l'appétit de l'enfant.

Sa sécrétion glandulaire évolue avec les besoins du nouveau-né et ses capacités digestives :

- le colostrum, émis du premier au troisième jour environ, est plus pauvre en lactose et en matières grasses que le lait mature mais plus riche en sels minéraux et en protéines ;
- le lait dit de transition s'enrichit en lactose et en lipides et acquiert ses propriétés définitives en deux semaines pour devenir le lait mature ;
- le lait mature couvre les besoins du nourrisson dans les mois suivants (croissance et énergie).

Le colostrum (et le lait en moindre quantité) contient des facteurs immuno-actifs qui aident le bébé à se défendre contre l'infection intestinale et générale. Ce sont :

- des macrophages et des lymphocytes immunocompétents ;
- de la lactoferrine, qui inhibe la croissance des colibacilles et des Candida ;
- des lysozymes, qui ont un rôle bactéricide ;
- des immunoglobulines, de type IgA surtout, qui tapissent la muqueuse digestive et la protègent des agressions bactériennes et virales.

Sa teneur en protéines répond exactement aux besoins de croissance du bébé, limitant ainsi la production de déchets et le travail d'élimination rénale et hépatique. Il ne contient pas de bêta-lactoglobuline allergisante, présente dans le lait de vache.

Il contient plus de lactose (68 g/litre) que le lait de vache, et des oligosaccharides qui favorisent le développement de la flore bifidogène (transformation du lactose en acide lactique) et l'absorption des minéraux.

La concentration en minéraux du lait maternel est plus faible que celle du lait de vache (sodium notamment) et son rapport calcium/phosphore est équilibré ; il contient moins de fer, mais celui-ci est

mieux absorbé (50 %) par la muqueuse intestinale du bébé grâce à la lactoferrine.
Il est plus riche en vitamines A, E et C, et contient des petits peptides qui favorisent l'absorption des vitamines (B12, acide folique) et des oligo-éléments (zinc) ; mais il a un faible taux de vitamines D et K.
Le lait maternel est adapté à la satiété du bébé : il est plus gras que le lait de vache, et son taux de lipides (variable d'une femme à l'autre) s'enrichit au fur et à mesure de la tétée, formant en fin de repas un surnageant à la surface du contenu de l'estomac.
Il est plus riche en acides gras essentiels (notamment acide linoléique) indispensables à la croissance du système nerveux, et en cholestérol.
Il est rapidement digéré (faible taux de caséine), en 1 heure 30 environ, et assimilable.
L'allaitement maternel renforce les contacts corporels mère-enfant et contribue au développement de l'attachement mutuel.

➡ Inconvénients

L'allaitement maternel nécessite la présence de la mère à chaque tétée, et prive le père d'une participation réellement active dans l'alimentation du bébé.
Il implique :
- des soins des seins, qui ne suffisent pas toujours à éviter les complications mammaires ;
- une adaptation de l'hygiène de vie (régularité, calme et repos) et de l'hygiène alimentaire de la mère.

➡ Contre-indications

L'allaitement maternel peut être contre-indiqué, en cas de :
- pathologie maternelle sévère ou risque de transmission au bébé d'une pathologie infectieuse évolutive (tuberculose, hépatite virale ou sida, etc.) ;
- abcès du sein ;
- utilisation de certains médicaments qui passent dans le lait et sont dangereux pour l'enfant par leur action pharmacologique, leurs interactions avec les métabolismes du bébé ou leur accumulation par élimination plus lente que chez l'adulte. Ce sont, entre autres : les anticoagulants oraux, les antihypertenseurs, les dérivés de l'atropine, les barbituriques, les morphiniques, certains antibiotiques…

Une mère allaitante doit donc s'abstenir de prendre un médicament sans avis médical.

Allaitement artificiel

➡ Avantages

S'il est donné avec amour, le repas au biberon représente également un moment privilégié de contact avec l'enfant, par la proximité corporelle et l'échange de regards.
Il permet au père d'avoir un rôle plus actif dans l'alimentation de l'enfant.
Dans un partage équitable des rôles, la mère peut plus facilement se reposer la nuit et disposer plus librement de son temps dans la journée, n'étant pas tenue à la nécessité d'une présence constante.

➡ Inconvénients

Il astreint à la préparation des biberons et nécessite de transporter le matériel adéquat lors des déplacements.
Il représente un coût non négligeable pour une famille aux revenus modestes.
Son inconvénient majeur est l'absence d'anticorps dans les laits commercialisés, d'où une plus grande sensibilité de l'enfant aux infections.
Il peut induire une intolérance aux protéines du lait de vache, nécessitant le recours aux laits de régime.

➡ Laits diététiques du commerce

Fabriqués industriellement à partir du lait de vache modifié (naturellement trop riche en protéines et sels minéraux, pauvre en acides gras essentiels et en fer), ils sont actuellement d'excellente qualité.
Ils sont adaptés à la croissance de l'enfant et définis en trois catégories par la législation européenne de 1994 : les laits pour nourrissons ou laits du 1er âge jusqu'au 4e mois, les laits de suite (anciennement appelés laits du 2e âge) de 4 mois à 1 an, et les laits pour enfants en bas âge de 1 an à 3 ans.

Pour toutes les formules, la réglementation :
- fixe la valeur énergétique (60-75 kcal/100 mL), la teneur en protéines, lipides et glucides ;
- précise les apports en acide linoléique, en minéraux (notamment rapport calcium/phosphore, et fer) et en vitamines ;
- admet le sucrage mixte s'il respecte un minimum de 3,5 g de lactose/100 kcal, et dans la limite des sucres autorisés.

Toutes les préparations sont enrichies en vitamine D (entre 400 et 500 UI/litre).

Pour les bébés présentant des problèmes particuliers, on dispose de laits de régime adaptés à chaque cas :

• laits acidifiés indiqués pour les troubles de la digestion : d'une formule comparable à celle des préparations pour nourrisson, ils sont soumis à une fermentation qui les rend plus digestes ;

• laits hypoallergéniques ou Hydrolysats de protéines pour les bébés allergiques aux protéines du lait ou atteints de diarrhée sévère : ils présentent une fraction protéique partiellement ou totalement hydrolysée pour éliminer le facteur de risque constitué par la présence de bêta-lactoglobulines ; certains sont pris en charge par la Sécurité sociale ;

• laits enrichis en protéines, d'une constitution proche du lait maternel, pour les enfants de faible poids à la naissance ;

• laits anti-régurgitations, ou laits AR, en cas de reflux gastro-œsophagien : une partie de leur apport glucidique est assurée par de l'amidon (caroube, maïs ou riz) qui augmente leur viscosité et diminue la fréquence et le volume des régurgitations.

Ces laits se présentent sous forme de poudre (il existe des préparations liquides, plus onéreuses) et doivent être reconstitués avec de l'eau minérale ou de source faiblement minéralisée de préférence (Evian, Vittel, Volvic, etc.), à raison d'une mesure rase de lait pour 30 mL d'eau.

L'eau du robinet peut être utilisée (moindre coût) si elle est saine, ni trop calcaire ni trop chlorée.

➡ Modalités d'allaitement

Un nouveau-né prend généralement 6 biberons par jour, plus 1 la nuit si nécessaire.

Il peut être nourri à la demande (en fonction de son sommeil et de son appétit) en respectant un délai de 2 à 4 heures entre deux biberons et en assurant une ration énergétique totale suffisante sur les 24 heures (environ 100 à 120 kcal/kg de poids), ou à heures fixes à raison d'un biberon toutes les 3-4 heures.

Le volume apporté est augmenté progressivement : on peut proposer la ration supérieure quand le bébé boit tout son biberon et semble avoir encore faim. Il ne faut ni le forcer, ni le restreindre.

Généralement on donne, par repas :

• 10 mL de lait reconstitué le premier jour ;

• puis on augmente de 10 mL chaque jour pour atteindre 70 mL à J7.

Ensuite, la ration sera augmentée de 10 mL chaque semaine jusqu'à la fin du premier mois.

Les besoins hydriques du bébé sont de 150 mL/kg de poids et par jour. Au besoin (ration non assurée par la prise de lait, épisodes diarrhéiques, conditions climatiques induisant un excès de sudation), il faut compléter l'apport par des biberons d'eau pure, pour prévenir la déshydratation.

Un supplément vitaminique (vitamines D, E, C notamment) est apporté par une préparation pharmaceutique en gouttes.

Surveillance de la courbe de croissance

La pesée est quotidienne à la maternité, puis hebdomadaire à domicile durant le premier mois.

Elle doit toujours être faite :

• au même moment de la journée (avant le bain par exemple) ;

• sur le même pèse-bébé, taré avec la protection ;

• et dans les mêmes conditions (bébé nu de préférence, ou simplement revêtu d'une petite chemise).

Dans les premiers jours de vie, la perte physiologique totale atteint 5 à 10 % du poids de naissance, puis

s'amorce une courbe ascendante et le poids de naissance est généralement repris entre le 5e et le 8e jour de vie.
Le gain pondéral moyen est de 25 g par jour durant le premier trimestre de vie.

Soins de confort et d'hygiène du nouveau-né

Soins de confort

L'environnement du bébé doit favoriser son bien-être, sa sécurité et son repos.
La température corporelle du bébé, stabilisée dans les premières heures de vie à 36,5-37 °C est contrôlée 1 fois par jour à la maternité, généralement au moment du bain, ou plus sur signes d'appel.
Du fait de sa surface corporelle relativement étendue par rapport à sa masse, surtout s'il est de petit poids, il reste sensible à la déperdition de chaleur par évaporation, convection ou radiation. On doit veiller :

- à maintenir une température ambiante adaptée et constante ;
- à éviter les flux d'air dans son environnement immédiat ;
- à le sécher et à l'habiller rapidement après le bain ;
- à ne jamais le poser sur une surface froide sans protection isolante (source d'inconfort) ;
- à le couvrir suffisamment, surtout durant l'inactivité du sommeil, sans excès toutefois.

Le bébé alterne de longues périodes de sommeil (18 à 20 heures/24 heures) et des périodes de veille, le plus souvent rythmées par sa faim.
Préserver son sommeil dans le calme en évitant les visites trop nombreuses et l'agitation autour de lui, les variations sonores, les bruits et mouvements brusques, les lumières trop vives.
L'installer dans un berceau propre et confortable, en prenant garde aux plis et coutures du linge et des vêtements qui peuvent irriter sa peau fragile.
Faciliter sa liberté de mouvement par des vêtements adaptés, ne pas border drap et couverture de manière contraignante.
Le coucher de façon à favoriser sa respiration, et sa digestion après les repas. La position dorsale, haut du corps légèrement surélevé est conseillée, surtout après la tétée pour éviter les fausses routes en cas de régurgitation ; elle favorise par ailleurs l'éveil et la mobilisation. Le décubitus ventral est déconseillé quand le bébé ne soulève pas encore sa tête seul, car il majore le risque d'étouffement ; de plus, il favorise la lordose lombaire et la déformation des pieds.
Lui assurer un bien-être corporel par des changes fréquents.

Soins d'hygiène

Règle générale : avant de faire les soins du bébé, il faut bien se laver les mains et enlever les bijoux qui pourraient le blesser.

➡ Changes et soins du siège

Les premières urines sont émises avant la 24e heure de vie. Le nombre et le volume des mictions augmentent au cours des premiers jours, proportionnellement aux apports hydriques (de 10-20 mL le 1er jour à environ 100 mL le 5e jour).
Le méconium (ingestion et digestion de liquide amniotique *in utero*) doit être éliminé dans les 24-36 heures après la naissance. Ce sont les premières selles, visqueuses et collantes, d'un brun verdâtre.
Après 2-3 jours, les selles sont différentes selon le mode d'alimentation :

- nombreuses, molles à semi-liquides, odorantes (aigrelettes) et jaune d'or verdissant au contact de l'air chez un bébé nourri au sein ;
- moins fréquentes (2 à 4/24 heures), plus moulées et granuleuses, jaunâtres chez un bébé nourri au biberon.

Change et soins du siège sont à effectuer de préférence après le repas, et à renouveler aussi souvent que nécessaire pour éviter la macération et l'irritation de la peau par l'urine et les matières fécales :

- après élimination de la couche sale (si fèces, noter l'aspect), installer une protection propre sous

les fesses du bébé et procéder à une toilette des organes génitaux et du siège, à l'eau et au savon de Marseille ou au lait de toilette ;
- bien assécher par tamponnement doux, en insistant sur les plis cutanés ;
- observer l'aspect local pour dépister rougeur et irritation. Protéger si besoin (diarrhée, selles acides) par une crème avant de remettre une couche propre.

En cas d'érythème fessier :
- laisser le siège à l'air le plus souvent possible ;
- assécher par application d'éosine aqueuse ou de solution de Milian (mais ces colorants antiseptiques masquent l'évolution) ou étendre une pommade cicatrisante et protectrice sur les lésions.

➡ Toilette journalière

- Le premier bain est donné dès la naissance ou les premières heures de vie, avec un savon doux pour éliminer le *vernix caseosa* sans frotter et conserver à la peau son pH naturel (4,9) qui la protège contre l'infection.
- Il est ensuite renouvelé quotidiennement :
  - dans une pièce tempérée à 21-22 °C ;
  - température du bain à 37 °C ;
- Enlever la couche du bébé et procéder au soin de siège et à la prise de température avant de continuer à le déshabiller.
- Inspecter rapidement l'état cutané à la recherche de rougeur, érosion, éruption.
- Effectuer la pesée.
- Le bébé peut être savonné hors du bain (mais à proximité immédiate) ou dans le bain, sur tout le corps sans oublier les plis de flexion, avec un savon neutre et non parfumé.
- Chez un petit garçon repousser délicatement le prépuce (de préférence dans le bain), sans décalotter complètement, pour laver l'extrémité du gland.
- La sécurité du bébé est assurée par un maintien ferme lors du transfert dans le bain.
- Il est plongé progressivement dans le bain, tout en observant ses réactions.
- Dans le bain, le haut du corps reste maintenu par l'adulte, tête hors de l'eau, et on laisse les jambes libres de mouvement. On évite d'immerger trop longtemps le cordon ombilical.
- Le cuir chevelu est lavé au shampooing pour bébé ou au savon, chaque jour, pour éviter la dermite séborrhéique S'il existe des petites croûtes dites « de lait », on peut les décoller avec un tampon imbibé d'huile d'amande douce, avant le shampooing.
- Rincer, sortir le bébé du bain et l'envelopper rapidement dans un drap de bain préalablement tiédi, en recouvrant sa tête.
- Bien le sécher par tamponnement, en commençant par tête et thorax (éviter le refroidissement) et en insistant sur les plis cutanés. Vêtir rapidement le haut du corps avant d'effectuer les soins de cordon ombilical.

➡ Soins du visage

- Ils peuvent être effectués avant ou après le bain.
- Nettoyer :
  - la face, le cou, le pavillon de l'oreille et le sillon rétro-auriculaire avec de l'eau minérale ou du lait de toilette pour bébé ;
  - chaque œil avec une compresse stérile et du sérum physiologique ou de l'eau stérile, en allant de la commissure interne vers l'extérieur ;
  - le tiers externe du conduit auditif, à sec, avec une fusette de coton (ou coton-tige, sans l'enfoncer) pour chaque oreille ;
  - le nez avec des fusettes de coton imbibées de sérum physiologique.
- Terminer les soins en peignant le bébé avec une brosse aux poils souples et doux.
- S'il est nécessaire de couper les ongles, quand le bébé se griffe le visage notamment, le faire avec beaucoup de précaution et en employant des petits ciseaux aux bouts arrondis (ou un coupe-ongles pour bébé).

➡ Soins du cordon ombilical

- Ils sont à effectuer au moins une fois par jour, au cours de la toilette. Une mauvaise hygiène du cordon ombilical est source d'infection qui peut se généraliser (porte d'entrée vasculaire).
- Après le bain :

– observer l'aspect local et contrôler l'absence de saignement, rougeur, suintement ou odeur anormale ;
– passer de la chlorhexidine avec une compresse stérile, puis appliquer de l'éosine aqueuse à 1 % (antiseptique et favorisant l'assèchement) ;
– entourer la base du cordon d'une compresse stérile pour isoler le clamp de la peau.

• L'exposition à l'air, après application de solution antiseptique et asséchante, est indiquée pour accélérer la cicatrisation ; il faut bien replier la chemise pour éviter tout frottement, et surtout positionner la couche de sorte qu'elle ne couvre pas l'ombilic.

• Lorsque le cordon ombilical se décolore et se dessèche, vers le 2e-3e jour, le clamp de Bar peut être enlevé. L'évolution se fait ensuite par le creusement d'un sillon de nécrose aseptique à la jonction cordon-peau, et l'épidermisation du fond de la plaie.

• La chute spontanée du cordon survient généralement après la sortie de la maternité, entre le 6e et le 10e jour, laissant une plaie discrètement suintante au début.

• On conseille à la maman de poursuivre les soins jusqu'à cicatrisation complète.

Éducation de la mère aux soins de son bébé

Le développement, l'alimentation et les soins du nourrisson et du jeune enfant étant développés dans l'ouvrage consacré aux soins en puériculture et pédiatrie, nous ne traiterons ici que du rôle infirmier auprès de la mère dans les premiers apprentissages de la maternité, durant son séjour et pour la préparer au retour à domicile.

Favoriser la mise en place de la relation mère-enfant et l'accueil du bébé dans la cellule familiale

• Sauf en cas d'extrême nécessité, **ne pas séparer le bébé de sa mère**, favoriser au maximum leur climat d'intimité.

• Dès l'installation dans la chambre, placer le berceau (ou l'incubateur, si bébé de petit poids) à proximité du lit maternel, de manière à ce que la mère puisse voir son bébé, même si elle doit rester alitée les premières heures (péridurale, césarienne).

• Dès que son état physique l'y autorise, **laisser à la mère le soin de s'occuper elle-même de son enfant** pour les changes et la toilette. Si elle ne peut donner le premier bain le papa présent sera invité à le faire, ou si possible ils pourront le faire ensemble. Guider les gestes des parents inexpérimentés pour leur permettre d'accroître leur confiance en eux.

• **Contribuer à faire de la tétée un moment d'échange agréable entre la mère et l'enfant :**
– en veillant au confort de la maman, dès les premières tétées :
  - soulager la douleur auparavant, si nécessaire (épisiotomie, césarienne) ;
  - indiquer comment s'installer avec l'enfant, dans le lit ou au fauteuil, pour l'allaitement au sein ou pour donner le biberon ;
– en lui apprenant à reconnaître le moment propice pour alimenter son enfant, pour éviter qu'il ne soit trop endormi ou trop affamé et agité au moment du repas. Le bébé peut manifester sa faim par de l'agitation, des pleurs ou cris, des mouvements de succion ou un réflexe de fouissement (tourne la tête en tous sens en ouvrant la bouche) ;
– en l'aidant à s'adapter au rythme de son bébé, en l'encourageant par des commentaires positifs ;
– en la rassurant si le bébé semble avoir peu d'appétit mais est en bonne santé et a une courbe de poids normale.

• **Apprendre à la maman à manipuler son bébé** avec douceur tout en assurant sa sécurité :
- préparer l'enfant au geste qu'elle va effectuer, par la parole, pour ne pas le surprendre ;
- maintenir sa tête pour le soulever et le porter, afin qu'il n'éprouve pas une sensation de déséquilibre ;
- placer ses mains pour le maintenir contre elle (dans les bras ou redressé contre le thorax) de façon sécurisante mais sans pression excessive ;
- sourire et parler au bébé pour inciter la maman à le faire. Lui faire observer à quel point le bébé est attentif aux voix et semble aimer qu'on lui parle tendrement.

• **Commenter l'évolution du bébé**, expliquer les soins qui peuvent paraître agressifs (par exemple micro-prélèvements de sang veineux pour dépistage de la phénylcétonurie et de l'hypothyroïdie) ; informer qu'un examen médical complet sera effectué avant la sortie.

• Rassurer en cas d'ictère physiologique, en expliquer l'origine et le caractère transitoire ; s'il est traité par photothérapie, en avertir la maman en l'informant du mode d'action.

• **Évaluer les capacités de la maman à reconnaître les besoins de son enfant**, à tolérer ses pleurs et à les interpréter, à lui donner des réponses adaptées.

• Ajuster l'enseignement à son niveau de connaissance, lui consacrer du temps pour répondre à ses questions ; lui transmettre les informations nécessaires par étapes, pour en permettre l'assimilation et favoriser l'autonomie avant le retour à domicile.

• **Reconnaître les manifestations témoignant de son éventuelle anxiété :** demandes réitérées de conseils et crainte de ne pas être apte à assumer la situation, peur de toucher l'enfant, inquiétude excessive face aux pleurs ou à l'état de santé d'un enfant sans problème particulier… Clarifier avec elle le niveau et les causes probables de son anxiété. Proposer une aide appropriée.

• **Faciliter l'instauration d'une nouvelle dynamique familiale avant la sortie de la maternité :**
- inciter la maman à faire participer son conjoint aux soins du bébé, pour le familiariser avec leur enfant et l'intégrer progressivement dans la relation ;
- favoriser cette présence du père en adaptant si besoin avec souplesse les horaires de visite ;
- sauf contre-indication majeure, si le bébé a une fratrie, autoriser la visite des autres enfants à la maternité. La possibilité de voir leur maman, et ce premier contact avec le bébé, seront plus favorables à son acceptation qu'un retour à domicile de maman, après plusieurs jours d'absence, en compagnie d'un bébé jusqu'alors inconnu ;
- si cette visite est impossible, on peut conseiller de présenter le petit frère ou la petite sœur, avant le retour, au moyen de photographies ou mieux d'enregistrements vidéo ;
- dans tous les cas, maintenir les contacts familiaux par communications téléphoniques.

• **Dépister les signes d'une relation mère-enfant inadéquate, et transmettre en vue d'une prise en charge adaptée :**
- mère semblant se désintéresser de son enfant, ne le regardant pas, ne lui parlant pas, ne le touchant pas, ou au contraire incapable de s'en séparer, au détriment du repos de l'enfant ;
- rigidité dans les attitudes et les gestes maternels… ;
- bébé trop silencieux, inexpressif et hypotonique, ne réclamant jamais rien, ou au contraire bébé hypertonique, en état de vigilance inquiète, agité et non rassuré par la présence de sa mère.

Éduquer une maman à l'alimentation de son bébé

→ Guider la pratique de l'allaitement au sein

• Respecter les règles générales :
- bien se reposer, s'accorder au moins 10 minutes de relaxation avant la tétée ;
- donner le sein à la demande, mais éviter un délai trop long entre deux tétées (supérieur à 5 heures) pour prévenir l'engorgement ; au début préférer des tétées plus fréquentes et plus courtes ;

– lors des premières tétées donner les deux seins pour stimuler la montée laiteuse, en alternant l'ordre de présentation. Puis, si la lactation est abondante, un seul sein suffit : vidanger l'autre manuellement si besoin ;
– se laver les mains avant de donner le sein, masser les seins pour faciliter l'excrétion du lait. En cas de crevasses douloureuses, l'utilisation d'un bout de sein artificiel est possible.
• S'installer confortablement :
– au lit :
- couchée sur le côté, bébé allongé contre elle tête dans l'alignement du sein, haut du corps relevé par un oreiller ;
- assise, tête du lit relevée et dos bien maintenu ; placer un oreiller sous son bras pour pouvoir soutenir la tête du bébé sans se fatiguer et éviter les douleurs dorsales ;
– au fauteuil :
- bras reposant sur l'accoudoir, buste bien droit et genoux un peu relevés, ou jambes allongées en appui sur un tabouret ;
- mettre le bébé en position demi-assise sur ses genoux, soutenir sa tête au creux du bras.
• Déroulement de la tétée :
– faire saillir le mamelon entre index et médius, en stimuler la lèvre inférieure du bébé et, quand il ouvre la bouche, introduire le mamelon et une partie de l'aréole (prévention des crevasses) ;
– déprimer légèrement le sein, avec le pouce, pour bien dégager le nez du bébé ;
– si le bébé tête trop vite et inefficacement, il se fatigue et s'arrête de téter ; l'aider en massant le sein pour faciliter l'écoulement. Cesser le massage quand la succion reprend, pour éviter un débit trop important (risque de fausse route) ;
– si le bébé s'endort au sein, le stimuler en caressant sa joue ;
– donner au bébé le temps de boire à son rythme, mais ne pas prolonger la tétée d'un sein au-delà de 20 minutes, pour limiter le risque de crevasses. Laisser faire un rot avant de donner le deuxième sein ;
– en fin de tétée, détacher le bébé du sein en insérant un doigt au coin de sa bouche et en le laissant glisser le long d'une gencive (éviter la traction sur le mamelon) ;
– tenir l'enfant en position verticale contre soi (ou, dans le lit, relevé en appui sur un oreiller) pour faciliter l'émission de rots.
• **Prévention des complications de l'allaitement,** par des soins rigoureux et une surveillance attentive *(voir « Surveillance de la montée laiteuse et soins des seins »).*
• Conseils alimentaires pour un allaitement de qualité :
– boire en quantité suffisante (1,5 à 2 litres d'eau par jour) ;
– avoir une alimentation équilibrée, variée et adaptée :
- ration énergétique quotidienne suffisante ;
- augmenter les apports en protéines, en huiles végétales et en glucides lents ;
- alimentation riche en calcium (au moins un demi-litre de lait complet, fromages, etc.), en fer et en vitamines ;
– éviter une consommation excessive :
- d'aliments dont le goût fort passe dans le lait et risque de déplaire au bébé (tester sa tolérance) tels que choux, ail, oignons, asperges, radis, charcuterie, gibier… ;
- d'aliments risquant d'induire une diarrhée chez le bébé (oranges, épinards, etc.) ;
– réduire l'absorption d'excitants (thé, café) et supprimer l'alcool (et le tabac).

➡ Guider l'alimentation au biberon

• Préparation des biberons
– le biberon peut être préparé :
- soit juste au moment du repas ;
- soit 12 à 18 heures à l'avance et conservé au réfrigérateur, puis réchauffé à température ambiante ou un peu plus chaude avant d'être donné au bébé ;
– l'hygiène doit être observée rigoureusement dans la préparation et les manipulations (hygiène du matériel et des mains). Éviter de mettre les

doigts sur la partie de la mesurette qui entre directement en contact avec le lait ;
– bien respecter la dose de lait (mesures rases, sans excédent) indiquée pour le volume d'eau ;
– verser la poudre dans l'eau préalablement tiédie (au bain-marie, au chauffe-biberon ou au four à micro-ondes) ou à température ambiante ; adapter la tétine, re-capsuler le biberon et l'agiter (par mouvements de roulis entre les mains) pour éviter la formation de grumeaux peu digestes ;
– choix de la tétine :
  - plus souple pour un bébé présentant des difficultés de succion ou se fatiguant rapidement ;
  - perforation adéquate pour que le débit de lait ne soit pas trop rapide (risque de fausse route) ni trop faible (fatigue du bébé) ;
– la mesurette doit être remise immédiatement après usage dans la boite de lait refermée hermétiquement. Conserver les boîtes de lait dans un endroit frais et sec.

• Installation :
– maman couchée sur le côté : bébé à côté d'elle en position demi-assise, en appui sur le bras de la mère ou sur un oreiller ;
– maman assise dans le lit ou au fauteuil : bébé en position demi-assise dans son bras replié, ou assis sur ses genoux et tête soutenue par son bras.

• Déroulement de la tétée :
– tester la température du lait en faisant tomber quelques gouttes sur le dos de la main ou sur le poignet : on ne doit pas percevoir de sensation de chaleur ;
– si le bébé n'ouvre pas la bouche spontanément, faire tomber quelques gouttes de lait sur sa lèvre inférieure pour l'inviter à prendre le biberon ;
– bien placer la tétine sur sa langue, relever le biberon au fur et à mesure de la tétée pour que la tétine soit toujours remplie de lait (éviter l'ingestion d'air qui diminue la capacité de l'estomac du bébé) ;
– si le bébé boit trop vite, arrêter de temps en temps la tétée pour le laisser reprendre son souffle. Au besoin, laisser passer un rot avant de redonner le biberon ;
– s'il s'endort sur le biberon : effectuer des mouvements de va-et-vient de la tétine entre ses lèvres pour stimuler la succion, lui caresser la joue pour le réveiller ;
– ne pas faire durer la tétée plus de 20 minutes si le bébé ne boit plus, ne pas s'inquiéter s'il n'a plus faim ;
– en fin de tétée, redresser le bébé en position verticale pour faciliter les rots. Éviter de trop le bouger pour limiter le risque de régurgitations.

• Entretien du matériel :
– bien laver les biberons, tétines et protège-tétines après usage, avec un produit détergent. Les biberons peuvent être lavés au lave-vaisselle, sinon utiliser un goupillon pour bien décoller les dépôts éventuels de lait sur les parois ;
– rincer abondamment à l'eau claire.

• Modes de stérilisation :
– *par ébullition :*
  - 20 à 30 minutes dans de l'eau minérale ou de l'eau du robinet si elle n'est pas trop calcaire ;
  - soit dans une casserole, en couchant les biberons et en les recouvrant d'eau ;
  - soit dans un stérilisateur à biberons, biberons remplis d'eau posés verticalement dans le panier prévu à cet effet ;
  - bien surveiller la durée d'ébullition pour éviter une évaporation trop importante (tétines, voire biberons brûlés) ;
– *à la vapeur :* 8 à 10 minutes ;
– *à froid :*
  - bain bactéricide, sporicide et fongicide préparé avec une solution de Milton ou des comprimés effervescents de Solustéril ;
  - les bacs vendus dans le commerce contiennent généralement deux biberons, à immerger complètement pendant un minimum de 1 heure 30 ;
  - la solution est à renouveler toutes les 24 heures ;
– *au four à micro-ondes :* s'assurer que les biberons sont prévus à cet effet ;
– au-delà de trois mois d'âge du bébé, la stérilisation n'est plus nécessaire ; un lavage soigneux est suffisant.

Quel que soit le mode d'allaitement

- Indiquer les suppléments vitaminiques à apporter.
- Informer la maman qu'une petite régurgitation en fin de repas n'a pas de caractère pathologique et ne doit pas l'inquiéter, mais qu'elle doit requérir un avis médical en cas de rejets tardifs ou de vomissements francs.

Éduquer une maman à effectuer les soins d'hygiène et de confort de son bébé

Changes et soins de siège

- Apprendre à la maman à reconnaître les pleurs d'inconfort de son bébé quand il est mouillé ou souillé.
- **Guider ses gestes** lors des premiers changes : éliminer les selles en utilisant la couche sale ou des serviettes en papier doux, avant de procéder à la toilette des organes génitaux et du siège :
  - chez une petite fille, toujours procéder d'avant en arrière pour effectuer la toilette vulvaire, en écartant les grandes lèvres ;
  - chez le petit garçon, bien nettoyer autour et sous le scrotum ;
  - assécher en tamponnant sans frotter pour ne pas irriter la peau fragile ;
  - bien faire adhérer les attaches du change complet propre pour éviter les fuites, et veiller à ce qu'il ne recouvre pas le cordon ombilical.
- Lui apprendre :
  - à préserver la sécurité de son bébé en surveillant ses gestes pendant le soin, en plaçant produits et objets hors de portée de ses mains, en gardant toujours une main placée sur lui lorsqu'elle se retourne ou s'écarte du plan de travail sur lequel elle effectue le soin ;
  - à reconnaître l'aspect normal des selles en fonction du mode d'allaitement et à identifier une diarrhée vraie chez un bébé nourri au sein ;
  - à observer les signes précoces d'irritation (rougeur) et à y remédier avant le stade d'érosion de la peau, plus douloureux et de cicatrisation plus longue.

Toilette journalière, pesée et soins de cordon ombilical

- Profiter du bain pour faire découvrir à la mère les expressions de plaisir ou d'impatience de son bébé.
- Identifier son éventuelle crainte à toucher le corps nu de l'enfant, la rassurer, l'inciter à le caresser et à le masser doucement ; lui faire prendre conscience que ces gestes permettent au bébé d'apprendre son propre corps et sont pour lui une source d'apaisement et de plaisir.
- Lui enseigner les **modalités de la pesée** :
  - tarer le pèse-bébé après avoir posé dessus une protection propre et douce au contact ;
  - préparer le bébé à la pesée et le déposer en douceur sur la balance, pour qu'il reste calme pendant le soin ;
  - prévenir les risques de chute en maintenant toujours une main au-dessus du bébé, prête à le retenir s'il bouge ;
  - la rassurer sur le caractère physiologique de la perte de poids dans les premiers jours, et lui donner des indications sur la surveillance de la croissance après le retour à domicile.
- L'aider à trouver les **gestes adaptés pour la sécurité de son enfant :**
  - contrôler la température de l'eau (37 °C) avec un thermomètre de bain, ou la tester avec son coude avant d'y plonger doucement le bébé ;
  - maintenir fermement le bébé pendant les transferts vers ou en dehors du bain : tête et épaules du bébé reposant sur son avant-bras, sa propre main se plaçant sous l'aisselle du bébé la plus éloignée d'elle ; son autre main tient les pieds ou est passée entre les jambes du bébé et soutient le siège ;
  - dans le bain, maintenir le haut du corps comme précédemment ou, pour se positionner face à l'enfant, le tenir des deux mains sous les bras, pouces en avant, paumes plaquées sur ses omoplates et doigts venant soutenir sa tête ;
  - avec la pratique, la maman prendra de l'assurance et trouvera elle-même les gestes qui conviendront pour elle et son bébé.

• Guider ses gestes lors des premiers **soins du visage**, pour qu'ils soient efficaces et non traumatisants.

• Lui montrer comment effectuer les **soins du cordon ombilical**, la rassurer si elle craint de faire mal au bébé (expliquer que le cordon, non innervé, est insensible) et lui indiquer les critères de surveillance en cours de cicatrisation.

➡ **Confort et bien-être du bébé**

• Indiquer à la maman comment positionner le bébé dans son berceau pour assurer son confort et sa sécurité.

• Lui expliquer le rythme veille-sommeil du bébé, donner des conseils pour préserver son repos nécessaire et favoriser son éveil en lui permettant de découvrir progressivement son environnement.

• Identifier les signes évocateurs d'un bébé satisfait dans ses besoins :

– sommeil calme et apaisé ;

– éveillé, il mobilise spontanément ses membres et sa tête, a les yeux bien ouverts et réagit aux stimulations sonores et tactiles.

• Répondre à ses questions concernant l'installation de la chambre du bébé, les mobiles et jouets sonores d'éveil, les sorties…

➡ **Avant la sortie de la maternité**

Remettre aux parents les brochures et documents rappelant les règles à respecter pour les soins du bébé, et signaler qu'ils peuvent appeler le service en cas de besoin pour informations complémentaires.

3

Cas cliniques

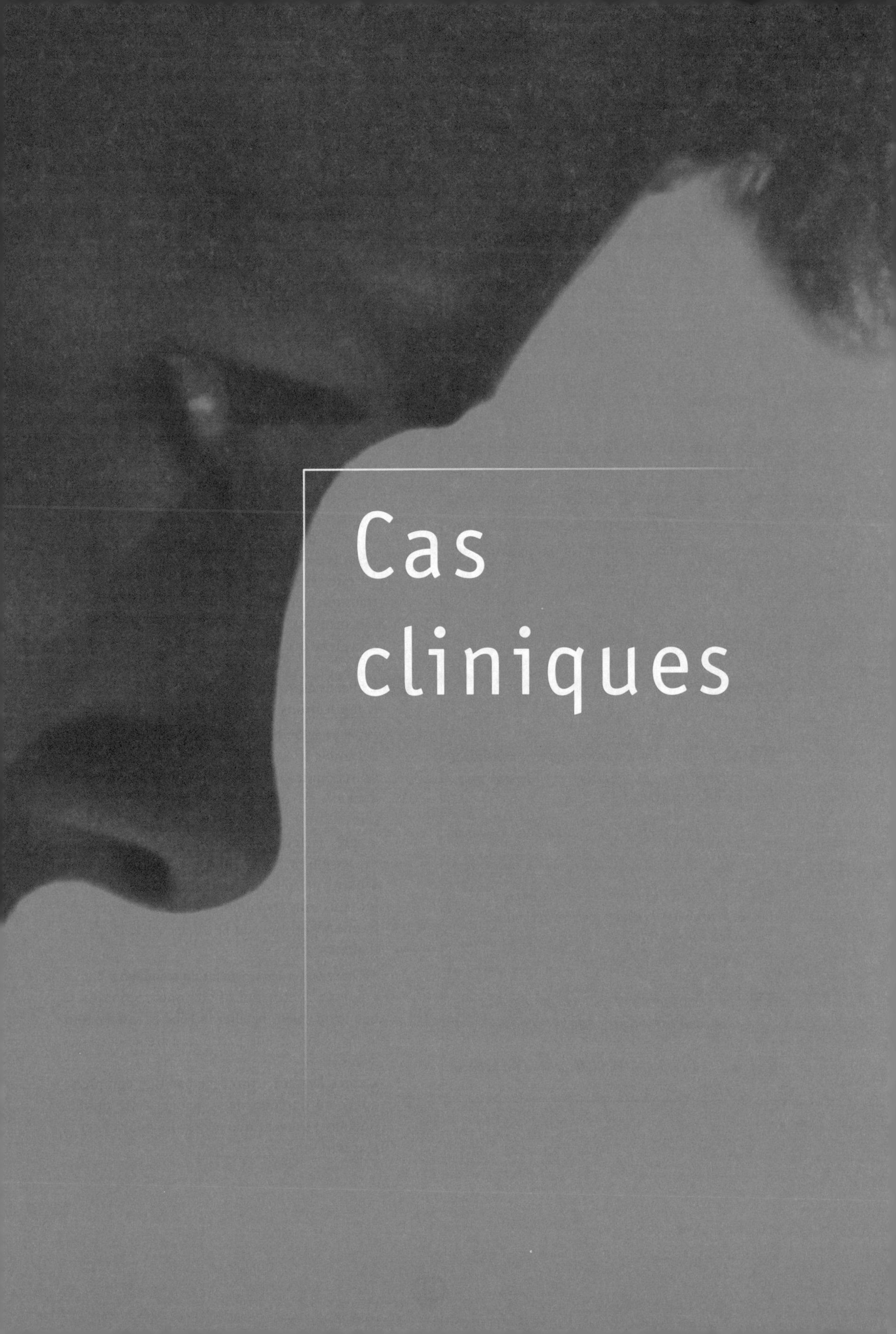

Montée laiteuse

Mme S., primipare, nourrit au sein sa fille née il y a trois jours.

Ce matin, Mme S. présente un fébricule à 37,8 °C et se plaint d'une tension désagréable des seins qui a rendu sa toilette locale un peu douloureuse. Cependant, inquiète, elle s'est examinée méticuleusement et n'a pas remarqué de rougeur.

Questions

1 **a.** *En utilisant vos connaissances relatives à la physiologie de la lactation, expliquez le caractère normal de ces signes.*

b. *Dans quels termes allez-vous rassurer Mme S. ?*

2 *Quels conseils prodiguez-vous à Mme S. :*
- *pour éviter l'engorgement mammaire ?*
- *pour limiter le risque de crevasses du mamelon ?*

3 *Citez les signes d'une lymphangite aiguë du sein et la conduite à tenir pour la traiter.*

4 *Quel est l'aspect normal des selles d'un bébé de 3 jours nourri au sein ?*

Proposition de corrigé

1 **a. Caractère normal des signes présentés par Mme S.**

Ces signes au troisième jour de l'allaitement correspondent à la montée laiteuse proprement dite. Au début, la sécrétion mammaire produit le colostrum. La mise au sein précoce du bébé stimule, par succion du mamelon, l'arc réflexe neuro-endocrinien qui entretient la lactation par sécrétion hypophysaire de prolactine, d'ACTH et d'ocytocine.

b. Pour rassurer Mme S.

Lui expliquer en termes simples que ces phénomènes sont liés à l'évolution physiologique normale d'une production de lait adaptée aux besoins de croissance de son enfant. Lui préciser que cette tension douloureuse des seins est transitoire, et ne persistera pas si le bébé tète efficacement et qu'elle-même observe des soins d'hygiène des seins appropriés.

2 **Conseils à prodiguer à Mme S. pour éviter les complications de l'allaitement**

➡ **Pour éviter l'engorgement mammaire :**
- avant la tétée, pratiquer des massages doux des seins pour les assouplir et faciliter leur vidange ;
- au début, donner alternativement les deux seins ;
- après la tétée, si besoin, vider les seins par expression manuelle sous une douche chaude ;
- porter un soutien-gorge adapté, qui maintient les seins sans les comprimer, pour assurer une bonne répartition du lait dans toute la glande mammaire.

➡ **Pour éviter les crevasses du mamelon :**
- durant la tétée, pour éviter une traction sur le mamelon, bien installer le bébé et insérer tout le mamelon et une partie de l'aréole entre ses lèvres ;
- après la tétée : protéger par une compresse douce ou un coussinet. Changer cette protection aussi souvent que nécessaire pour éviter la macération.

3 Lymphangite du sein : signes et conduite à tenir

➡ **Signes d'une lymphangite :**

- douleur, chaleur et rougeur localisées à un territoire, accompagnées de fièvre et de frissons ;
- ganglions palpables et douloureux dans le creux axillaire homolatéral.

➡ **Conduite à tenir :**

- se reposer au lit pendant 1 à 2 jours ;
- poursuivre l'allaitement (lait non infecté) en donnant le plus fréquemment possible le sein atteint pour en assurer la vidange ;
- varier les positions durant la tétée pour éviter la pression douloureuse sur le sein ;
- entre les tétées, appliquer un sac Cryogel® à but antalgique ;
- mettre en œuvre l'antibiothérapie si prescrite.

4 Aspect normal des selles d'un bébé nourri au sein

Les selles d'un bébé nourri au sein sont plus fréquentes que celles d'un bébé nourri au biberon. Elles sont molles, voire semi-liquides, ont une odeur aigrelette et une couleur jaune d'or verdissant au contact de l'air.

Cure de prolapsus par voie haute

Mme L., 40 ans, revient du bloc opératoire à 14 h, après une cure de prolapsus par voie haute, ligature des trompes et réfection du périnée. Elle était traitée sans succès depuis un an pour incontinence urinaire d'effort.

Mme L. est mère de trois enfants âgés de 16, 13 et 11 ans ; le dernier accouchement s'est effectué dans des conditions difficiles et a nécessité l'emploi de forceps.

Divorcée depuis 7 ans, Mme L. vit maritalement depuis 2 ans. Elle exerce une activité salariée, est affiliée au régime général de la Sécurité sociale et possède une mutuelle complémentaire.

Mme L. est arrivée hier, avec les résultats d'un bilan préopératoire complet ; l'infirmière de garde a procédé à la préparation locale, dont la tonte pubienne et périnéale.

Mme L. lui a confié qu'elle « ne s'attendait pas à être confrontée si jeune à ce genre de problèmes », et que son compagnon et elle avaient espéré avoir un autre enfant ensemble. Ce dernier, un homme de 35 ans, exprime un réel désir d'être père, et Mme L. s'inquiète pour le devenir du couple.

À 21 h hier soir, Mme L. a reçu :
- 1 injection par voie sous-cutanée de 0,4 mL de Lovenox® soit 4000 UI anti Xa) ;
- 1 comprimé de Témesta® dosé à 1 mg.

Mme L. est à jeun depuis 0 h. Elle est partie au bloc opératoire à 9 h, après :
- Une douche bétadinée ;
- La mise en place de bas de contention élastique ;
- Une prémédication par 1 ampoule d'Hypnovel® (sédatif, hypno-inducteur, anxiolytique, myorelaxant, anticonvulsivant) sur un sucre, à 8 h ;
- Un contrôle des constantes :
  – pression artérielle (PA) : 120/70 mmHg,
  – fréquence cardiaque : 80 pulsations/min,
  – température : 36,8°C.

À son retour dans la chambre, à 14 h, Mme L. est porteuse :
- d'un pansement sus-pubien ;
- d'un drain aspiratif de Redon ;
- d'une sonde vésicale ;
- d'une mèche vaginale ;
- d'une perfusion sur cathéter périphérique au bras gauche.

Ses constantes sont les suivantes :
- pression artérielle : 110/60 mmHg ;
- fréquence cardiaque : 85 pulsations/min ;
- température : 36,5°C.

Les prescriptions médicales sont les suivantes :
- perfusion 1,5 L de P3G5 par 24 h ;
- protocole anti-douleur :
  – Profénid® (anti-inflammatoire non stéroïdien) : 100 mg, 2 fois par 24 h, en intramusculaire (flacons de 100 mg à diluer dans 5 mL de solvant) ;
  – Perfalgan® 1 g, 4 fois par 24 h (flacons prêts à l'emploi dosés à 1g pour 100 mL, à passer en 15 min) ;
  – Morphine (antalgique majeur) : 1/2 ampoule (5 mg) toutes les 6 h, en sous-cutanée ;
- Azantac® (antihistaminique antisécrétoire) : 1 ampoule (2 mL dosés à 50 mg) pour 500 cc de P3G5 ;
- Lovenox® (héparine de bas poids moléculaire) : 0,4 mL soit 4000 UI anti Xa, 1 injection à 21 h en sous-cutanée ;
- surveillance de la diurèse horaire jusqu'à J1, puis diurèse des 24 h.

Questions

1 **a.** *Définissez : Prolapsus*

En vous appuyant sur les éléments fournis dans le texte et sur vos connaissances :

b. *Précisez l'étiologie de ce prolapsus dans le cas de Mme L.,*
c. *Nommez le motif ayant justifié la décision d'opérer et argumentez les conséquences de l'intervention subie sur le projet de vie de Mme L.*

2 *Citez trois complications post-opératoires possibles à court terme (hors le risque thrombo-embolique) ; pour chacune de ces complications nommez les facteurs de risque et développez la surveillance à mettre en œuvre pour la dépister.*

3 *Justifiez l'intérêt des bas de contention élastique mis en place avant le départ au bloc opératoire.*

4 *Calculez le débit de la perfusion de P3G5 en faisant apparaître votre raisonnement mathématique.*

5 *Enoncez l'intérêt du Profénid® dans le cadre d'un protocole anti-douleur.*

6 *Citez les indications que vous devez porter sur le bordereau des stupéfiants lorsque vous préparez une injection de morphine.*

7 *Nommez les moyens dont vous vous doterez pour évaluer l'efficacité du protocole anti-douleur, et indiquez pour chacun le résultat attendu (indices d'une analgésie satisfaisante).*

8 *La sœur de Mme L. lui rend visite à 15 h et vient vous demander des précisions sur l'intervention qu'elle a subie. Quelle est votre attitude ? Argumentez votre réponse.*

Proposition de corrigé

1 **a. Définition du prolapsus :** saillie, au repos ou à l'effort de poussée, de tout ou partie du vagin à la vulve ; cette saillie des parois vaginales, à l'orifice vulvaire ou à l'extérieur de celui-ci, est due à la « descente » des organes de voisinage (vessie, rectum, cul-de-sac de Douglas).

b. Le prolapsus, ou ptose des organes pelviens, est la conséquence d'une détérioration de la statique pelvienne, qui n'assure plus son rôle de soutien. Dans le cas de Mme L., âgée de 40 ans et non ménopausée, cette atteinte est consécutive à trois accouchements dont le dernier a été traumatique (forceps).

c. L'apparition d'une incontinence d'effort, non résolue par les traitements conservateurs institués depuis un an, a motivé la décision d'opérer. La ligature des trompes est destinée à éviter une nouvelle grossesse qui compromettrait le bénéfice attendu de l'intervention.
Divorcée depuis 7 ans et vivant de nouveau en couple depuis 2 ans, Mme L. projetait d'avoir un autre enfant avec son compagnon. En consentant à l'intervention elle a dû renoncer à tout espoir de grossesse ; ne pouvant plus satisfaire le désir d'être père de son compagnon, Mme L. s'inquiète pour le devenir du couple. Son compagnon et elle auront à reconstruire leur projet de vie commune sur de nouvelles bases.

2 **Les complications possibles à court terme en post-opératoire sont :** l'hémorragie, l'infection et le risque de rétention urinaire par excès de correction.

➡ Risque hémorragique

• *Facteurs de risque :* chirurgie du petit bassin, richement vascularisé, dont l'hémorragie constitue l'une des principales complications per et post-opératoires et justifie la mise en place d'une mèche vaginale qui complète l'hémostase par une compression locale ; risque de lâchage secondaire de sutures. Il faut noter également que le Profénid® majore le risque par une action d'inhibition de la fonction plaquettaire.

• *Surveillance à mettre en œuvre :*
– observer l'aspect du pansement sus-pubien, de la mèche vaginale et des pertes, des urines recueillies par la sonde urinaire (hématurie) , à la recherche d'un saignement extériorisé ; noter le volume et l'aspect des sérosités recueillies par le drain aspiratif de Redon ;
– observer et écouter la patiente pour dépister des signes d'hémorragie interne tels que : soif intense, agitation ou prostration d'installation brutale, pâleur du visage voire marbrures des téguments, altération de l'état de conscience… ;

– contrôler les constantes hémodynamiques et la diurèse pour dépister une chute de la pression artérielle, une accélération de la fréquence cardiaque avec pouls filant, une oligurie voire une anurie, en cas de choc hypovolémique.

Risque infectieux

• *Facteurs de risque :* multiplicité des portes d'entrée potentielles : trois plaies chirurgicales dont une vaginale et une périnéale, une sonde vésicale qui sera maintenue en place durant un minimum de 2 ou 3 jours, un drain de Redon, un abord veineux périphérique.

• *Surveillance à mettre en œuvre*

– observer l'aspect et l'odeur des pertes vaginales, des sérosités recueillies dans le drain de Redon et des urines dans la poche de recueil connectée à la sonde vésicale ;

– effectuer un contrôle régulier de la température corporelle de Mme L. pour dépister une hyperthermie, lui demander de signaler des signes généraux tels que frissons, sueurs, sensation de malaise général ;

– surveiller l'aspect de la cicatrice sus-pubienne lors de la réfection du pansement, et le point d'introduction cutané du cathéter périphérique.

Risque de rétention urinaire

• *Facteurs de risque :* excès de correction chirurgicale entraînant une striction trop importante du col vésical, pouvant nécessiter la pratique d'auto-sondages et une rééducation post-opératoire. Risque majoré par la prescription de morphine dont l'un des effets secondaires indésirables est une possible rétention urinaire.

• *Surveillance à mettre en œuvre :*

– effectuer une mesure rigoureuse de la diurèse horaire jusqu'à J1 puis la diurèse des 24 heures ;

– sur signes d'appel, réduction de la diurèse ou plainte de la patiente, rechercher un globe vésical par palpation abdominale prudente et non traumatique (plaie opératoire sus-pubienne) ;

– après ablation de la sonde vésicale à J2-J3 : procéder par sondage à la mesure du résidu après miction.

3 Intérêt des bas de contention élastique

La mise en place de bas de contention élastique en pré-opératoire est destinée à favoriser le retour veineux, et contribue à la prévention du risque thromboembolique inhérent à la chirurgie du petit bassin. C'est un moyen mécanique (lutte contre la stase veineuse des membres inférieurs) complémentaire du traitement anticoagulant prescrit à doses préventives en pré et post-opératoire.

4 Calcul du débit de la perfusion de P3G5

Il s'agit de passer en 24 heures, ou 24 × 60 minutes, un volume de P3G5 de 1,5 L, ou 1 500 mL, soit 1 500 × 20 gouttes.

Le débit de la perfusion est donc de :

$\frac{1\,500 \times 20}{24 \times 60} = 20{,}83$, soit **21 gouttes/min** par excès.

5 Intérêt du Profénid® dans le cadre d'un protocole anti-douleur

La réaction inflammatoire des tissus lésés par le geste chirurgical est l'un des composants essentiels de la douleur post-opératoire. En réduisant cette réaction le Profénid® (anti-inflammatoire non stéroïdien) participe au soulagement de la douleur ressentie par la patiente.

6 Indications à porter sur le bordereau des stupéfiants lors de la préparation des injections de morphine

Nom et prénom de la patiente bénéficiaire de l'injection, nom du médecin prescripteur, dose de morphine à injecter notée en toutes lettres, date et heure de l'injection, nom de l'infirmière et signature.

7 Évaluation de l'efficacité du traitement anti-douleur :

• *Moyens utilisés :* observation et écoute de la patiente, utilisation d'outil de mesure commun à tous les soignants prenant en charge cette patiente.

• *Observation :* du comportement et du faciès de Mme L. dans un premier temps, pour vérifier l'absence de manifestations de douleur telles que plaintes ou gémissements, grimaces, pleurs, positions antalgiques, agitation ou prostration. En cas d'efficacité du traitement Mme L. aura un sommeil calme et un visage détendu.

• *Outil d'évaluation :* lorsque Mme L. sera suffisamment réveillée pour s'exprimer, on procèdera à une évaluation qualitative et/ou quantitative systématisée plusieurs fois par jour par son écoute et par l'utilisation d'une échelle visuelle analogique (EVA ≤ 3) ou d'une échelle numérique (quantitative) ou qualitative simple.

8 Réponse à la question de la sœur de Mme L.
Le secret professionnel est opposable à la sœur de Mme L., comme à toute personne autre que Mme L. elle-même. Seule Mme L. peut lever ce secret et autoriser à donner les informations demandées par sa sœur.
Par ailleurs, les informations d'ordre diagnostique et/ou pronostique relèvent de la compétence du médecin, et non de celle de l'infirmière.

L'attitude à avoir est donc de rassurer la sœur de Mme L. en lui disant que l'intervention s'est bien déroulée et que Mme L. pourra lui en parler quand elle sera mieux réveillée, mais de s'abstenir de toute précision sur les gestes opératoires pratiqués.
On peut indiquer à cette personne qu'elle pourra rencontrer le médecin ultérieurement et que, avec l'accord de Mme L., il lui fournira éventuellement de plus amples explications.

Conisation

Mme F., 32 ans, mariée, mère de 2 enfants de 6 et 4 ans, a été admise avant-hier dans le service, en vue d'une conisation qui a été effectuée hier.

Des frottis cervicovaginaux de dépistage systématique, pratiqués il y a 1 mois, ont révélé un résultat suspect avec présence de nombreux koïlocytes. La biopsie de contrôle sous colposcopie avec test au lugol, faite en ambulatoire, a confirmé le diagnostic de dysplasie modérée et infection à papilloma-virus sévère.

À ce jour, Mme F. va bien mais paraît anxieuse ; les suites opératoires ont été satisfaisantes et la perfusion a été arrêtée hier soir.
Vous procédez à l'ablation de la mèche vaginale et faites une toilette intime stérile, avant que Mme F. prenne sa douche.

Questions

1 *Définissez :*
- *frottis cervico-vaginaux ;*
- *colposcopie et test au Lugol.*

2 *Expliquez en quoi consiste une conisation. Justifiez cette intervention dans le cas de Mme F.*
➡ **Consigne** : *la définition de la dysplasie est attendue.*

3 *Quelles précautions doit-on prendre avant l'ablation de la mèche vaginale ? Dans quel but ?*

4 *Quel matériel préparez-vous pour effectuer une toilette intime stérile ?*

Proposition de corrigé

1 Définitions : frottis cervico-vaginaux, colposcopie, test au Lugol

➡ **Frottis cervico-vaginaux** : recueil de cellules desquamées par prélèvement au niveau du cul-de-sac vaginal postérieur, de l'exocol et de l'endocol, en vue d'un examen au microscope après étalement sur lame et coloration au laboratoire. Examen de dépistage à la recherche de cellules anormales.

➡ **Colposcopie** : examen de visualisation directe du col utérin fortement éclairé, à l'aide d'une loupe binoculaire permettant divers grossissements, à la recherche d'une lésion.
La colposcopie est souvent complétée par un test au lugol et permet de pratiquer une biopsie dirigée.

➡ **Test au Lugol** : application d'une solution iodée (Lugol) permettant de délimiter une zone suspecte lugol négative, c'est-à-dire ne prenant pas la coloration brun acajou liée à la présence de glycogène dans l'épithélium malpighien normal d'une femme non ménopausée, dans le but d'y pratiquer une ou plusieurs biopsies.

2 Justification d'une conisation dans le cas de Mme F.

Une conisation est une biopsie étendue qui explore l'exocol et l'endocol, par prélèvement au bistouri (sous anesthésie générale) d'un cône de col dont la base circonscrit la zone lugol négative et dont le sommet se situe dans l'endocol. Elle permet d'enlever toute la lésion suspecte en vue d'en faire l'examen histologique complet.
Dans le cas de Mme F., cette intervention est justifiée par :
- une dysplasie modérée au résultat de biopsie simple. La dysplasie modérée est une anomalie de l'épithélium respectant la membrane basale, qui peut régresser spontanément, se stabiliser, ou évoluer vers une lésion cancéreuse en trois ans. On parle de lésion précancéreuse ou pré-invasive ;
- une infection sévère à papilloma-virus, facteur de risque d'une transformation maligne ;
- l'âge de Mme F. : le cancer du col utérin est un cancer de la femme jeune, et Mme F. figure dans la tranche d'âge la plus touchée par les formes pré-invasives, de 30 à 35 ans.

3 Précautions à prendre avant l'ablation de la mèche vaginale

La mèche vaginale est destinée à compléter l'hémostase par compression locale, et à éviter les complications hémorragiques postopératoires immédiates.

Son retrait doit être prudent et atraumatique, pour rendre le soin moins douloureux mais aussi pour éviter de provoquer une recrudescence du saignement.

Il convient donc d'humidifier la mèche avec du sérum physiologique stérile, et de la mobiliser doucement pour la décoller des parois vaginales, avant de procéder à son ablation.

4 Matériel à préparer pour une toilette intime stérile

➡ **Protection du lit et de la patiente :**

- alèse ou protection à usage unique ;
- bassin ;
- tampons de coton à placer dans les plis inguinaux pour canaliser l'écoulement de l'eau.

➡ **Matériel pour la réalisation du soin :**

- gants et compresses stériles ;
- poche à perfusion de sérum physiologique et tubulure stérile ;

➡ **Garniture stérile pour protection locale après le soin.**

➡ **Sac jetable pour recueillir le matériel souillé.**

Mastectomie gauche

Madame R., 54 ans, a été admise dans le service avant-hier pour une mastectomie gauche avec curage axillaire ; elle a été opérée hier matin.

Mme R. est mariée et mère de deux enfants de 29 et 28 ans. Documentaliste dans un lycée, elle est assurée sociale et cotise à une mutuelle complémentaire.

Ménopausée depuis 6 ans, Mme R. bénéficiait d'un traitement hormonal de substitution jusqu'à la découverte, lors d'une mammographie de dépistage en 1999, de microcalcifications ayant nécessité une quadrantectomie sur le sein gauche (résultat anatomopathologique : mastose).

À cette époque, Mme R., très contrariée par l'arrêt du traitement substitutif et par l'aspect cicatriciel de son sein, avait dû être traitée pendant 6 mois pour un ulcère gastrique de stress.

À la dernière mammographie de contrôle, de nombreux foyers de microcalcifications ayant été retrouvés, l'indication d'une chirurgie non conservatrice s'est imposée.

Par ailleurs, Mme R. souffre souvent de migraines et a présenté, il y a deux mois, une poussée hypertensive à 220/100 mmHg, traitée par Adalate® (nifédipine, inhibiteur calcique antihypertenseur).

En prenant votre service à 7 h, vous constatez que Mme R. est porteuse :

- d'une perfusion de 500 mL de P3G5 posée à 4 h 30, sur un abord veineux périphérique au bras droit ;
- d'un pansement compressif couvrant l'hémithorax gauche ;
- de 2 drains aspiratifs de Redon, dont 1 dans le lit opératoire principal et 1 dans le creux axillaire gauche.

Les prescriptions en cours sont les suivantes :

- perfusion : 1,5 L de P3G5 à passer en 24 heures ;
- Perfalgan® (antalgique, antipyrétique) : 1 g 4 fois par 24 heures (flacons prêts à l'emploi dosés à 1 g pour 100 mL, à passer en 15 minutes) ;
- morphine (antalgique majeur) : 1 ampoule (dosée à 10 mg) si besoin, en sous-cutanée ;
- Adalate® : 1 capsule (dosée à 10 mg) par voie sublinguale, si la pression artérielle systolique est supérieure ou égale à 170 mmHg.

Votre collègue de nuit a posé une perfusion de Perfalgan® à 6 h 45. À 6 h, les constantes de Mme R. étaient les suivantes :

- pression artérielle : 140/90 mmHg ;
- fréquence cardiaque : 76 pulsations par minute ;
- température : 36,8°C.

Le premier lever ne pose aucun problème, et Mme R. effectue sa toilette au lavabo, avec votre aide. À 9 h elle prend un petit déjeuner qu'elle tolère bien.

Lors de la visite, le médecin prescrit :

- arrêt de la perfusion ;
- relais du Perfalgan® par du Di-Antalvic® (antalgique, antipyrétique) à raison de 2 gélules 3 fois par 24 heures ;
- le reste de la prescription est inchangé.

Les drains de Redon donnent peu, leur ablation est prévue à J3.

Mme R. est coopérante et agréable, mais parle peu et ne pose aucune question sur l'intervention subie et son devenir.

L'infirmière de garde a noté dans le dossier de soins qu'elle l'avait vue pleurer après le départ de son mari et de ses enfants, venus lui rendre visite hier après-midi.
Lorsque vous lui annoncez que le premier pansement sera fait demain, elle vous répond vivement qu'elle « ne veut surtout pas voir ce qu'il y a en dessous ».

Questions

1 *Justifiez l'indication chirurgicale d'une mastectomie avec curage axillaire, par l'analyse des éléments fournis dans le texte.*

2 *Au regard de l'intervention chirurgicale subie par Mme R. et de ses antécédents médicaux énoncés dans le texte, citez quatre risques de complications à J2 et argumentez-les.*

3 **a.** *Quel est l'intérêt de la prescription d'Adalate® par voie sublinguale en cas de poussée hypertensive ?*

b. *Nommez les possibles effets indésirables de ce traitement.*

4 *Calculez le débit des perfusions en cours à votre arrivée : P3G5 et Perfalgan® (pour chaque calcul faites apparaître votre raisonnement mathématique).*

5 *Expliquez l'intérêt des drains de Redon, et citez les éléments de surveillance infirmière qui s'y rapportent.*

6 *La prescription médicale indique : « morphine, si besoin ». Précisez les moyens que vous utiliserez pour évaluer la douleur à ce jour.*

7 **a.** *Citez la principale complication possible après un curage axillaire large, ne respectant pas le drainage lymphatique du bras. Expliquez succinctement son mécanisme physiopathologique, et énoncez les précautions à prendre dès le retour du bloc opératoire pour la prévenir.*

b. *En regard de cette complication, citez trois facteurs favorisants que les patientes doivent éviter à court, moyen et long termes. Pour chacun d'eux, énoncez au moins un conseil pratique d'hygiène de vie à prodiguer aux patientes.*

8 *Dès aujourd'hui, et lors de la réfection du pansement, quelles actions aidantes pourriez-vous mettre en œuvre pour répondre au refus de Mme R. de voir sa cicatrice ?*

Proposition de corrigé

1 Justification de l'indication chirurgicale d'une mastectomie avec curage axillaire

Mme R. a subi il y a quatre ans une quadrantectomie, c'est à dire l'ablation d'une partie du sein circonscrivant la zone de microcalcifications découverte lors d'une mammographie de dépistage ; lors du dernier contrôle radiologique, elle présentait de nouveau de nombreux foyers de microcalcifications sur le même sein.

La récidive de ces foyers de microcalcifications, après chirurgie conservatrice, constitue un facteur péjoratif d'évolution qui impose l'ablation de toute la glande mammaire pour limiter le processus d'extension maligne.

Le curage axillaire associé présente un intérêt pronostique (permet de juger de l'évolution régionale de la maladie) et thérapeutique (résection de ganglions éventuellement atteints).

2 Quatre risques de complications à J2

➡ **Risque d'infection :** à J2, le risque hémorragique postopératoire peut être écarté mais le risque infectieux persiste, favorisé par l'existence de plusieurs portes d'entrée (2 plaies chirurgicales, 2 drains de Redon) et par l'ablation des chaînes ganglionnaires réduisant les capacités locales de filtration et d'épuration.

➡ **Risque de collection lymphatique :** l'exérèse des chaînes ganglionnaires est responsable d'une altération du drainage lymphatique. Bien que les drains de Redon donnent peu, le risque de formation d'un lymphocèle dans le creux axillaire, notamment sur drain bouché, ne peut être totalement écarté et doit être dépisté par la surveillance clinique.

➡ **Risque de poussée hypertensive :** Mme R. a déjà présenté un épisode d'hypertension artérielle il y a deux mois ; la période post-opératoire et le stress occasionné par l'ablation de son sein constituent des circonstances favorables à la survenue d'une nouvelle poussée d'hypertension ; une surveillance régulière doit permettre de la dépister pour adapter le traitement prescrit par Adalate® sublingual.

➡ **Risque d'ulcère gastrique de stress :** au décours de la précédente intervention Mme R. a développé un ulcère gastrique de stress. Le stress physiologique de l'intervention chirurgicale et de l'anesthésie générale, et le stress psychologique généré par l'ablation de son sein sont propices à la récidive. En l'absence de traitement préventif il faut être particulièrement vigilant et détecter toute manifestation de douleur gastrique pour en référer au médecin prescripteur.

3 **a. Intérêt de la prescription d'Adalate® par voie sublinguale :**
En cas de poussée hypertensive, l'Adalate® (inhibiteur calcique antihypertenseur) donné par voie sublinguale a une action antihypertensive rapide et prolongée qui permet de préserver les flux sanguins périphériques et les débits rénal et cérébral.

b. Les effets indésirables de la nifédipine sont : une tachycardie réflexe ; une rougeur du visage, des bouffées de chaleur et des céphalées, dues à la vasodilatation artériolaire ; des nausées ; une légère hypotension artérielle ; des douleurs angineuses peuvent survenir dans les trente minutes suivant la prise du traitement et nécessiter son arrêt.

4 **a. Calcul du débit des perfusions de P3G5 et de Perfalgan®**

➡ **Perfusion de P3G5 :** il s'agit de perfuser 1,5 L, ou 1 500 mL, soit 1 500 × 20 gouttes de P3G5 en 24 heures, ou 60 × 24 minutes.

Le débit de la perfusion est donc de :

$$\frac{1\,500 \times 20}{60 \times 24} = 20{,}83,$$ soit **21 gouttes/minute** par excès.

➡ **Perfusion de Perfalgan® :** il s'agit de perfuser 1 g soit 100 mL soit 100 x 20 gouttes en 15 minutes, pour chaque perfusion.

Le débit de la perfusion est donc de :

$$\frac{100 \times 20}{15} = 133{,}33,$$ soit **134 gouttes/minute** par excès (ou 133 gouttes par défaut)

5 **Intérêt et surveillance des drains de Redon :**

➡ **Objectif du drainage :** éviter la formation de collections locales douloureuses, ralentissant le processus de cicatrisation et susceptibles de s'infecter :

- au niveau de la plaie chirurgicale du sein : risque d'épanchement sérosanglant postopératoire, du fait de l'importance du décollement réalisé (glande mammaire décollé du tissu souscutané, et du muscle pectoral). Cet épanchement pourrait exercer une pression telle qu'elle menacerait la solidarité des berges de la suture chirurgicale ;
- au niveau du creux axillaire : épanchement de lymphe après exérèse de plusieurs ganglions, pouvant se collecter et réaliser un lymphocèle.

➡ **Surveillance :**

- noter le volume, surveiller l'aspect et l'odeur des sérosités recueillies. Signaler tout élément suspect ;
- assurer l'efficacité aspirative des drains, en vérifiant le vide dans les flacons de recueil et en changeant ces derniers aussi souvent que nécessaire et/ou selon le protocole du service ;
- observer l'aspect local des sites drainés et signaler toute tension anormale des tissus.

6 **Moyens utilisés pour évaluer la douleur de Mme R. ce jour**
L'évaluation doit être renouvelée plusieurs fois par jour, immédiatement après les perfusions de Perfalgan® puis, quand le relais est effectué, environ 1 h après les prises de Di-Antalvic®, et à distance de ces traitements.
Observer le comportement de Mme R. :

- calme, sans expression verbale ou non verbale de douleur si l'analgésie est suffisante ;
- à l'inverse, si l'analgésie est insuffisante, on peut noter les signes suivants : agitation ou au contraire prostration, crispation douloureuse du visage, plaintes, gémissements, pleurs, position antalgique, évite de se servir de son bras gauche.

Demander à Mme R. si elle se sent suffisamment soulagée par le traitement de base. En cas de réponse négative, évaluer avec elle : le moment de réapparition de la douleur comparé à l'horaire de la dernière perfusion de Perfalgan® ou de la dernière prise de Di-Antalvic®, les facteurs déclenchants éventuels (position, mouvement, autre) et l'intensité de la douleur perçue.
Utiliser des outils d'évaluation quantitative et/ou qualitative pour mesurer l'évolution de la douleur avant et après traitement :

- échelle verbale simple (EVS) : qualification de la douleur, par Mme R., selon 4 niveaux proposés : absente (0), faible (1), modérée (2), intense (3) ;
- échelle numérique simple (ENS) : demander à Mme R. de quantifier sa douleur entre 0 et 100 ;

• échelle visuelle analogique (EVA) : demander à Mme R. d'indiquer l'intensité de sa douleur en déplaçant le curseur sur le côté non gradué de la réglette, et quantifier numériquement cette évaluation par la lecture de la face graduée de 0 à 10. Le score obtenu doit être inférieur à 3 pour pouvoir estimer que le traitement est efficace.

7 a. Principale complication possible après un curage axillaire large, mécanisme physiopathologique et prévention postopératoire

La principale complication possible, après un curage axillaire large ne respectant pas le drainage lymphatique du bras, est le **lymphoedème du bras.** Il résulte d'une altération de la circulation lymphatique et du retour veineux, en raison de l'ablation des ganglions axillaires, dont la fonction est de filtrer la lymphe, de la diminution transitoire de la mobilité de l'épaule et du membre supérieur, favorisant la stase, et de l'obstacle mécanique réalisé par la fibrose cicatricielle au niveau du creux axillaire.

La prévention dès le retour du bloc opératoire consiste à :

➡ **surélever le bras :** du côté opéré, en le plaçant en abduction sur un oreiller, pour favoriser la circulation de retour ;

➡ **éviter tout obstacle circulatoire** par une constriction externe : pas de mesure de la pression artérielle ni de pose de garrot sur ce bras ;

➡ **dépister précocement :** toute modification de l'aspect du bras et/ou de la main.

b. Facteurs favorisants et conseils pratiques d'hygiène de vie

➡ **Les facteurs favorisants que les patientes doivent éviter à court, moyen et long termes sont :**

- la compression locale, faisant obstacle à la circulation veineuse et lymphatique ;
- l'exposition à la chaleur, source de vasodilatation ;
- les traumatismes, même minimes, et les infections, favorisant une réaction inflammatoire locale avec formation d'œdème.

➡ **Conseils pratiques d'hygiène de vie :**

- porter des vêtements suffisamment amples, ne réalisant pas de compression aux plis de flexion, sans élastique aux poignets ;
- éviter les bijoux (montre, bracelets, bagues) pouvant avoir une action constrictive ;
- ne pas porter de sac lourd au pli du coude ;
- ne pas s'exposer longtemps au soleil sans protéger le bras ;
- éviter les bains trop chauds ;
- proscrire les déodorants corporels alcoolisés ;
- se protéger lors des gestes à risque : gants épais pour les travaux de jardinage, de ménage avec produits détersifs, de bricolage, et lors des manipulations culinaires comportant un risque de brûlure ;
- utiliser un dé de protection digitale pour la couture manuelle ;
- éviter le rasage axillaire avec rasoir mécanique, les soins de manucure avec ciseaux (préférer un coupe-ongles) ;
- proscrire les injections et prélèvements de sang sur ce bras ;
- veiller au suivi de la vaccination antitétanique.

8 Actions aidantes pour répondre au refus de Mme R. de voir sa cicatrice

Amener Mme R. à verbaliser ce qu'elle ressent ; saisir l'occasion de ce refus exprimé pour engager le dialogue sur le sujet qu'elle évitait jusqu'alors :

- soit par la reformulation, exemple : « vous ne voulez pas voir votre cicatrice », « vous préférez attendre le prochain pansement pour voir »...;
- soit par un questionnement prudent, exemple : « avez-vous peur de voir votre cicatrice ? », « comment imaginez-vous l'aspect de votre thorax sous le pansement ? », « qu'est-ce qui vous fait peur ? »...

Pratiquer l'écoute active pour aider Mme R. à extérioriser toutes ses peurs, ses répulsions...

Créer un climat de confiance suffisant pour qu'elle puisse s'autoriser à pleurer ou à exprimer des sentiments négatifs.

Au cours du premier pansement et des suivants, respecter son refus dans un premier temps, procéder de manière à ce qu'elle n'ait pas une vision brutale de sa plaie chirurgicale, cheminer avec elle en respectant son rythme, lui commenter l'évolution satisfaisante de l'aspect (régression de l'œdème postopératoire, bonne cicatrisation, etc), l'inciter progressivement à se confronter à sa nouvelle image avant le retour à domicile.

En fonction de ses attentes, informer Mme R. des possibilités de prothèse externe et de reconstruction différée ; lui indiquer que des femmes

ayant vécu la même expérience sont prêtes à la rencontrer et à lui apporter leur aide.
Évaluer ses réactions et les étapes de sa progression.

Renforcer tout ce qui, dans ses propres actes et paroles, tend à lui redonner une image positive d'elle-même.

Hystérectomie totale et cure de prolapsus par voie haute

Mme J., 59 ans, est à J5 postopératoire après hystérectomie totale et cure de prolapsus par voie haute. Le groupe sanguin de Mme J. est A Rh +.

La mèche vaginale a été retirée à J1, la perfusion à J2, la sonde vésicale à J3 après mesure du résidu.

L'aspect trouble des urines a justifié la prescription d'un ECBU (examen cytobactériologique des urines). Le résultat de cet examen étant revenu positif à la lecture directe, Mme J. a été mise sous Noroxine® (antibactérien rattaché à la famille des quinolones).

À J4, le contrôle de la numération formule sanguine a montré une anémie à 8,1 g d'hémoglobine pour 100 mL.

À ce jour Mme J. est fatiguée et se mobilise peu. Ses constantes à 6 h étaient les suivantes :

- pression artérielle 130/60 mmHg ;
- fréquence cardiaque 85 pulsations par minute ;
- température 37,3 °C.

La cicatrice sus-pubienne, propre, n'est plus protégée par un pansement.

La prescription médicale est la suivante :

- Noroxine® : 1 comprimé deux fois par 24 heures ;
- Lovenox® (héparine de bas poids moléculaire) : 0,4 mL dosés à 4 000 UI anti Xa, en sous-cutané, à 21 heures.
- 2 culots globulaires à passer sur une voie d'abord périphérique.

Questions

1 *Citez les éléments de surveillance clinique sur lesquels vous contrôlez l'efficacité et les éventuels effets secondaires des traitements antibiotique et anticoagulant.*

2 *Donnez la norme de l'hémoglobine chez une femme.*

3 **a.** *Énoncez le principe du test de Beth-Vincent.*

b. *Sachant que Mme J. est de groupe A Rh+, représentez sur un tableau les résultats du contrôle prétransfusionnel.*

➡ **Consigne :** *utiliser la légende (+++) pour désigner une agglutination, et (/) en l'absence d'agglutination.*

Proposition de corrigé

1 Surveillance clinique des traitements antibiotique et anticoagulant

➡ **Traitement antibiotique :** Noroxine®, antibactérien (famille des quinolones), 2 comprimés par 24 heures en 2 prises :

- **contrôle de l'efficacité** par surveillance de :
  - la température : apyrexie ;
  - l'aspect des urines : claires, limpides, odeur fade ;
  - les données subjectives exprimées par Mme J., absence de douleur ou de brûlure à la miction ;
  - ECBU sur prescription : culture stérile.
- **dépistage des effets secondaires** les plus courants, par observation de Mme J. et écoute de ce qu'elle ressent :
  - troubles digestifs à type de nausées, diarrhée, douleurs et crampes abdominales, brûlures rétrosternales ;
  - troubles neurosensoriels : céphalées, étourdissements, sensation d'ébriété, paresthésies, confusion ;
  - manifestations cutanées : photosensibilisation (peu probable en milieu hospitalier), rash, érythème, prurit ;

– douleurs musculaires et ostéotendineuses ;
– NFS sur prescription : possible anémie hémolytique à rechercher chez Mme J. qui présente une hémoglobine à 8,1 g/100 mL.

Traitement anticoagulant : Lovenox®, héparine de bas poids moléculaire, 1 injection sous-cutanée de 0,4 mL dosés à 4 000 UI anti Xa :
- **contrôle de l'efficacité** (absence de signe de thrombose), sur :
– inspection des mollets : souples, coloration normale, symétrie de volume, ne présentant aucun signe d'inflammation (rougeur, chaleur, œdème) ;
– absence de signes subjectifs ressentis par Mme J. : paresthésies d'un membre inférieur, douleur du mollet spontanée ou provoquée à la dorsiflexion du pied, simple sensation de gêne unilatérale ;
– pouls en rapport avec la température (pas de dissociation).
Cette surveillance doit être d'autant plus attentive que Mme J. se mobilise peu ;
- **dépistage des effets secondaires :**
– saignements liés à un surdosage (peu probable dans le cas de Mme J., qui reçoit un traitement à doses préventives) et/ou à de rares cas de thrombopénie secondaire au traitement : **surveiller** les pertes vaginales, l'aspect des urines, une possible gingivorragie au lavage des dents ;
– NFS sur prescription, 2 fois par semaine ;
– surveillance locale des points d'injection, car possible mais rare nécrose.

2 Norme de l'hémoglobine chez une femme
Chez une femme, le taux normal d'hémoglobine est en moyenne de 13,5 g/100 mL. Les normes admises peuvent différer d'un laboratoire à l'autre, et sont généralement comprises entre 12 et 16 g/100 mL (120 à 160 g par litre de sang).

3 a. Principe du test de Beth-Vincent
Mise en contact du sang du culot globulaire à transfuser, puis du sang de Mme J., avec des sérums tests contenant des anticorps connus anti-A et anti-B.

Il y a réaction d'agglutination lorsque l'anticorps spécifique, contenu dans un sérum test, est mis en présence d'hématies porteuses de l'antigène correspondant.
Pour réaliser le test, on utilise :
- une Safety card AB Diagast® (cf. schéma ci-dessous) pré-imprégnée de réactifs : anti-A dans deux alvéoles (une pour le patient, une pour le culot globulaire) et anti-B dans deux autres alvéoles (patient et culot), à reconstituer en déposant une goutte de solution saline dans chaque alvéole ;

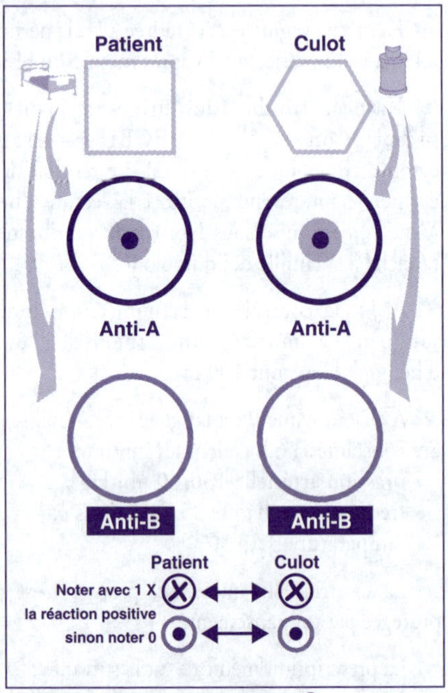

Test sur Safety card AB Diagast®

- ou, si l'on ne dispose pas de ce support pour effectuer le contrôle, des sérums-tests anti-A et anti-B en flacons avec compte-gouttes intégré dans le bouchon.

b. Résultat du contrôle prétransfusionnel de Mme J. :
Contrôle simultané du groupe de Mme J. et du culot globulaire à transfuser, dans le système ABO :

	Sang de Mme J.	Culot globulaire
Sérum test anti-A	(+++)	(+++)
Sérum test anti-B	(/)	(/)

Notes

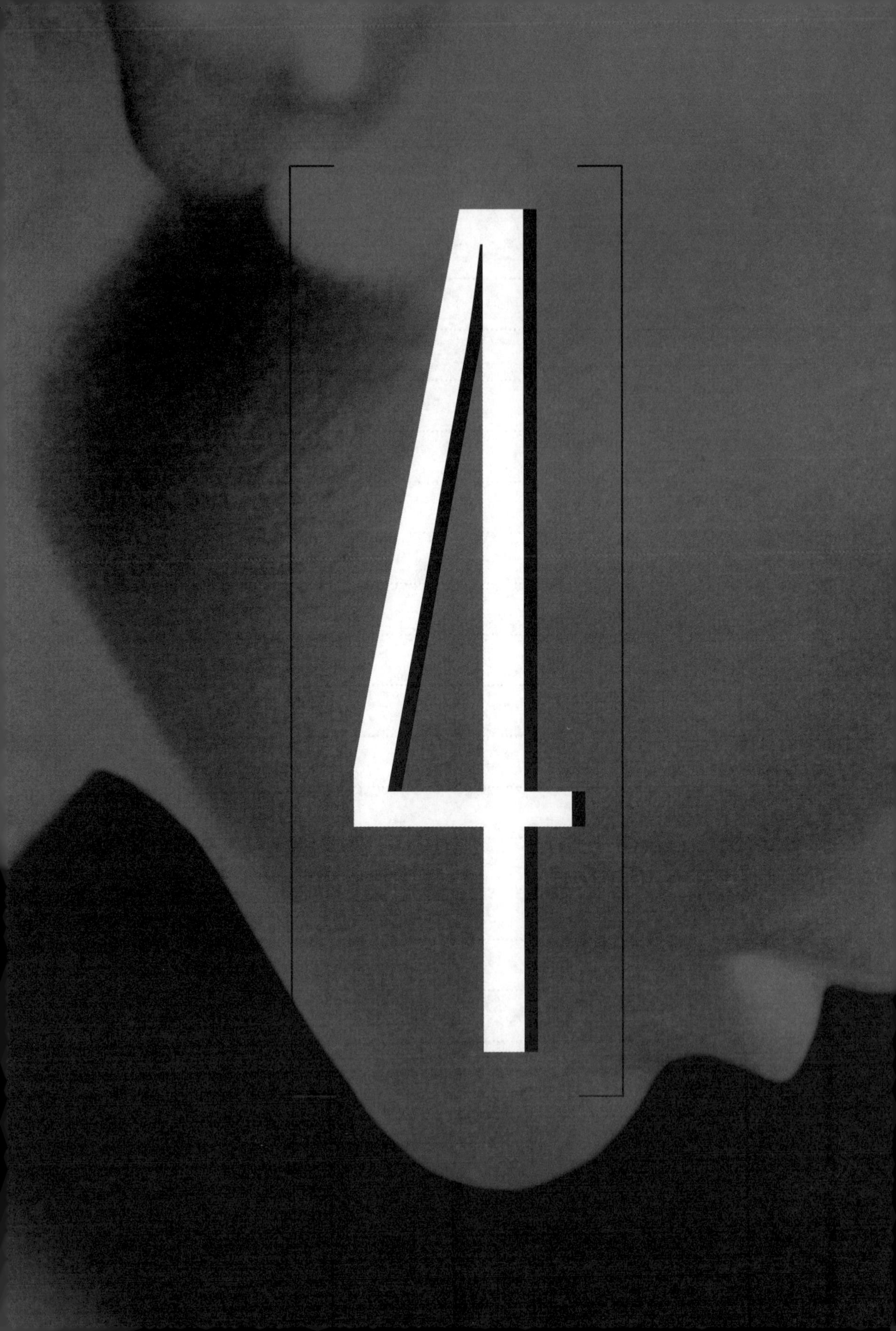
4

Outils de recherche

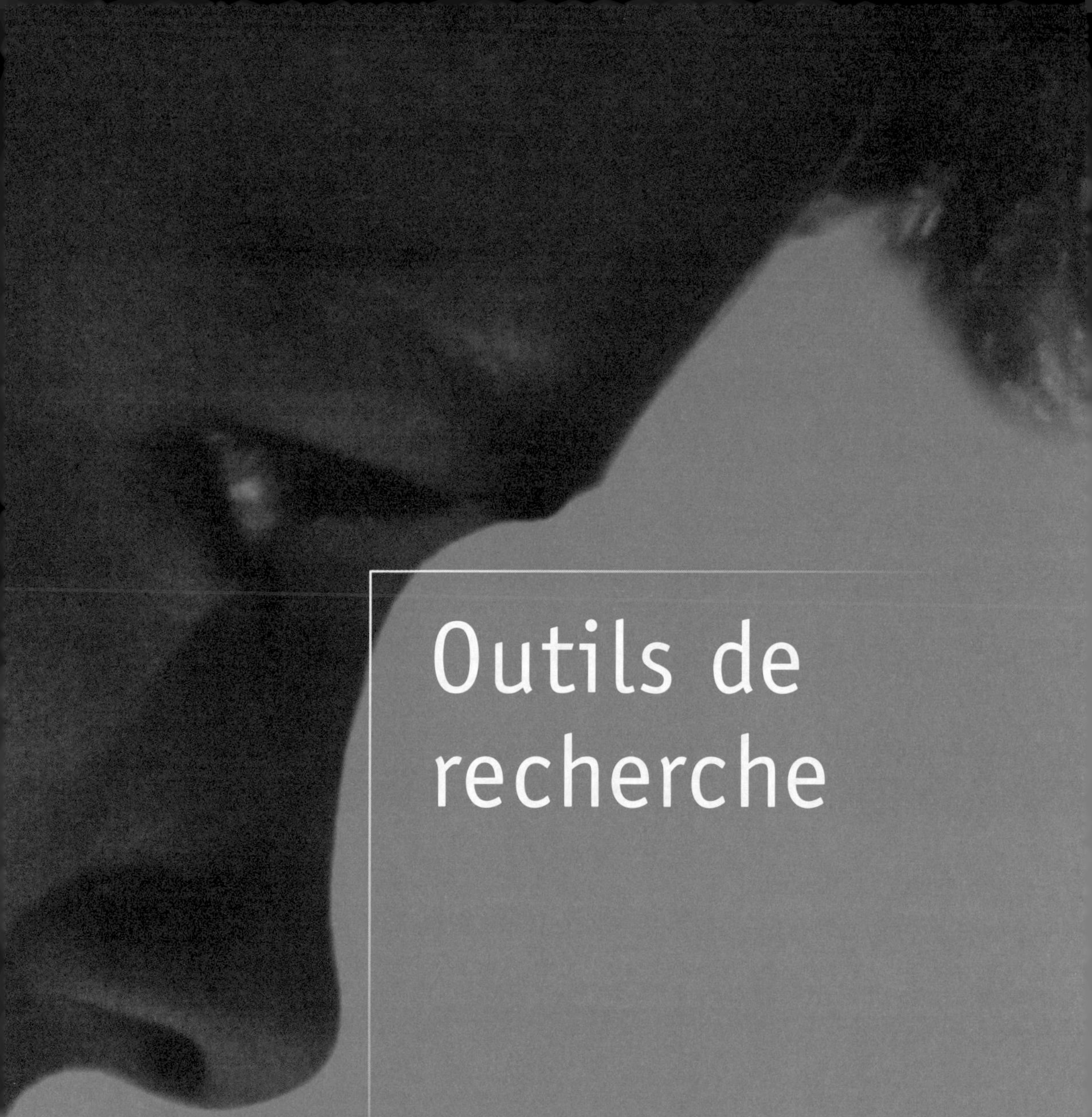

glossaire

A

Adénomyose : plage de cellules endométriales située à l'intérieur du muscle utérin (localisation myométriale de l'endométriose)
Aménorrhée : absence de règles (ou flux menstruel)
Amniocentèse : prélèvement à l'aiguille de liquide amniotique
Analogues de la LH-RH : traitement hormonal apportant de façon continue l'hormone LH-RH, ce qui supprime sa production cyclique par l'hypothalamus et arrête tout cycle menstruel
Anamnios : absence de liquide amniotique
Anasarque : épanchement liquidien généralisé chez le fœtus associant une ascite, un épanchement pleural et péricardique, et traduisant une insuffisance cardiaque grave
Annexectomie : exérèse (ou ablation chirurgicale) de l'ensemble trompe de Fallope et ovaire (annexe)
Anse diathermique : instrument à long manche terminé par un demi-cercle métallique dans lequel on fait passer un courant électrique pour sectionner un tissu

B

Bartholinite : inflammation ou infection d'une glande de Bartholin, située à la base des grandes lèvres et qui sécrète normalement un mucus destiné à la lubrification vaginale
Bilirubinamnie : taux de bilirubine dans le liquide amniotique
Blastocide : qui empêche le développement de l'embryon en s'opposant à l'implantation de l'œuf (produit de la fécondation) dans la muqueuse utérine

C

Canal d'Arantius : segment veineux fœtal reliant directement la veine ombilicale à la veine cave inférieure, sans traverser le foie
Caryotype : étude des chromosomes à partir des cellules vivantes (sanguines, amniotique ou placentaires)
CIVD : trouble majeur de la coagulation associant une thrombopénie et une chute du fibrinogène et des facteurs de la coagulation, avec apparition de D-dimères
Colostrum : substance épaisse et riche en lipides secrétée par la glande mammaire dans les premières heures suivant l'accouchement, avant la sécrétion de lait maternel
Colposcopie : examen sous microscope du col de l'utérus permettant de choisir l'endroit approprié pour des biopsies. Cet examen, réalisable en consultation sous spéculum, est totalement indolore
Condylome : lésion muqueuse de quelques millimètres située sur le col utérin, le vagin ou le périnée et due à l'*human papilloma virus* (HPV)
Conisation : exérèse plus ou moins large du col utérin en remontant haut dans l'endocol, ce qui donne à la pièce opératoire une forme de cône
Cordocentèse : prélèvement de sang fœtal à l'aiguille dans le cordon ombilical
Corps jaune : collection située sur un ovaire, à contenu jaunâtre, sécrétant de la progestérone et correspondant à la « cicatrice » de l'ovulation
Cycle menstruel : période de 28 jours en moyenne débutant le premier jour des règles et se terminant le dernier jour précédant les règles suivantes
Cystocèle : chute de la vessie en dehors de l'enceinte abdominale

D

Délivrance : décollement et explusion du placenta

Dyspareunie : douleur éprouvée par la femme au cours des rapports sexuels, lors de la pénétration vaginale, sans contracture de la vulve

E

Ectropion : zone de tissu glandulaire (epithelium cylindrique) situé sur l'exocol (dont l'épithélium est normalement pavimenteux)

Élytrocèle : chute du péritoine dans sa partie déclive (cul-de-sac de Douglas) en dehors de l'enceinte abdominale

Endocol : région du col de l'utérus située au-dessus de la jonction pavimento-cylindrique

Endocyte : petit instrument, en forme de palette, utilisé pour recueillir des cellules endométriales en vue de frottis endométriaux.

Endomètre : tissu situé à l'intérieur de la cavité utérine, qui subit sous l'influence des hormones ovariennes une croissance pendant la première partie du cycle menstruel, et qui est éliminé tous les mois lors des règles

Endométriome : kyste ovarien de nature endométriosique, c'est-à-dire dont la paroi est constituée de cellules endométriales qui saignent à chaque règle, constituant un kyste à contenu sanglant

Endométrite : infection de la cavité utérine

Engagement : passage de la présentation fœtale (généralement la tête) dans l'anneau osseux le plus étroit du bassin

Exocol : région du col de l'utérus située au dessous de la jonction pavimento-cylindrique, visible lors de l'examen sous spéculum

F

Folliculogénèse : processus aboutissant à la formation de l'ovocyte par sélection puis croissance et maturation d'un follicule ovarien

H

Hématométrie : collection de sang dans la cavité utérine

Hirsutisme : excès de pilosité lié dans la majorité des cas à une production excessive d'hormones mâles

Hydramnios : excès de liquide amniotique

Hydrosalpinx : collection liquidienne dans une trompe, liée le plus souvent à une obturation du pavillon situé à son extrémité

Hystérectomie : exérèse de l'utérus

Hystérocèle : chute de l'utérus en dehors de l'enceinte abdominale

Hystérosalpingographie : radiologie du pelvis après injection de produit de contraste dans l'utérus à travers le col, qui permet de visualiser la cavité utérine et les trompes

Hystéroscopie : examen de la cavité utérine à l'aide d'une fibre optique introduite dans le col utérin

J

Jonction pavimenteuse-cylindrique : zone de jonction entre l'exocol (orifice externe du col utérin perceptible constitué d'un épithélium pavimenteux) et l'endocol (constitué de tissu conjonctif et dont la lumière est tapissée d'un épithélium cylindrique)

L

Leucorrhée : écoulement non sanglant, muqueux (normalement fluide et translucide) par la vulve, du à une hypersécrétion endocervicale ; peut prendre un aspect pathologique (couleur, consistance, odeur) et signer une infection génitale.
Lymphocèle : épanchement de lymphe (liquide translucide) après section des vaisseaux lymphatiques dans un curage ganglionnaire

M

Macrosomie : excès de taille et de poids du fœtus (et du bébé à la naissance)
Mastectomie : ablation chirurgicale d'un sein dans sa totalité
Ménorragies : augmentation anormale du volume et de la durée des règles
Méno-métrorragies : association chez une même femme des deux symptômes ménorragies et métrorragies
Métrorragies : saignements provenant de l'utérus en dehors de la période des règles
Microcalcification : image radiologique sous forme d'une zone de petite taille hyperdense (blanche sur une radio) correspondant anatomiquement à un tissu anormalement dense. Certaines de ce ces images correspondent à des cancers du sein
Mole hydatiforme : développement anormal du placenta primitif, sous forme de la croissance non contrôlée d'un tissu peu différencié
Myomètre : tissu musculaire formant la paroi de l'utérus

N

Notch : encoche visible sur un tracé doppler. Un notch en début de diastole sur une artère utérine lors de la deuxième moitié de la grossesse traduit une mauvaise adaptation de l'utérus à la grossesse

O

Ocytocique : substance capable d'induire des contractions utérines
Oligoamnios : liquide amniotique en quantité insuffisante
Oligoménorrhée : réduction de la durée et du volume des règles
Ovariectomie : exérèse d'un ovaire

P

Paramètre : tissu contenant des vaisseaux sanguins, des lymphatiques, des nerfs et l'uretère situé entre l'utérus et la paroi pelvienne latérale
Pessaire : anneau de caoutchouc qui, placé au fond du vagin, sert à maintenir l'utérus en position intra-abdominale
Placenta *praevia* : placenta situé entre le fœtus et le col de l'utérus
Plexus brachial : portion axillaire des racines nerveuses C5 à D2 qui s'anastomosent entre elles et assurent l'inervation du membre supérieur
Pollakiménorrhée : règles trop fréquentes, cycle menstruel inférieur à 25 jours
Pré-éclampsie : association chez une femme enceinte d'une hypertension artérielle, d'une albuminurie et d'œdèmes généralisés
Présentation : partie du fœtus située en regard du col de l'utérus
Prostaglandines : hormones sécrétées par de nombreux organes (notamment l'utérus) qui agissent localement pour induire les contractions utérines et relacher le col
Pyorrhée : écoulement muco-purulent par la vulve
Pyosalpinx : collection purulente dans une trompe

R

Rectocèle : chute du rectum en dehors de l'enceinte abdominale

S

Salpingectomie : exérèse d'une trompe de Fallope

Salpingotomie : incision chirurgicale d'une trompe, notamment lors d'une G.E.U pour en extraire l'œuf fécondé

Séreuse : feuillet péritonéal recouvrant un organe (par exemple l'utérus)

Spanioménorrhée : diminution de la fréquence des règles, cycles supérieurs à 35 jours

Spéculum : instrument à deux valves articulées, que l'on introduit dans le vagin afin d'en écarter les parois le plus largement possible pour permettre un examen visuel du col utérin et la réalisation d'autres examens tels que prélèvements vaginaux, frottis cervicaux…

Synéchie : accolement anormal des deux faces de l'utérus entre elles

T

Tératogène : qui provoque des malformations de l'embryon ou du fœtus

Tocolyse : traitement visant à diminuer ou à supprimer les contractions utérines

Trachélocèle : chute du col de l'utérus restant après une hystérectomie subtotale en dehors de l'enceinte abdominale

Trophoblaste : placenta primitif constitué de cellules embryonnaires entourant la cavité amniotique.

Tubaire : qui se rapporte à la trompe (tube en anglais)

Tumorectomie : exérèse d'une tumeur

U

Urodynamique : technique destinée à explorer le fonctionnement de la vessie et de l'urètre grâce à un capteur de pression sur une sonde vésicale. La vessie est alors remplie et la patiente exprime son besoin d'uriner et teste sa capacité de rétention. Elle est utilisée avant certaines chirurgies des prolapsus

liste des abréviations

ACE = antigène carcino-embryonnaire
ACP (ou PCA) = analgésie contrôlée par la patiente
AG = anesthésie générale
AINS = anti-inflammatoires non stéroïdiens
AMP = aide médicale à la procréation
AVC = accident vasculaire cérébral
ß-hcg = chaîne ß de l'*human chorionic gonadotrophine* (hormone spécifique de la grossesse)
BPM = battements par minute
CAF = caisse d'allocations familiales
CCI = carcinome canalaire infiltrant
CIC = carcinome intracanalaire
CIN = *cervical intraepithelial neoplasia*
CIVD = coagulation intravasculaire disséminée
CLI = carcinome lobulaire infiltrant
CLIS = **CIL** = carcinome lobulaire *in situ* (= carcinome intralobulaire)
CMDP = centre multidisciplinaire de diagnostic prénatal
CMV = cytomégalovirus
CRP = C réactive protéine
DID = diabète insulinodépendant
DIU = dispositif intra-utérin (= stérilet)
DNID = diabète non insulinodépendant
E2 = œstradiol
ECBU = examen cytobactériologique des urines
ECG = électrocardiogramme
EVA = échelle visuelle analogue ou analogique (évaluation de la douleur)
FCS = fausse couche spontanée
FIV = fécondation *in vitro*
FSH = (*folliculate stimulating hormone*) hormone folliculostimulante
GEU = grossesse extra-utérine
HCG = (hormone) gonadotrophine chorionique humaine
HIV = VIH = *human immunodeficiency virus* (virus du SIDA)
HPV = *human papilloma virus*
HTA = hypertension artérielle
IgG = immunoglobuines de type G
IgM = immunoglobulines de type M
IMG = interruption médicale de grossesse
IRM = imagerie par résonance magnétique
IST = infection sexuellement transmissible

IVD = intraveineux direct
IVG = interruption volontaire de grossesse
LA = liquide amniotique
LCHE = lympho-colpo-hystérectomie élargie
LH = (*luteinising hormone*) hormone lutéotrophique
LH-RH = **GnRH** = *LH realizing hormone* = *gonadotrophine realizing hormone*
MAP = menace d'accouchement prématuré
MFIU = mort fœtale *in utero*
MIP = maladie inflammatoire pelvienne
MST = maladie sexuellement transmissible
OMS = organisation mondiale de la santé
PCA = *patient controled analgesia* (autoadministration d'antalgiques)
PMI = protection maternelle et infantile
RAI = recherche d'agglutinines irrégulières
RCF = rythme cardiaque fœtal
RCIU = retard de croissance intra-utérin
SA = semaines d'aménorrhée
SNC = système nerveux central
TCA = temps de céphaline activée
TCK = temps de céphaline kaolin
TDM = tomodensitométrie (scanner)
THS = traitement hormonal substitutif
TP = taux de prothrombine
UI = unités internationales
VS = vitesse de sédimentation

liste des schémas

bibliographie

Ouvrages :

- Aubert-Godard A., Ben Soussan P., Didierjean-Jouveau C., Ekoué L., Roques N., Thirion M., *Allaiter,* Eres, coll. Mille et un bébés, Ramonville saint-Agne, 1999.
- Bruillon V., Majesté M. (sous la direction de), *Le sein, images et représentations,* L'Harmattan, coll. Sexualité humaine, Paris, 1996.
- Camus E., Heim N., Nisard I. et collaborateurs, « Soins infirmiers en maternité et aux personnes atteintes d'affections gynécologiques » in *Les nouveaux cahiers de l'infirmière* N° 22, Masson (2ème édition), Paris, 2000.
- Delassus J-M, *Le sens de la maternité,* Dunot, coll. Enfances initiation, Paris, 1995.
- De Tourris H., Magnin G., Pierre F., *Gynécologie et obstétrique-Manuel Illustré,* Masson (7ème édition), Paris, 2000.
- Dolivo M., Henry-Suchet J., Orfila J., Eb F., *Maladies transmises par voies sexuelles,* Masson, coll Abrégés (2ème édition), Paris, 1997.
- Jehane J., *Se reconstruire face à un cancer du sein,* Les éditions de la chronique sociale, Lyon, 2000.
- Lacombe M., *Précis d'anatomie et de physiologie humaine,* Tome II (atlas), Lamarre-Poinat (24ème édition), Paris, 1987.
- Malinas Y., *La contraception,* Ellipses, coll. Vivre et comprendre, Paris, 1997.
- Mattei J-F, *Le diagnostic prénatal,* Flammarion, coll. Dominos, Paris, 2000.
- Nguyen S-H, *Manuel d'anatomie et de physiologie,* Lamarre, Paris, 1994.
- Rotten D., Giraud J-R, Bremond A., *Gynécologie,* Masson, coll. Abrégés (3ème édition), Paris, 1997.
- Saglier J., Antoine E-C, *Cancer du sein, questions et réponses au quotidien,* Masson, coll. Abrégés, Paris, 1996.
- Serfaty D., *Contraception,* Masson, coll. Abrégés (2ème édition), Paris, 2002.
- Tortora J., Reynolds-Grabowski S., *Principes d'anatomie et de physiologie* (chapitre 28 « Le système reproducteur », chapitre 29 « Le développement prénatal, la naissance et l'hérédité »), De Boeck Université (3ème édition française), Bruxelles, 2001.

Dossiers thématiques :

- Dossier « Cancers féminins : l'enjeu du dépistage » in *Vivre la ligue,* N° 296 octobre 1997, pages 31-42.
- Dossier guide Ministère de l'Emploi et de la Solidarité, *Interruption volontaire de grossesse,* 1998.
- « Cancer du sein et soins infirmiers » in *Objectif, Les dossiers infirmiers AMGEN/Roche,* N° 1 mai 1998, *Soins Pédiatrie-Puériculture,* N°192 janvier/février 2000 Spécial « La maternologie ».
- Publications de l'Agence nationale d'accréditation et d'évaluation en santé (ANAES) :
  - Évaluation des pratiques professionnelles dans les établissements de santé. Chirurgie des lésions mammaires : prise en charge de première intention, octobre 2002, édité juin 2003.
  - Recommandations pour la pratique clinique. Stratégies de choix des méthodes contraceptives chez la femme, décembre 2004.

- Brideron J-M., « Les nouveaux contraceptifs » in *GYN.OBS Médecine & Santé de la femme,* N° 468-469, août-septembre 2003, pages 17-22.
- Camus E., Nisand I., « Interruption volontaire de grossesse : législation, épidémiologie, complications » in *Revue du Praticien,* 1er janvier 1999, 49, N° 1, monographie pages 107-113.
- Dagousset I. (sous la direction de), « La contraception orale » in *Impact Médecin* N° 468, 5 novembre 1999, *Les dossiers de FMC du praticien,* pages III-XVI.
- Darbois Y., Schaal J-P, Riethmuller D., Berthetr J., Tardif D., Desserolle L., Madelenat P., Chauvet M-P, Depret S., Monnier J-C, Aflak N., Grebille A-G, Levardon M., Fatton B., Jacquetin B., Seebacher J. *et al.*, « Accouchement » in *Revue du Praticien,* 15 janvier 1999, 49, N° 2, monographie pages 130-180.
- Foulhy C., « Contraception. Éduquer et informer sans relâche » in *La Revue de l'Infirmière,* N° 92, juin 2003, pages 13-21.
- Killian C. (coordonné par), « L'allaitement maternel » in *Cahiers de la puériculture,* N° 159, septembre 2002, dossier formation, pages 13-28.
- Luton D., Oury F., Sibony O., Blot P., « Maladies infectieuses au cours de la grossesse : prévention, diagnostic et risques fœtaux » in *Revue du Praticien,* 1er janvier 1999, 49, N° 1, monographie pages 89-106.
- Magnin G., « Morbidité et mortalité maternelles liées à l'accouchement : accouchement » in *Revue du Praticien,* 1999, 49, N° 2, monographie pages 172-177.
- Manicot C., « La périnatalité » in *AP-HP Magazine,* N° 74, mai-juin 1999, pages 13-23.
- Namer M., co-directeurs Hery M., Spielmann M., *Cours francophones de cancérologie : cancer du sein – VI,* sous l'égide de la Fédération des Oncologues Médicaux, saint Paul de Vence 21-22-23 janvier 1999.
- Postel-Ferry B., « Le cancer du sein » in *L'Infirmière magazine,* N° 149, mai 2000 dossier cahier formation pages II-VII.
- Roussanne C., « Cancer du sein, priorité au dépistage » in *La Revue de l'Infirmière,* N° 102, juin 2004, pages 20-30.
- Triviaux D. (coordonné par), « La ménopause » in *Revue de l'Infirmière,* N° 56, janvier 2000, dossier Formation pages 17-29.

Articles de périodiques :

- Abstract *La pratique de l'auto-examen des seins par les infirmières et son enseignement aux femmes* Oncology Nurses aujourd'hui Volume 4 N° 2, juin 1999, page 21.
- Agnani G., « Les techniques d'assistance médicale à la procréation » in *Inter Bloc* XVIII N° 1, mars 1999, pages 5-8.
- Alvin P., Magnier J-C, « Les mineures et la "pilule du lendemain" » in *Revue du praticien,* 15 février 2002, 52, N° 4, Tribune pages 353-355.
- Aubert Godard A., Rossi A., *Médecine prédictive en conseil génétique prénatal : un temps bouleversé,* Laënnec N° 3-4, mars 1999, pages 24-28.
- Beaufils L., Biava M., « L'allaitement maternel, ses complications et leurs remèdes » in *GYN.OBS Médecine & Santé de la femme,* N° 475, février 2004, pages 20-22.
- Boureau-Louvet V., « Les signes de la difficulté maternelle » in *Soins Pédiatrie-Puériculture,* N° 170, avril 1996, pages 18-24.

- Bruxeraud J., « Novaring, premier contraceptif estroprogestatif mensuel à faibles doses » in *GYN.OBS Médecine & Santé de la femme,* N° 481-482, août-septembre 2004, pages 22-25.
- Carcopino X., Gamerre M., « Principales complications de la grossesse : hémorragie génitale » in *Revue du praticien,* 15 novembre 2002, 52, N° 18, pages 2029-2035.
- Caritoux L., « L'annonce du handicap en maternité » in *Cahiers de la puériculture* N° 151, septembre 2001, page 33.
- Caritoux L., « La contraception » in *Cahiers de la puériculture,* N° 151, septembre 2001, pages 49-54.
- Chouraqui J-P, « Alimentation et besoins nutritionnels du nourrisson et de l'enfant » in *Revue du praticien,* 15 juin 2002, 52, N° 12, pages 1371-1379.
- Colasson F., « Contraception d'urgence, le plus tôt est le mieux ! » in *GYN.OBS Médecine & Santé de la femme,* N° 466, mai 2003, pages 24-25.
- Colau J-C, « Grossesse normale : les besoins nutritionnels d'une femme enceinte » in *Revue du praticien,* 1er juin 2002, 52, N° 11, pages 1237-1243.
- Courtot A., « La dimension psychologique dans un service de grossesses pathologiques » in *Soins pédiatrie-puériculture,* N° 205, avril 2002, pages 39-41.
- Cravello L., « Infections génitales de la femme : leucorrhées » in *Revue du praticien,* 15 janvier 2001, 51, N° 20, pages 2255-2261.
- Daffos F. « L'interruption médicale de grossesse et la loi » in *GYN.OBS Médecine & Santé de la femme,* N° 476, mars 2004, pages 11-14.
- Delassus J-M, « La maternologie ou la face cachée de la maternité » in *Cahiers de la puériculture,* N° 127, septembre 1995, pages 7-18.
- Delassus J-M, « Père, mère et maternité » in *Cahiers de la puériculture,* N° 133, mars 1997, pages 20-23.
- Delmotte H., « Interruption volontaire de grossesse » in *Revue du soignant en Santé publique,* N° 1, avril-mai 2004, pages 31-32.
- Doridot V., Clough K-B, « Cancers du sein » in *Revue du praticien,* 15 juin 2001, 51, N° 11, pages 1239-1245.
- Estournet M., « La biopsie du ganglion sentinelle dans le traitement du cancer du sein » in *Interbloc,* N° 4, Tome XXIII, décembre 2004, pages 271-274.
- Francillon F., « Conseils à la primipare » in *L'Infirmière Magazine,* N° 146, février 2000, pages 2-6.
- Formigue J., Abdallah-Lotf M., Bouchard P., « Ménopause : diagnostic, conséquences, principes du traitement » in *Revue du praticien,* 15 mai 2001, 51, N° 9, pages 1033-1040.
- Fournié A., « Principales complications de la grossesse : hypertension gravidique » in *Revue du praticien,* 15 juin 2002, 52, N° 12, pages 1345-1352.
- Gallot D., Laurichesse H., Lemery D., « Prévention des risques fœtaux : infection, médicaments, toxiques, irradiations » in *Revue du praticien,* 1er avril 2002, 52, N° 7, pages 751-764.
- Grebille A-G, Benifla J-L, « Prématurité et retard de croissance intra-utérin » in *Revue du praticien,* 15 janvier 2002, 52, N° 2, pages 183-185.
- Hoffer M-C, Hedon B., « Hémorragies de la délivrance » in *Revue du praticien,* 30 avril 2001, 51, N° 8, pages 873-876.
- Jacquelin B., « Prolapsus génitaux » in *Revue du praticien,* 15 septembre 2001, 51, N° 14, pages 1609-1618.

- Lacaze T., « Évaluation et soins du nouveau-né à terme » in *Revue du praticien,* 15 novembre 2002, 52, N° 18, pages 2057-2066.
- Landman T., Marpeau L., « Grossesse et diabète » in *Revue du praticien,* 31 mai 2001, 51, N° 10, pages 1125-1128.
- Manus J-M, « Controverses autour de la pilule du lendemain » in *Revue de l'Infirmière,* N° 56, janvier 2000, pages 7-9.
- Manus J-M, « Cancer du sein / cancer du col : du nouveau dans le dépistage » in *Revue de l'Infirmière,* N° 57, février 2000, pages 36-37.
- Marcollet A., Doridot V., « Nouvelles approches du traitement conservateur du cancer du sein » in *Revue du praticien,* 30 avril 2004, 54, N° 8, pages 847-853.
- Murphy A-E, « Vivre avec l'incertitude de développer un cancer » in *Soins,* N° 635, mai 1999, page 29.
- Nezelof S., « Les aspects psychologiques (de l'A.M.P) » in *Inter Bloc* XVIII N° 1, mars 1999, pages 12-13.
- Pernet-Hausey Leplat V., « L'approche de la maternité dans les différentes cultures » in *Soins gynécologie-obstétrique-pédiatrie-puériculture,* N° 154 mars 1994, pages 40-44.
- Puissochet B., « Sexualité et cancer » in *Soins,* N° 635, mai 1999, pages 13-15.
- Roy P., « De nouvelles mesures pour la contraception et l'I.V.G » in *Le Quotidien du Médecin,* 1er décembre 1999.
- Roy P., « Contraception d'urgence : une pilule amère pour certains » in *Le Quotidien du Médecin,* 3 décembre 1999.
- Roy P., « IVG médicamenteuse. La Mifégyne en ville, c'est possible » in *Le Quotidien du Médecin,* N° 7578, 29 juillet 2004, page 10.
- Salle F., « Regard infirmier sur la pathologie ovarienne » in *Soins,* N° 635, mai 1999, pages 24-25.
- Thibault F., « Rôle de l'infirmière dans un centre d'A.M.P » in *Inter Bloc* XVIII N° 1, mars 1999, pages 15-16.
- Thibault F., « Imagerie du cancer du sein » in *Revue du praticien,* 30 avril 2004, 54, N° 8, pages 837-841.
- Velardo D., « Prise en charge des patientes opérées d'une intervention radicale à la suite d'un cancer gynécologique » in *Revue de l'Infirmière,* N° 60, mai 2000, pages 32-33.

index

A

B

C

D

E

Composition, mise en page : Patrice Pieraut
Achevé d'imprimer en Novembre 2005
sur les presses de l'imprimerie Euradius
Dépôt légal : Novembre 2005
Imprimé en Hollande